（供中医·中西医临床·针灸·推拿·康复·护理等专业用）

高等学校"十四五"医学规划新形态教材

高等教育出版社·北京

人体解剖学

（第3版）

主 编 刘海兴 徐国成

副主编 刘 洋 李伊为 李新华
武建军 马欣宇 颜 玲

编委（按姓氏笔画排序）

丁艳萍 中国医科大学　　　　马 莉 陕西中医药大学

马欣宇 长春中医药大学　　　王怀福 河北中医学院

王媛媛 北京中医药大学　　　石娅萍 成都中医药大学

刘 洋 黑龙江中医药大学　　刘海兴 辽宁中医药大学

李伊为 广州中医药大学　　　李新华 湖南中医药大学

宋 波 云南中医药大学　　　陈伟燕 浙江中医药大学

邰浩清 南京中医药大学　　　武建军 宁夏医科大学

罗亚非 贵州中医药大学　　　金明子 上海中医药大学

赵 伟 天津中医药大学　　　赵冬梅 滨州医学院

赵学纲 山东中医药大学　　　郝 莉 河南中医药大学

柯 晖 湖北中医药大学　　　徐国成 中国医科大学

高书亮 江西中医药大学　　　唐 莹 辽宁中医药大学

黄广琳 广西中医药大学　　　黄继锋 甘肃中医药大学

崔 勇 辽宁中医药大学　　　韩秋生 中国医科大学

储开博 山西中医药大学　　　颜 玲 湖北民族大学

颜贵明 安徽中医药大学

U0307798

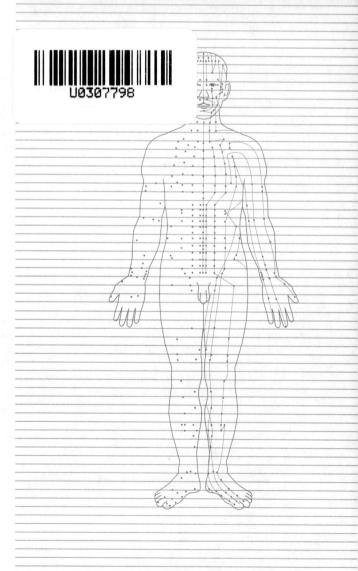

内容提要

本书内容包括绪论、运动系统、消化系统、呼吸系统、泌尿系统、生殖系统、循环系统、内分泌系统、感觉器、神经系统共 10 部分。在注重基本理论、基础知识和基本技能训练的基础上，突出思想性、科学性、先进性、启发性和适用性。遵循内容精练、描述简洁的原则，力求做到层次分明、重点突出、通俗易懂，满足中医药高等教育人才培养的需求。本教材重要名词配有英文并加下划线，以便学生掌握和记忆。本书编写上注重视觉效果，突出了以图带学的特色，书中配有全新设计制作的插图 370 余幅。在各章内增加了"知识拓展"，以开拓学生的视野。同时本教材配有数字课程，是对纸质教材内容的重要补充，以帮助学生理解掌握。本书可供高等中医药院校中医专业、中西医临床专业，及针灸、推拿、康复、护理等专业使用。

图书在版编目（CIP）数据

人体解剖学 / 刘海兴，徐国成主编 . --3 版 . -- 北京：高等教育出版社，2021.9

供中医、中西医临床、针灸、推拿、康复、护理等专业用

ISBN 978-7-04-056750-2

Ⅰ. ①人… Ⅱ. ①刘… ②徐… Ⅲ. ①人体解剖学 – 医学院校 – 教材 Ⅳ. ① R322

中国版本图书馆 CIP 数据核字（2021）第 168244 号

RENTI JIEPOUXUE

策划编辑 李光跃　　责任编辑 初 瑞　　封面设计 赵 阳　　责任印制 刘思涵

出版发行	高等教育出版社	网　　址	http://www.hep.edu.cn	
社　　址	北京市西城区德外大街4号		http://www.hep.com.cn	
邮政编码	100120	网上订购	http://www.hepmall.com.cn	
印　　刷	三河市华润印刷有限公司		http://www.hepmall.com	
开　　本	889mm×1194mm　1/16		http://www.hepmall.cn	
印　　张	17.5	版　　次	2013 年 7 月第 1 版	
字　　数	500 千字		2021 年 9 月第 3 版	
购书热线	010-58581118	印　　次	2021 年 9 月第 1 次印刷	
咨询电话	400-810-0598	定　　价	45.00 元	

数字课程（基础版）

人体解剖学

（第3版）

主编　刘海兴　徐国成

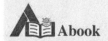

人体解剖学（第3版）

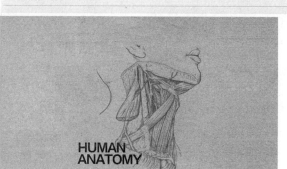

HUMAN ANATOMY

　　数字课程中有可与《人体解剖学》（第3版）教材配套使用的教学资源，包括各章学习要点、PPT 等，是教材内容的引申和补充，可供学生学习和教师教学参考。

| 用户名： | 密码： | 验证码： | 5360 | 忘记密码？ | 登录 | 注册 |

http://abook.hep.com.cn/56750

扫描二维码，下载 Abook 应用

第3版前言

本教材由高等教育出版社组织全国多所高等医学院校具有多年教学经验的专家、教授编写而成，以培养高素质应用型人才为理念，教材内容与教学大纲及学生培养目标相结合，是一部结合教学实际、图文并茂，具有一定学术价值的教科书，供中医专业、中西医临床专业，及针灸、推拿、康复、护理等专业使用。

按照体现我国国情，反映教改成果，明确教材定位，注意博采众长的原则，本教材在注重基本理论、基础知识和基本技能训练的基础上，突出了思想性、科学性、先进性、启发性和适用性。本教材在保持上一版整体结构的基础上，遵循内容精练、描述简洁的原则，力求做到层次分明、重点突出、通俗易懂，满足中医药高等教育人才培养目标的要求。本教材所有解剖学术语都以全国科学技术名词审定委员会公布的《人体解剖学名词》（第2版）为标准，重要名词配有英文并加下划线，以便学生掌握和记忆。

解剖学是一门形态科学，本教材在编写上注重视觉效果，突出了以图带学的特色。书中配有经过全新设计制作的插图370余幅。并在各章内增加了"知识拓展"，以开拓学生的视野。同时本教材配有数字课程，数字课程中有各章的学习要点、ppt等学习资源。数字课程与教材内容有机结合，是对纸质教材内容的重要补充，以帮助学生理解掌握。

本教材在编写过程中得到了高等教育出版社领导和编辑的大力支持，得到了全国各兄弟院校同仁的热情帮助，在此一并致以衷心的感谢！由于我们的水平有限，编写时间短，书中不足之处在所难免，希望在使用的过程中广大师生和读者提出宝贵意见，以便及时修订提高，使本教材日臻完善。

刘海兴　徐国成
2021年5月于沈阳

目 录

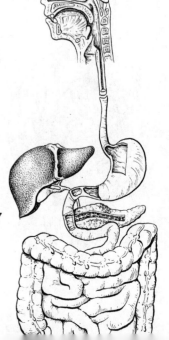

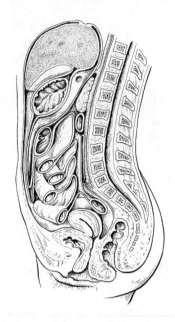

第三章　呼吸系统

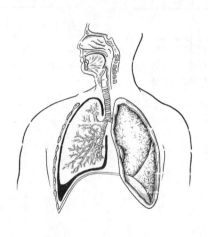

第四章　泌尿系统

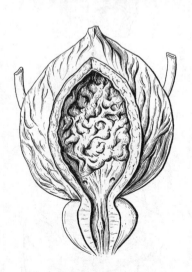

第五章 生殖系统

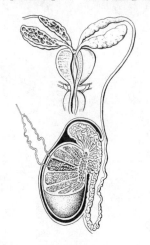

第六章 循环系统

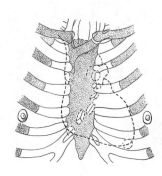

第七章 内分泌系统

第八章 感觉器

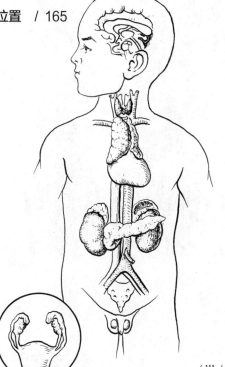

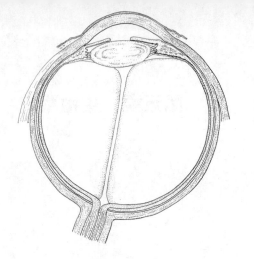

第九章 神经系统

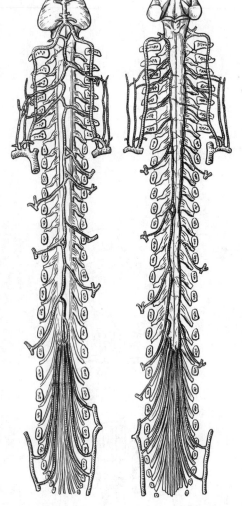

参考文献

绪 论

一、人体解剖学的定义和地位

人体解剖学human anatomy是研究正常人体形态结构的科学。学习人体解剖学的目的在于掌握和理解人体形态结构的基本知识，为学习其他基础医学和临床医学课程打下必要的基础。只有掌握正常人体的形态结构，才能判断人体的正常与异常，区别生理与病理状态，从而对疾病进行正确的诊断和治疗。因此，人体解剖学是学习基础医学和临床医学各学科的必修课程，是一门重要的医学基础课程。

人体解剖学包括大体解剖学、组织学和胚胎学三部分。大体解剖学所叙述的主要是用刀剖割和肉眼观察到的人体形态结构，组织学所叙述的是借助显微镜等观察到的人体细微结构，胚胎学叙述的则是人体胚胎发育中的形态变化过程。大体解剖学可分为：系统解剖学systematic anatomy是将人体器官划分为若干功能系统来进行描述和研究的学科，局部解剖学regional anatomy是在系统解剖学的基础上按局部（头、颈、胸、腹、盆、会阴、上肢、下肢等）来研究人体各部分的结构形态和相互关系的学科。为适应X线计算机断层成像、超声和磁共振成像等应用，研究人体在不同层面上各器官形态结构、毗邻关系的学科，称断层解剖学sectional anatomy；结合临床需要，以临床各科应用为目的而进行人体解剖学研究的学科，称临床解剖学clinical anatomy；专门为外科学研究与外科手术应用而进行的人体解剖学研究的学科，称外科解剖学surgical anatomy；应用X线研究人体形态结构的则称X线解剖学X-ray anatomy；研究人体在生活过程中，各器官形态结构的变化规律，或在特定条件下，观察外因对人体器官形态结构变化影响的解剖学，称机能解剖学functional anatomy；以研究体育运动或提高体育运动效果为目的的解剖学，称运动解剖学locomotive anatomy。随着医学与生物学的迅猛发展，形态学的研究已进入分子生物学水平，对人体的研究会更深入，将会有一些新的学科不断从解剖学中分化出去，但广义上仍属于解剖学的范畴。

二、人体的组成和系统的划分

人体结构和功能的基本单位是细胞。形态相似、功能相近的细胞与细胞间质结合在一起，形成组织，人体有四种基本组织，即上皮组织、结缔组织、肌组织和神经组织。几种不同的组织组成具有一定形态并完成一定生理功能的结构称器官。许多器官联结在一起，完成一系列共同的生理功能，称系统。人体有运动系统、消化系统、呼吸系统、泌尿系统、生殖系统、循环系统、感觉器、内分泌系统和神经系统九大系统。全部系统组合成一完整的人体。

三、解剖学发展简史

人体解剖学是一门古老的学科，在古代，春秋战国时期我国中医典籍《黄帝内经》中就有关于人体结构"其尸可剖而视之"的记载。古希腊名医Hippocrates进行过动物解剖，并有论著较详细地记述了心、肺、颅骨等器官的结构。解剖学家Galen著有较完整的论著《医经》，记载了血液、心脏、脑神经等结构，指出了血管内流动的是血液。

15—16世纪，欧洲文艺复兴时期，人体解剖学的创始人、解剖学家Vesalius写出的人体解剖学巨著《人体构造》七卷，为人体解剖学发展奠定了坚实的基础。

17世纪，Harvey经动物实验研究证明了血液循环的原理，提出心血管是一套封闭的管道系统。

18—19世纪，我国清朝王清任的论著《医林改错》，修正了许多解剖学内容。

20世纪，随着科学技术日新月异的发展，人类可借助各种仪器和方法观察人体结构，使观察活体的人体内部结构成为现实。30年代，电子显微镜问世，使形态科学研究进入到分子生物学水平。20世纪末，我国著名解剖学家钟世镇院士也开展了"数字虚拟人"的研究。

综上所述，形态科学研究随着研究手段和方法的不断革新而发展，经历了大体解剖学、显微解剖学、超微结构解剖学和数字解剖学等阶段。我们相信随着科学技术的发展，人体解剖学将不断得到补充、完善和发展。

四、学习人体解剖学的基本观点和方法

人体解剖学是一门形态学科，掌握以下几点才能准确地认识和理解人体形态结构及其演变规律。

1. **形态与功能相联系的方法** 人体的形态结构与功能是密切相关的，每个器官都有一定的形态结构，这些形态结构是它们行使一定功能的结构基础，因此在学习的过程中，理解形态与功能这种辩证关系，有利于更好地理解和记忆解剖学知识。

2. **理论和实际相结合的方法** 学习的目的是为了应用，学习解剖学是为了更好地认识人体。解剖学是一门实践性很强的学科，在学习中，不应惧怕尸体和福尔马林刺激，尽早进入角色，适应解剖学特殊的学习环境；必须把听课、实验和复习结合起来，把教材中的叙述、图谱和标本、模型的观察结合起来；要认真进行解剖操作和勤于观察标本、模型；学会从标本联想到活体，比较分析它们的共性和个性；要适当地和临床应用联系起来，在理解的基础上进行记忆。只有这样才能学到有关人体解剖学比较完整的知识。

3. **局部与整体统一的观点** 在学习人体解剖学的过程中，虽然是从基本组织到器官系统及各个局部进行学习，但必须认识到人体是一个统一的整体，它由许多器官或局部有机地构成，各局部都是整体的一部分，它们在结构和功能上是互相联系又互相影响的，局部的改变或损伤不仅影响到相邻的局部，而且影响到整体。因此，在观察和学习中既要善于从局部联想到整体，从表面透视到内部。同时，也要注意从整体的角度来理解个别器官和局部，借以更深刻地把握整体与局部的关系，这样才能更系统地学好这门课程。

4. **进化发展的观点** 人类是物种进化的产物，是由低等动物经过长期发展而来的，是种系发生的结果，在人胚胎发生和器官发生过程中可以反映出这种演变过程。例如，胚胎早期鳃弓和尾芽的出现和消失等。此时，在个体发生过程中，人体器官的位置、形态和结构由于胚胎发育异常，常出现变异或畸形。现代人仍在不断地发展变化之中。人出生以后也在不断地发展，不同年龄、不同社会生活、不同劳动条件等，均可影响人体形态结构的发展；不同性别、不同地区、不同种族的人，以至于每一个个体均有差异，这些都是正常现象。只有运用进化发展的观点去探讨人体形态结构，才能更好地理解这些差异

或畸形，可以更好地认识人体。

五、解剖学姿势和常用术语

为了正确描述人体各器官的形态结构和位置关系，必须使用公认的、统一的标准姿势和描述用语，以利于交流，避免混乱。这些标准和术语是每一个学习解剖学和医学的人必须首先掌握，并自觉运用的。

（一）人体的标准姿势

标准姿势也称**解剖学姿势** anatomical position，是为正确描述人体各局部、器官及其结构的位置关系，而特别规定的一种姿势。该姿势为人体直立，两眼向前平视，上肢自然下垂于躯干两侧，两足并拢，掌心和足尖向前（图绪-1）。在描述人体任何结构时均应以此姿势为准，即使被观察的对象（尸体、标本、模型或病人）是俯卧、仰卧、侧卧、横位或倒置时，或只是身体的一部分，仍要把它们按人体的标准姿势进行描述。

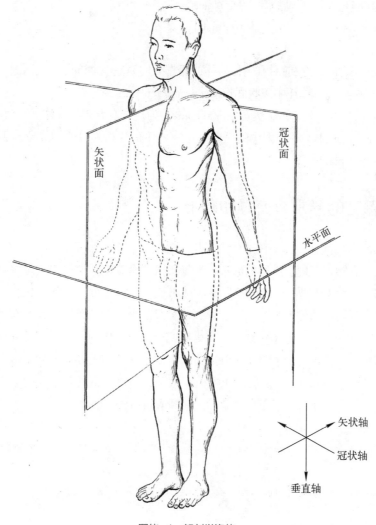

图绪-1 解剖学姿势

（二）常用方位术语

1. **上** superior 和**下** inferior 近头的为上或**颅侧** cranial，近足的为下或**尾侧** caudal。

2. 前 anterior 和后 posterior　近腹面的为前或**腹侧** ventral，近背面的为后或者**背侧** dorsal。

3. **内侧** medial 和**外侧** lateral　靠近正中矢状面的为内侧，反之为外侧。

4. **内** internal 和**外** external　靠近内腔的为内，远离内腔的为外。

5. **浅** superficial 和**深** deep　接近身体表面或器官表面的为浅，远离的为深。

6. **近侧** proximal 和**远侧** distal　在四肢，接近躯干的为近侧，远离的为远侧。

另外，**尺侧** ulnar 和**桡侧** radial：即前臂的内侧和外侧。

胫侧 tibial 和**腓侧** fibular：即小腿的内侧和外侧。

掌侧、足底侧和背侧：掌侧为手的前面，足底侧为足的下面，两者的反面为背侧。

（三）人体的轴和面

人体或器官任一局部的空间范围，均可在解剖学姿势下设置三个相互垂直的轴和面（图绪 -1）。

1. 轴

（1）**垂直轴** vertical axis　为上下方向垂直于地平面，与人体长轴平行的轴。

（2）**矢状轴** sagittal axis　为前后方向与垂直轴垂直，平行于地平面的轴。

（3）**冠状轴** coronal axis　又称**额状轴** frontal axis，为左右方向，与上述两轴相垂直的轴。

2. 面

（1）**矢状面** sagittal plane　按前后方向将人体或器官纵切为左右两部分，其断面即为矢状面。将人体分为左右对称两半的矢状面，称**正中矢状面** median sagittal plane。

（2）**冠状面** coronal plane　又称**额状面** frontal plane，为按左右方向将人体纵切为前后两部分的断面。

（3）**水平面** horizontal plane　与人体的垂直轴垂直的平面，将人体横切为上、下两部分。有时该平面也称**横切面** transverse plane。

六、人体器官的异常、变异和畸形

人体结构虽然基本相同，但由于受遗传、环境、社会、营养、职业和体育锻炼等各种因素的影响，每个人身体的大小、高矮、胖瘦及脏器的形态位置等都可能有差别，这些差别可综合为不同的体型，如瘦长型、矮胖型和适中型等体型，体型的差异一般都属于正常情况而不作为病态。

在解剖中常可见到器官的位置和形态、血管以及神经的分支、分布和行程等有多种形式，大多数的形式与书本描述是一致的，可认为是正常。但有少数或一部分会出现与正常不同的现象，一般称为**异常** abnormality；在异常中，那些离开了统计学所描述的正常范围，但差异无统计学意义，也未造成功能障碍或外观障碍的，称**变异** variation；那些离正常范围太远，与正常呈显著不同的形态，其外观形态结构不但发生了改变，而且还严重影响了正常功能的，称**畸形** malformation。

（刘海兴编写，韩秋生绘图）

第一章 运动系统

运动系统locomotor system 由骨、骨连结和骨骼肌组成，约占成人体重的60%。在神经系统的支配下对身体起运动、支持和保护等作用。

全身各骨借骨连结组成骨骼，形成人体的支架，赋予人体基本形态，与骨骼肌共同构成体腔的壁，以保护脑、心和肺等器官。在运动过程中，骨起杠杆作用，骨骼肌是动力装置，关节为枢纽，牵拉其所附着的骨，产生运动。

在体表能看到或摸到的骨和肌的突起及凹陷等，称为体表标志。

第一节　骨学

一、总论

骨bone成人一般有206块，按部位可分为颅骨、躯干骨和附肢骨（图1-1）。颅骨、躯干骨统称中轴骨。

（一）骨的形态

骨按其形态特点基本可分为下列四种（图1-2）。

1. **长骨long bone** 呈长管状，主要分布于四肢，如肱骨和股骨等。长骨特点为：具有一体两端，体又称**骨干**，内为容纳骨髓的**髓腔**。体表面有1~2个血管出入的滋养孔。两端膨大为**骺**，骺的表面有关节软骨附着，形成关节面，与相邻关节面构成关节。骨干与**骺**相移行的部分称**干骺端**，幼年时保留一片软骨，称**骺软骨**，其内部的软骨细胞不断分裂繁殖和骨化，使骨不断生长。成年后，随着骺软骨的骨化，骨干与骺融为一体，其间遗留一**骺线**。

2. **短骨short bone** 为短柱状或立方形骨块，多分布于成群连结牢固且较灵活的部位，如手腕、足的后半部。短骨能承受较大的压力，具有多个关节面且相互之间形成微动关节，辅以坚韧的韧带，构成适于支撑的弹性结构。

3. **扁骨flat bone** 呈板状，主要构成颅腔、胸腔和盆腔的壁，以保护内部的脏器，并为肌附着提供宽阔的骨面，如肩胛骨和胸骨等。

4. **不规则骨irregular bone** 形状不规则且功能多样，如椎骨。有些不规则骨内有腔洞，称含气骨，如上颌骨和额骨等。

此外，还有发生于某些肌腱内的扁圆形小骨，称**籽骨sesamoid bone**，在运动中起减少摩擦和改变肌力牵引方向的作用。如髌骨和第一跖骨头下的籽骨。

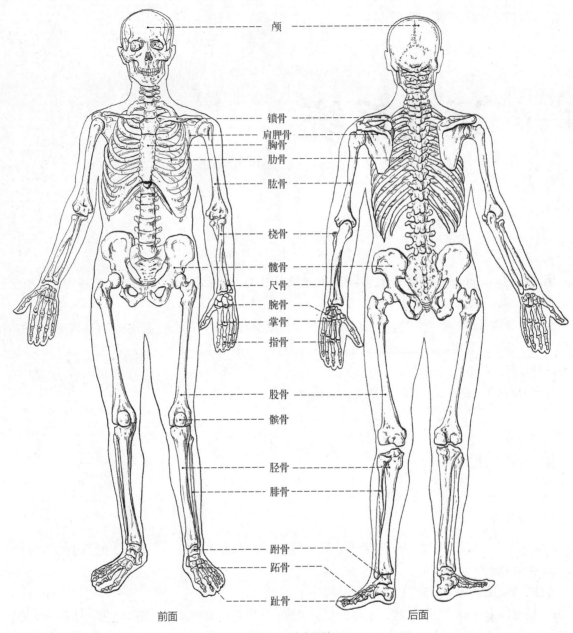

| 前面 | | 后面 |

颅

锁骨
肩胛骨
胸骨
肋骨
肱骨

桡骨

髋骨
尺骨
腕骨
掌骨
指骨

股骨

髌骨

胫骨

腓骨

跗骨
跖骨

趾骨

图1-1 全身骨骼

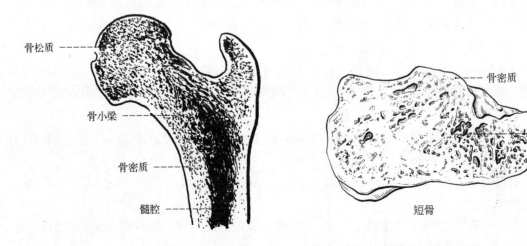

骨松质

骨小梁

骨密质

髓腔

长骨

骨密质

骨松质

短骨

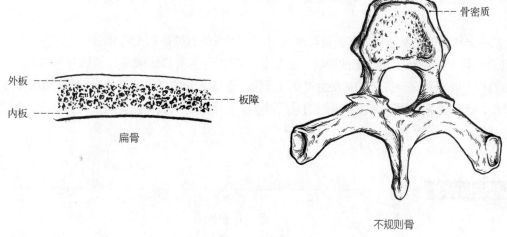

外板
内板
板障
扁骨

骨密质

不规则骨

图1-2 骨的形态

（二）骨的构造

骨主要由骨质、骨膜和骨髓构成（图1-3），此外还有血管、淋巴管和神经等。

1. **骨质bone substance** 是骨的主要成分，由骨组织构成。分**骨密质**和**骨松质**两种。骨密质质地坚实致密，耐压性强。主要分布于长骨骨干及短骨、扁骨、不规则骨的表面。骨松质呈海绵状，由相互交织的骨小梁排列而成，配布于骨的内部，骨小梁按照骨承受压力或张力的方向而排列，虽质地疏松，仍能承受很大的重量。骨小梁之间的间隙在活体充满着骨髓。骨松质配布于长骨两端和短骨、扁骨、不规则骨的内部。如颅盖骨表层的密质，分别称**外板**和**内板**，外板厚而坚韧，富有弹性，内板薄而脆，故颅骨的骨折多见于内板。内、外板之间的骨松质，称**板障**，有板障静脉经过。

2. **骨膜periosteum** 由致密结缔组织构成，除关节面外，新鲜骨的表面均覆有骨膜。骨膜含有丰富的血管、神经和淋巴管，通过骨质的滋养孔分布于骨质和骨髓，对骨的发生、生长、改造和修复再生有重要作用。骨髓腔和骨松质的网眼也衬着一层菲薄的结缔组织膜，称**骨内膜**。所以在骨手术中应尽量减少骨膜剥离太多或损伤过大，以免发生骨折愈合困难。

3. **骨髓bone marrow** 属于结缔组织，充填于骨髓腔和骨松质间隙内。在胎儿和幼儿，所有骨髓均有造血功能，由于含不同发育阶段的红细胞和某些白细胞，肉眼观呈红色，故名**红骨髓**。从5~6岁起，长骨骨髓腔内的红骨髓逐渐为脂肪组织所代替，变为黄红色并失去造血功能，称**黄骨髓**，所以，成人的红骨髓仅存在于骨松质内。

（三）骨的化学成分和物理性质

骨主要由有机质和无机质两种化学成分组成。在成人有机质约占1/3，其中绝大部分（95%）是胶原纤维，赋予骨以弹性和韧性。无机质主要是钙盐，约占骨重的2/3，主要成分为磷酸钙、碳酸钙和氯化钙等，沿胶原纤维的长轴呈细针状排列。将骨煅烧，去除其有机质，虽然仍可保持原形和硬度，但脆而易碎。如将骨置于强酸中浸

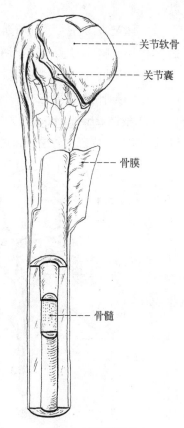

关节软骨
关节囊
骨膜
骨髓

图1-3 长骨的构造

泡，脱除其无机质（脱钙），该骨虽仍具原形，但柔软而有弹性，可以弯曲甚至打结，松开后仍可恢复原状。

有机质与无机质的比例随年龄增长而逐渐变化，成年人骨有机质和无机质的比例约为3∶7，最为合适，因而骨具有很大硬度和一定的弹性，较坚韧。幼儿骨的有机质较多，柔韧性和弹性大，易变形，遇暴力打击时不易完全折断，常发生青枝样骨折。老年人骨的有机质渐减，胶原纤维老化，无机盐相对增多，但因激素水平下降，骨组织的总量减少，表现为骨质疏松症，因而骨质变脆，稍受暴力即易发生骨折。

【知识拓展】

骨的可塑性

在人体内，骨和其他器官一样，经常地进行新陈代谢。当体内环境或体外环境发生变化时，骨在形态结构上发生改变，称为骨的可塑性。例如，骨折以后，骨质的愈合、再生，经过一定时间的吸收、改建，基本恢复原貌；体力劳动和体育锻炼能使骨变得粗壮；瘫痪和长期卧床的病人，骨质变得疏松。儿童时期不正确的坐位姿势，往往引起脊柱和胸廓发生畸形。

二、各论

（一）躯干骨

躯干骨包括椎骨、肋和胸骨，成人躯干骨由24块椎骨、1块骶骨、1块尾骨、12对肋和1块胸骨组成，共计51块。

1. **椎骨** vertebra　幼儿时期，椎骨总数为32~33块，根据其所在部位，由上而下依次分为颈椎7块、胸椎12块、腰椎5块、骶椎5块和尾椎3~4块。至成年，5块骶椎愈合成1块骶骨，3~4块尾椎愈合成1块尾骨。因此，成人的椎骨总数一般为26块。

（1）椎骨的一般形态　每个椎骨都由椎体、椎弓构成（图1-4）。

1）**椎体** vertebral body　为椎骨的前方中部，呈短圆柱状，是支持体重的主要部分。表面为一层较薄的骨密质，内部为骨松质，它能承受着头部、上肢和躯干的重量，越向下位的椎体，其面积和体积逐

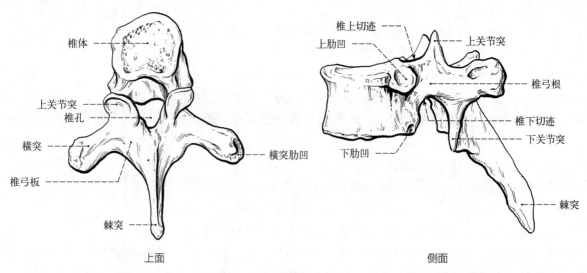

图1-4　胸椎

渐增大。而从骶椎开始，由于重量转移到下肢，故其面积和体积又逐渐变小。椎体在垂直暴力作用下，易发生压缩性骨折。

2）**椎弓** vertebral arch　是附在椎体后方的弓形骨板。椎弓与椎体连结的部分较细，称**椎弓根**，其上、下缘各有一切迹，分别称**椎上切迹**和**椎下切迹**。椎弓叠连时，上位椎骨的椎下切迹和下位椎骨的椎上切迹围成一孔，称**椎间孔**，有脊神经及血管通过。两侧椎弓根向后内扩展较宽阔的骨板，称**椎弓板**。椎弓与椎体围成一孔，称**椎孔**。全部椎骨的椎孔连在一起，形成纵行管道，称**椎管**，内容纳脊髓和脊神经根等。每个椎弓伸出7个突起，即向两侧伸出一对**横突**，向上伸出一对**上关节突**，向下伸出一对**下关节突**，向后伸出单一的**棘突**。

（2）各部椎骨的主要特征

1）**颈椎** cervical vertebra（图1-5）　共有7个。其主要特征是横突上有一孔，称**横突孔**，内有椎动、静脉通过。椎体小，椎孔较大，呈三角形。

第2~6颈椎的棘突较短，末端分叉，第7颈椎棘突最长，末端不分叉，上、下关节面基本上呈水平位。第3~6颈椎属一般颈椎，第1、第2、第7颈椎为特殊颈椎。

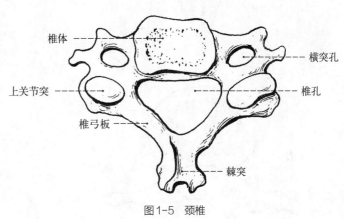

图1-5　颈椎

第1颈椎又称**寰椎** atlas（图1-6），没有椎体、棘突和关节突，形似环形，由前弓、后弓及两个侧块构成。前弓的后面与第2颈椎的齿突相关节。

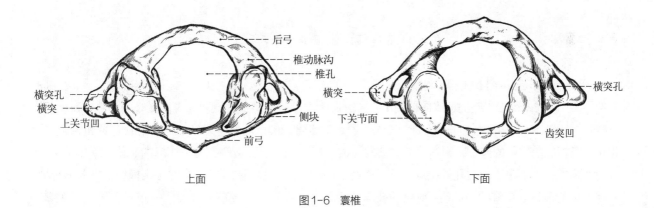

上面　　　　　　　　　　　　下面

图1-6　寰椎

第2颈椎又称**枢椎** axis（图1-7），其特点为椎体向上伸出一指状突起，称**齿突**，与寰椎前弓后面的关节面相关节。

第7颈椎又称**隆椎** vertebra prominens（图1-8），我国古书上称大椎，它的棘突特别长，末端变厚且不分叉，第7颈椎棘突下凹陷处即"大椎穴"，是临床计数椎骨数目和针灸取穴的标志。

2）**胸椎** thoracic vertebra（图1-4）　共12个，在椎体侧面和横突尖端的前面，都有与肋骨相关节的肋凹，分别称**椎体肋凹**和**横突肋凹**。胸椎棘突较长，伸向后下方，互相掩盖，呈叠瓦状。胸椎上、下关节面基本上呈额状位。

3）**腰椎** lumbar vertebrae（图1-9）　共5个，为椎骨中最大者。由于承受体重压力较大，故椎体肥厚。棘突呈板状，直伸向后，棘突间空隙较大，临床上常在此作腰椎穿刺。第2腰椎棘突下可取"命门穴"，第4腰椎棘突下为"腰阳关穴"。腰椎上、下关节面基本上呈矢状位。

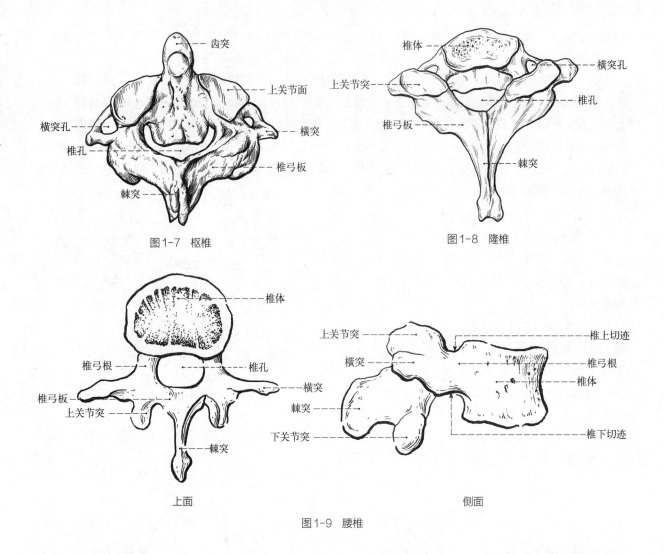

图1-7 枢椎

图1-8 隆椎

上面

侧面

图1-9 腰椎

4）**骶骨** sacrum（图1-10）　略呈三角形，其底向上，尖向下，成人由5个骶椎融合而成。骶骨底向上，与第5腰椎体相接。底的前缘向前突出，称岬，为女性骨盆测量的重要标志。骶骨的两侧有**耳状面**，与髂骨构成关节。骶骨中央有一纵贯全长的管道，称**骶管**，向上与椎管连续，向下开口形成**骶管裂孔**。此孔是骶管麻醉穿刺的部位，相当于"腰俞穴"的部位。骶管裂孔两侧有向下突出的**骶角**。临床上常以骶角为标志，来确定骶管裂孔的位置。骶骨前面略凹而平滑，中部有上下并行的4条**横线**，是各骶椎体融合骨化的痕迹。横线的两侧有4对**骶前孔**与骶管相通，内有骶神经前支及血管通过；后面凸隆粗糙，正中线上有由棘突愈合形成的**骶正中嵴**，后面也有4对**骶后孔**与骶管相通，内有骶神经后支及血管通过。4对骶后孔相当于"八髎穴"的位置，自上而下，分别称"上髎穴、次髎穴、中髎穴、下髎穴"。

5）**尾骨** coccyx（图1-10）　由3~4块退化的尾椎融合而成。略呈三角形，底朝上，借软骨和韧带与骶骨相连，尖向下，下端游离。

2. **胸骨** sternum（图1-11）　是一块位于胸前部正中的扁骨，由上而下分为胸骨柄、胸骨体和剑突三部分。胸骨上部较宽，称胸骨柄，其上缘正中的切迹称**颈静脉切迹**，是针灸取"天突穴"的骨性标志。胸骨中部呈长方形，称**胸骨体**，其侧缘连接第2~7肋软骨。胸骨体与胸骨柄相接处形成突向前方的横行隆起，称**胸骨角**，可在体表触知，它平对第2肋软骨，为计数肋的重要标志。胸骨的下端为一形状不定的薄骨片，称剑突，幼年时为软骨，老年后才完全骨化。

3. **肋** rib（图1-12）　共12对，由肋骨和肋软骨构成。

肋骨为细长弓状的扁骨，富有弹性。每一肋骨可分为中部的体及前、后两端。

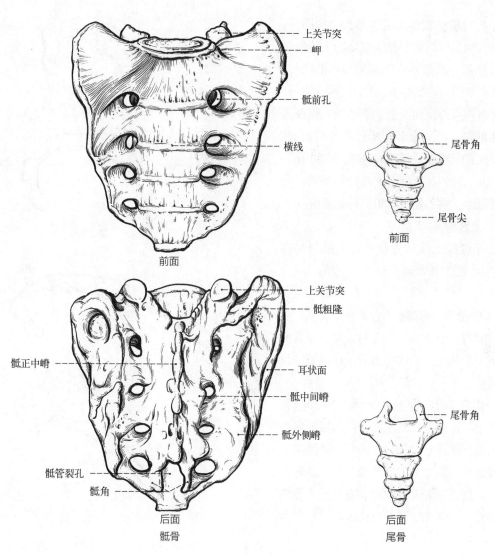

上关节突
岬
骶前孔
横线

尾骨角
尾骨尖
前面

上关节突
骶粗隆
骶正中嵴
耳状面
骶中间嵴
骶外侧嵴
骶管裂孔
骶角

尾骨角

后面
骶骨

后面
尾骨

图1-10 骶骨和尾骨

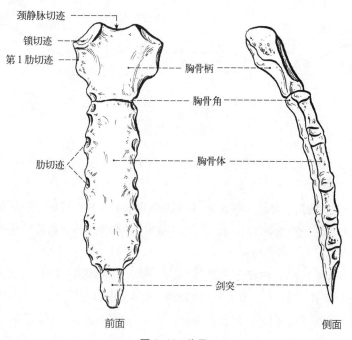

颈静脉切迹
锁切迹
第1肋切迹
胸骨柄
胸骨角
肋切迹
胸骨体
剑突

前面

侧面

图1-11 胸骨

肋骨前端接肋软骨，后端膨大，称**肋头**，有关节面与胸椎体的肋凹相关节。肋头的外侧稍细部为**肋颈**，肋颈外侧稍隆起部称**肋结节**，肋结节有关节面与胸椎横突的肋凹相关节。

肋体有内、外两面及上、下两缘。内面近下缘处有**肋沟**，肋间血管和神经沿此沟走行。肋结节外侧有一弯曲较明显的地方，称**肋角**。

第1肋骨上下扁而短，无肋角和肋沟，分为上、下两面，内、外两缘和前、后两端。

（二）上肢骨

上肢骨包括上肢带骨和自由上肢骨，自由上肢骨借上肢带骨连于躯干骨。两侧共计64块。

1. 上肢带骨　包括锁骨和肩胛骨。

（1）锁骨 clavicle（图1-13）位于胸廓前上部两侧。全长于皮下均可摸到，是重要的骨性标志。

锁骨内侧2/3凸向前，外侧1/3凸向后；上面平滑，下面粗糙，有肌和韧带附着；内侧端粗大为**胸骨端**，与胸骨柄相关节；外侧端扁平为**肩峰端**，与肩胛骨的肩峰相关节。锁骨支撑肩胛骨，使肩胛骨离开胸廓，有利于上肢的运动。锁骨中、外1/3交界处较脆弱，易发生骨折。

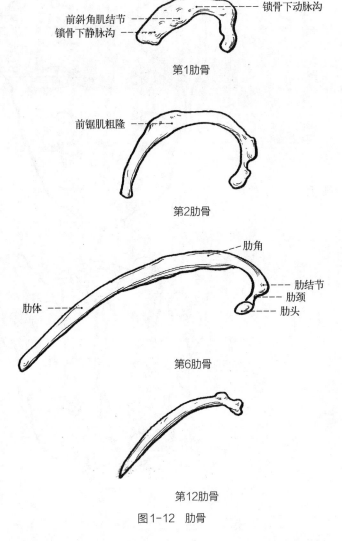

图1-12　肋骨

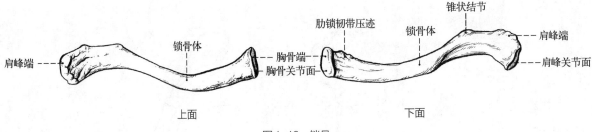

图1-13　锁骨

（2）肩胛骨 scapula（图1-14）是三角形的扁骨，位于背部外上方，介于第2~7肋骨之间，有三缘、三角和两面。

上缘的外侧部有一弯曲的指状突起，称**喙突**。内侧缘薄而长，又称**脊柱缘**。外侧缘稍肥厚，又称**腋缘**。

上角和**下角**分别为内侧缘的上端和下端，分别对向第2肋和第7肋，可作体表标志。外侧角最肥厚，有梨形关节面，称**关节盂**，与肱骨头相关节。

前面为一大的浅窝，朝向肋骨，称**肩胛下窝**，后面被一横列的**肩胛冈**分成上方的冈上窝和下方的冈下窝。肩胛冈的外侧端，向前外伸展，高耸在关节盂上方称**肩峰**。肩峰内侧缘有平坦的小关节面，与锁骨相关节。

2. 自由上肢骨　包括肱骨、桡骨、尺骨和手骨。除手骨的腕骨外，其他都属长骨。

（1）肱骨 humerus（图1-15）位于臂部，分为一体和两端。上端有半球形的**肱骨头**，与肩胛骨的

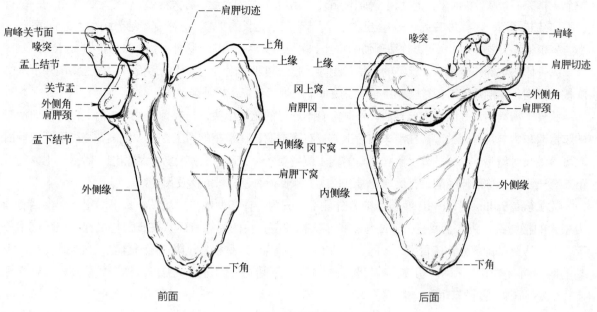

图1-14 肩胛骨

前面　　　　　　　　　后面

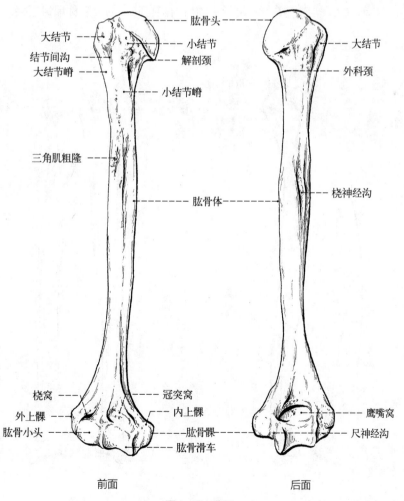

前面　　　　　　　　　后面

图1-15 肱骨

关节盂相关节。肱骨头前下方的突起，称**小结节**，小结节外侧的隆起，称**大结节**，大、小结节之间的纵行浅沟称**结节间沟**，内有肱二头肌长头腱通过。两结节向下延长的骨嵴，分别称**小结节嵴**和**大结节嵴**。大、小结节和肱骨头之间的环状沟，称**解剖颈**。肱骨上端与体交界处稍细，称**外科颈**，是骨折的易发部位。

肱骨体的中部外侧面有一粗糙的**三角肌粗隆**，是三角肌的附着处。体的后面有由内上斜向外下呈螺旋状的浅沟，称**桡神经沟**，有桡神经通过。肱骨干的骨折易损伤桡神经。

肱骨下端前后扁平而略向前卷曲，外侧份有半球形的**肱骨小头**，与桡骨相关节；内侧份有形如滑车的**肱骨滑车**，与尺骨相关节。在滑车的前上方，有**冠突窝**；在滑车的后上方有一深窝，称**鹰嘴窝**，伸肘时可容纳尺骨鹰嘴。小头的外上侧和滑车的内上侧各有一个突起，分别称**外上髁**和**内上髁**。内上髁的后下方一浅沟，称**尺神经沟**，有尺神经通过，内上髁骨折时，有可能伤及尺神经。

（2）**桡骨**radius（图1-16）位于前臂外侧部，分为一体和两端。上端细小，下端粗大。上端有稍为膨大的**桡骨头**，头的上面有关节凹与肱骨小头相关节；头的周缘有**环状关节面**与尺骨的桡切迹相关节。头下方缩细的部分称**桡骨颈**，颈的内下方有一粗糙隆起，称**桡骨粗隆**。桡骨体呈三棱柱形。桡骨下端的内侧面有关节面，称**尺切迹**，与尺骨头相关节；下端的外侧份向下突出，称**桡骨茎突**，为骨性标志；下端的下面为**腕关节面**，与腕骨相关节。

（3）**尺骨**ulna（图1-16）位于前臂内侧部，分为一体和两端。上端较为粗大，前面有大的凹陷的关节面称**滑车切迹**，与肱骨滑车相关节。在切迹的上、下方各有一突起，分别称**鹰嘴**和**冠突**，冠突外侧面的关节面是**桡切迹**，与桡骨头相关节。冠突前下方的粗糙隆起，称**尺骨粗隆**。尺骨体呈三棱柱形。尺骨下端称**尺骨头**，与桡骨的尺切迹相关节。尺骨头的后内侧有向下的突起称**尺骨茎突**。

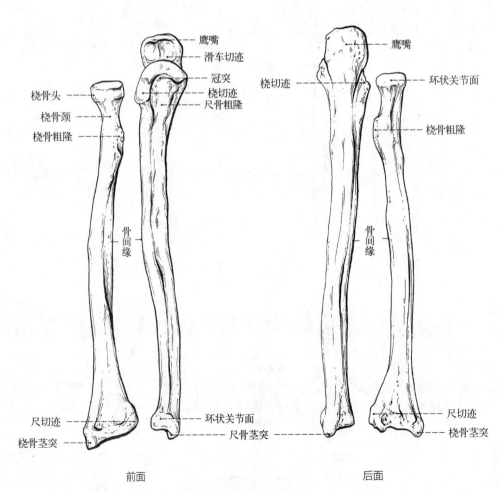

图1-16 桡骨和尺骨

（4）**手骨** bone of hand（图1-17） 分为腕骨、掌骨和指骨。

1）**腕骨** carpal bone 属于短骨，8块。分为近、远侧两列，每列各4块，均以其形状命名。近侧列由桡侧向尺侧依次是**手舟骨** scaphoid bone，**月骨** lunate bone，**三角骨** triquetral bone和**豌豆骨** pisiform bone；远侧列是**大多角骨** trapezium bone，**小多角骨** trapezoid bone，**头状骨** capitate bone和**钩骨** hamate bone。近侧列腕骨（除豌豆骨外）的近侧面共同形成一椭圆形的关节面，与桡骨的腕关节面及尺骨头下方的关节盘共同构成桡腕关节。

2）**掌骨** metacarpal bone 属于长骨，5块。由桡侧向尺侧依次为第1~5掌骨。掌骨近端为**底**，接腕骨；远端为**头**，接指骨；中间部为**体**。其中第1掌骨底关节面呈鞍状，与大多角骨相关节。

3）**指骨** phalange of fingers 属于长骨，共14块。拇指有2节，分别为**近节**和**远节指骨**，其余各指为3节，分别为**近节指骨、中节指骨**和**远节指骨**。每节指骨的近端为底，中间部为体，远端为滑车。远节指骨远端掌面粗糙，称**远节指骨粗隆**。

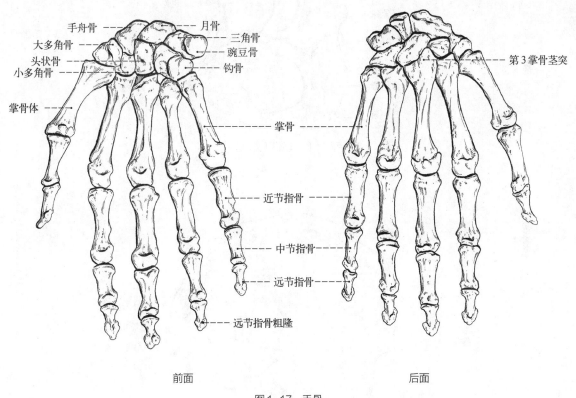

手舟骨　月骨　大多角骨　三角骨　头状骨　豌豆骨　小多角骨　钩骨　掌骨体　第3掌骨茎突　掌骨　近节指骨　中节指骨　远节指骨　远节指骨粗隆

前面　　　　　　　　　　后面

图1-17　手骨

（三）下肢骨

下肢骨包括下肢带骨和自由下肢骨，自由下肢骨借下肢带骨连于躯干骨。两侧共计62块。

1. 下肢带骨

髋骨 hip bone 为不规则的扁骨，上部扁阔，中部窄厚，有朝向下外方的深窝，称**髋臼**，16岁以前由髂骨、坐骨、耻骨构成，下部有一大孔，称**闭孔**（图1-18、图1-19、图1-20）。

1）**髂骨** ilium 构成髋骨的后上部，可分为**髂骨体**和**髂骨翼**两部。髂骨体肥厚，构成髋臼的上部。髂骨翼是髋臼上方扁阔部分，其上缘增厚称**髂嵴**，两侧髂嵴最高点的连线，约平第4腰椎棘突，可作为腰椎穿刺的定位标志。髂嵴前、后端分别称**髂前上棘**和**髂后上棘**，两者的下方各有一突起，分别称**髂前下棘**和**髂后下棘**。髂前上棘后方5~7 cm处，髂嵴向外侧的突起，称**髂结节**。髂骨翼内面的大浅窝，称**髂窝**，髂窝下界的圆钝骨嵴称**弓状线**。窝的后方有**耳状面**与骶骨相关节。

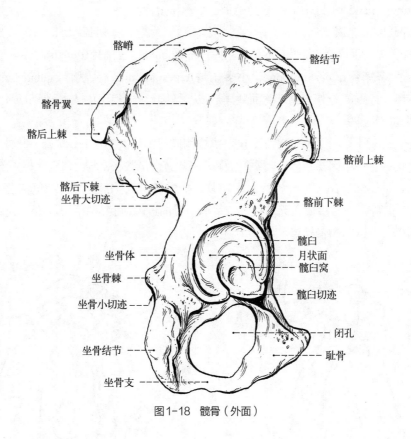

髂嵴

髂结节

髂骨翼

髂后上棘

髂前上棘

髂后下棘
坐骨大切迹

髂前下棘

坐骨体

髋臼
月状面
髋臼窝

坐骨棘

髋臼切迹

坐骨小切迹

闭孔

坐骨结节

耻骨

坐骨支

图1-18 髋骨（外面）

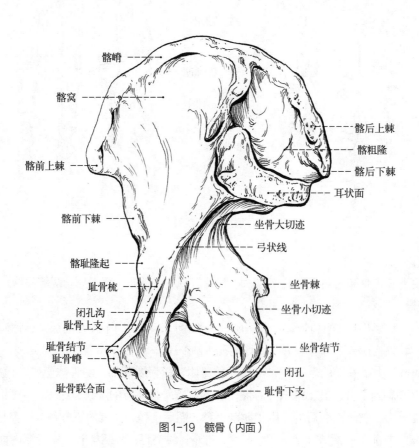

髂嵴

髂窝

髂后上棘

髂粗隆

髂前上棘

髂后下棘

耳状面

髂前下棘

坐骨大切迹

弓状线

髂耻隆起

坐骨棘

耻骨梳

坐骨小切迹

闭孔沟
耻骨上支

坐骨结节

耻骨结节
耻骨嵴

闭孔

耻骨联合面

耻骨下支

图1-19 髋骨（内面）

2）**坐骨** ischium 构成髋骨的后下部，可分为**坐骨体**和**坐骨支**。坐骨体构成髋臼的后下部，较肥厚，下份转折向前面而成坐骨支。体与支会合处较肥厚粗糙，称**坐骨结节**，为坐骨最低处，可在体表扪到。坐骨结节的上后方有一锐棘，称**坐骨棘**，棘的上方为属于髂骨的**坐骨大切迹**，下方为属于坐骨的**坐骨小切迹**。

3）**耻骨** pubis 构成髋骨前下部，可分为**耻骨体**和**耻骨上、下支**。耻骨体构成髋臼的前下部，较肥厚。自体向前内侧伸出耻骨上支，此支向下弯曲，移行于耻骨下支。耻骨上支上面有一条锐嵴称**耻骨梳**，向后移行于弓状线。耻骨下支与坐骨支连接，围成**闭孔**。耻骨上、下支移行部的内侧面有长圆形粗糙面，称**耻骨联合面**，其外上方有呈圆形突起的**耻骨结节**。

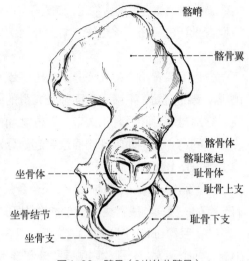

图1-20 髋骨（6岁幼儿髋骨）

2. **自由下肢骨** 包括股骨、髌骨、胫骨、腓骨和足骨。除髌骨和足骨的跗骨外，全都属于长骨。

（1）**股骨** femur（图1-21） 位于大腿部，为人体最长的骨，其长度约占身高的1/4，分为一体和两端。

上端有球形的**股骨头**，与髋臼相关节。头下外侧的狭细部分称**股骨颈**。颈与体交界处有两个隆起，上外侧的方形隆起为**大转子**，下内侧的为**小转子**，大、小转子之间，前面有**转子间线**相连，后面有**转子间嵴**相接。颈与体以约130°角相交，称**颈干角**。

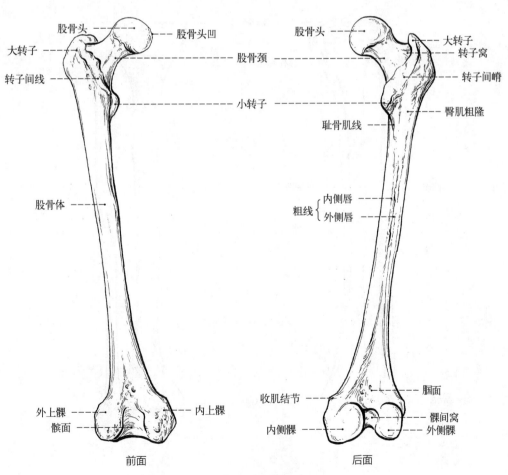

图1-21 股骨

股骨体稍微向前凸，为前凸12°~15°，体的后面有纵行的骨嵴，称粗线，向上外延续为臀肌粗隆。

股骨下端有两个膨大，分别称**内侧髁**和**外侧髁**。髁的前面、下面和后面都是光滑的关节面，分别与髌骨和胫骨相关节。两髁之间的深窝称**髁间窝**。内、外侧髁侧面最突起处分别称**内上髁**和**外上髁**。

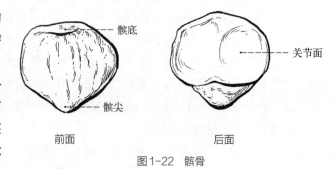

图1-22 髌骨

（2）**髌骨** patella（图1-22） 是全身最大的籽骨，位于股四头肌腱内，上宽下尖，前面粗糙，后面有光滑的关节面与股骨两髁前方的髌面相关节。髌骨的位置浅表，可因外力直接打击而出现骨折。

（3）**胫骨** tibia（图1-23） 位于小腿内侧部，是小腿主要负重的骨，故较粗壮，可分为一体和两端。上端有两个膨大，分别称**内侧髁**和**外侧髁**。两髁上面有关节面，与股骨两髁相关节。两髁上面之间的粗糙隆起，称**髁间隆起**。在外侧髁的后下有一**腓关节面**，与腓骨头相关节。在胫骨上端与体移行处的前面，有一**胫骨粗隆**。胫骨体呈三棱柱形，其前缘和内侧面紧贴皮下。胫骨下端内侧面凸隆，称**内踝**，外侧面有一个三角形**腓切迹**，与腓骨相连结。下端的下面为一个略呈四方形的关节面，与距骨相关节。

（4）**腓骨** fibula（图1-23） 位于小腿外侧部，可分为一体和两端。腓骨为细长的长骨，常作为骨移植的取材部位。上端略膨大，称**腓骨头**，其内上面为关节面，与胫骨相关节。头下方变细，称**腓骨颈**。腓骨头浅居皮下，在腓骨头前下方凹陷处为"阳陵泉穴"的位置。腓骨下端膨大为**外踝**，其内侧的关节面，与距骨形成关节。外踝比内踝稍低。

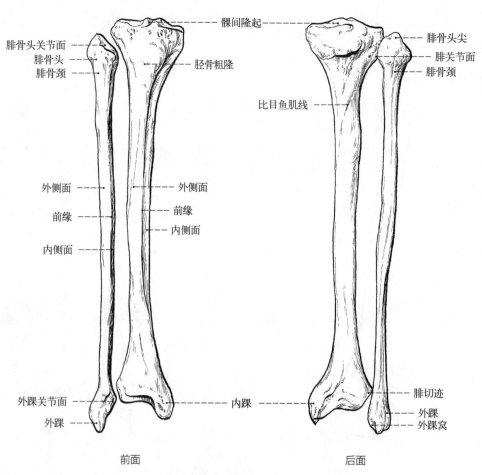

图1-23 胫骨和腓骨

（5）**足骨** bone of foot（图1-24） 可分为跗骨、跖骨及趾骨。

1）**跗骨** tarsal bone 属于短骨，共7块，即距骨、跟骨、骰骨、足舟骨及3块楔骨（**内侧楔骨、中间楔骨和外侧楔骨**）。跟骨在后下方，其后端隆突称**跟骨结节**。距骨在跟骨的上方，跟骨前方接骰骨，距骨前方接足舟骨，足舟骨的前方为3块楔骨。各跗骨的相邻面都有关节面相关节。距骨上方的**距骨滑车**与胫、腓骨的下端相关节。

2）**跖骨** metatarsal bone 属于长骨，相当于手的掌骨，共5块，从内侧向外侧依次称第1~5跖骨。每块跖骨也可分为**跖骨底、跖骨体**和**跖骨头**三部分。第1~3跖骨底与楔骨相关节，第4、5跖骨底与骰骨相关节。跖骨头与趾骨相关节。第5跖骨底向外侧的突起，称**第5跖骨粗隆**。

3）**趾骨** phalange of toe 属于长骨，共14块，相当于手的指骨，比手指骨短小，其数目和命名与指骨相同。姆趾为2节，其余各趾均为3节。

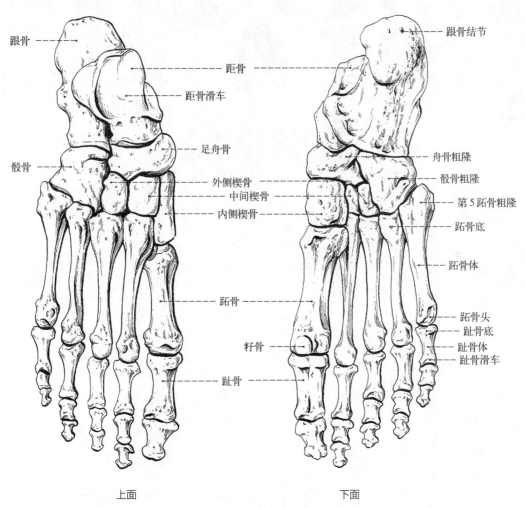

上面　　　　　　　　　　　　　　　　下面

图1-24　足骨

（四）颅骨

成人**颅** skull一般由23块**颅骨** cranial bone组成，另有6块听小骨，因与听觉有关，故列入前庭蜗器章节内介绍，除下颌骨和舌骨外，都借缝或软骨牢固地结合在一起，彼此间不能活动。

颅分为脑颅和面颅两部分。脑颅位于颅的后上部，略呈卵圆形，并围成颅腔容纳脑。面颅为颅的前下部，形成颜面的基本轮廓，并参与构成口腔、鼻腔和眶。

1. **脑颅骨** bone of cerebral cranium（图1-25、图1-26） 共8块，计有额骨、枕骨、蝶骨和筛骨各1块，顶骨和颞骨各2块。

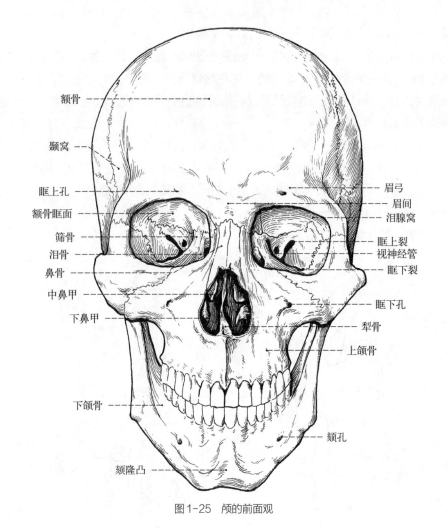

图 1-25　颅的前面观

额骨
颞窝
眶上孔
额骨眶面
筛骨
泪骨
鼻骨
中鼻甲
下鼻甲
下颌骨
颏隆凸

眉弓
眉间
泪腺窝
眶上裂
视神经管
眶下裂
眶下孔
犁骨
上颌骨
颏孔

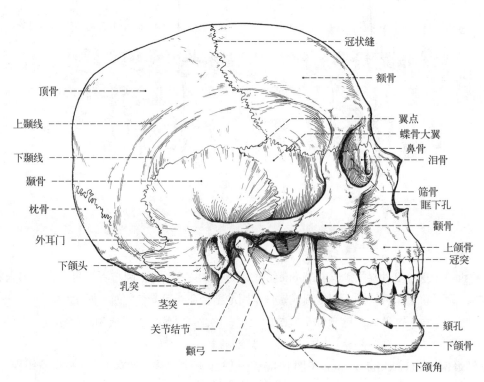

图 1-26　颅的侧面观

顶骨
上颞线
下颞线
颞骨
枕骨
外耳门
下颌头
乳突
茎突
关节结节
颧弓

冠状缝
额骨
翼点
蝶骨大翼
鼻骨
泪骨
筛骨
眶下孔
颧骨
上颌骨
冠突
颏孔
下颌骨
下颌角

（1）**额骨 frontal bone** 位于颅的前上部，骨内含有空腔，称**额窦**。

（2）**顶骨 parietal bone** 位于颅盖部中线的两侧，介于额骨和枕骨之间。

（3）**枕骨 occipital bone** 位于颅的后下部。

（4）**蝶骨 sphenoid bone** 位于颅底中部，枕骨的前方，形似蝴蝶。其中央部称**蝶骨体**，体内的含气空腔，称**蝶窦**。

（5）**筛骨 ethmoid bone** 位于颅底，在蝶骨的前方和左、右两眶之间。骨内含有若干含气的空腔，称**筛小房**，又称**筛窦**。

（6）**颞骨 temporal bone** 位于颅的两侧，参与颅底和颅腔侧壁的构成。它参与构成颅底的部分，称**颞骨岩部**，其内有前庭蜗器。

2. **面颅骨 bone of facial cranium**（图1-25、图1-26） 共15块，计有犁骨、下颌骨和舌骨各1块，上颌骨、鼻骨、泪骨、颧骨、下鼻甲及腭骨各2块。上颌骨和下颌骨是面颅的主要部分，其他都较小。除舌骨游离外，其余均与上颌骨相邻接。

（1）**上颌骨 maxilla** 位于面颅中央。骨内有一大的含气腔，称**上颌窦**。上颌骨下缘游离，有容纳上颌牙根的牙槽。

（2）**鼻骨 nasal bone** 在额骨的下方，构成外鼻的骨性基础。

（3）**颧骨 zygomatic bone** 位于上颌骨的外上方，形成面颊部的骨性隆凸，参与颧弓的组成。

（4）**泪骨 lacrimal bone** 位于眶内侧壁的前部，为一小而薄的骨片，参与构成泪囊窝。

（5）**下鼻甲 inferior nasal concha** 位于鼻腔的外侧壁，薄而卷曲，贴附于上颌骨的内侧面。

（6）**腭骨 palatine bone** 位于上颌骨的后方，参与构成骨腭的后部。

（7）**犁骨 vomer** 为矢状位呈斜方形的骨板，构成骨性鼻中隔的后下部。

（8）**下颌骨 mandible**（图1-27） 位于上颌骨的下方，可分为一体和两支。**下颌体**居中央，呈马蹄铁形，其上缘有容纳下颌牙根的**牙槽**，体的外侧面约对第2前磨牙根处有一孔，称**颏孔**，为神经和血管穿出处。**下颌支**为由下颌体后端向上伸出的长方形骨板，其上缘有两个突起，前突称**冠突**，后突称**髁突**，髁突的上端膨大称**下颌头**，与颞骨的下颌窝相关节，下颌头下方较细处为**下颌颈**。两突之间呈凹陷，称**下颌切迹**，为"下关穴"的位置。下颌支内面中央有一孔，称**下颌孔**，由此孔通入**下颌管**，开口于颏孔，管内有分布于下颌牙的神经和血管通过。下颌体和下颌支会合处形成**下颌角**，角的外面有**咬肌粗隆**，有咬肌附着。

（9）**舌骨 hyoid bone**（图1-28） 呈"U"形，位于下颌骨的下后方，其与颅骨之间仅借韧带和肌相连。舌骨中央为**舌骨体**，自体向后外方伸出一对**大角**，体和大角结合处向上伸出一对**小角**。

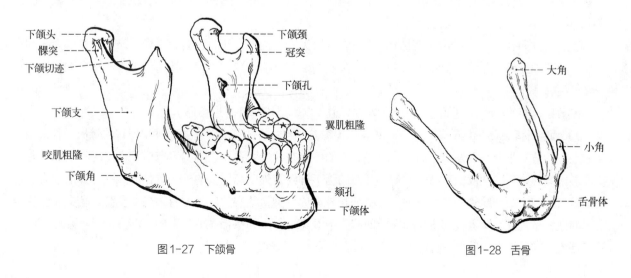

图1-27 下颌骨 　　　　　　　　　　　　　　　　图1-28 舌骨

3．颅的整体观

（1）**颅盖** calvaria　在额骨与顶骨之间有**冠状缝**，左、右顶骨之间有**矢状缝**，顶骨和枕骨之间有**人字缝**。在眶上缘上方有弓形隆起，称眉弓。

（2）**颅底** base of skull　可分为内面与外面。

1）**颅底内面** internal surface of base of skull（图1-29）　承托脑。由前向后呈阶梯状排列着3个窝，分别称颅前窝、颅中窝和颅后窝。各窝内有许多孔、裂和管，它们大多通于颅外。

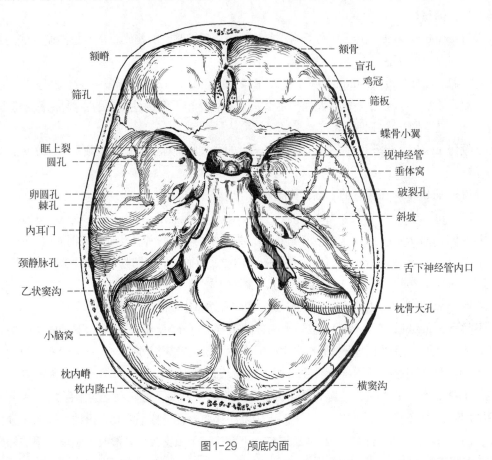

额嵴
额骨
盲孔
鸡冠
筛孔
筛板
蝶骨小翼
眶上裂
视神经管
圆孔
垂体窝
卵圆孔
破裂孔
棘孔
斜坡
内耳门
颈静脉孔
舌下神经管内口
乙状窦沟
小脑窝
枕骨大孔
枕内嵴
枕内隆凸
横窦沟

图1-29　颅底内面

颅前窝 anterior cranial fossa　中央低凹部分是筛骨的**筛板**，板上有许多**筛孔**，有嗅神经通过。

颅中窝 middle cranial fossa　中央是蝶骨体，体上面中央的凹陷为**垂体窝**。窝前方两侧有**视神经管**，管的外侧有**眶上裂**，它们都通入眶。蝶骨体的两侧，从前向后外有**圆孔、卵圆孔**和**棘孔**。自棘孔起有**脑膜中动脉沟**行向外上方，很快分为前支和后支。

颅后窝 posterior cranial fossa　最深，中央有**枕骨大孔**。枕骨大孔前有**斜坡**，承托脑干。枕骨大孔前外缘有**舌下神经管**，孔的后上方有**枕内隆凸**。隆凸的两侧有**横窦沟**，横窦沟折向前下为**乙状窦沟**，它向下终于**颈静脉孔**。

在颞骨岩部的后面有**内耳门**，由此通入内耳道（内耳道不与外耳道相通）。

2）**颅底外面** external surface of base of skull（图1-30）　前部有上颌骨的牙槽和硬腭的骨板，骨板后缘的上方有被犁骨分开的两个**鼻后孔**。颅底后部的中央有**枕骨大孔**，它的两侧有椭圆形隆起称**枕髁**，与寰椎形成寰枕关节。枕髁根部有一向前外开口的**舌下神经管外口**。枕髁的外侧有**颈静脉孔**，孔的前方有**颈动脉管外口**。颈动脉管外口的后外方，有细长骨突称**茎突**，茎突的后外方有颞骨的**乳突**。茎突和乳突之间的孔称**茎乳孔**。茎乳孔前方大而深的凹陷为**下颌窝**，与下颌头相关节。下颌窝前方的横行隆起，称**关节结节**。枕骨大孔的后上方有**枕外隆凸**，后者下方为"风府穴"的位置。

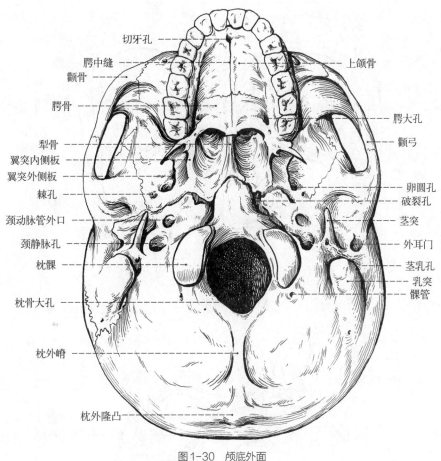

切牙孔
腭中缝
颧骨
腭骨
犁骨
翼突内侧板
翼突外侧板
棘孔
颈动脉管外口
颈静脉孔
枕髁
枕骨大孔
枕外嵴
枕外隆凸

上颌骨
腭大孔
颧弓
卵圆孔
破裂孔
茎突
外耳门
茎乳孔
乳突
髁管

图1-30 颅底外面

上述颅底的孔、管都有血管和神经通过，颅底骨折时往往沿这些孔道断裂，引起严重的血管、神经损伤。

（3）**颅的前面** anterior surface of skull（图1-25） 由大部分面颅和部分脑颅构成，并共同围成眶和骨性鼻腔。

1）**眶** orbit 容纳眼球及其附属结构，呈四面锥体形，尖向后内方，经视神经管通入颅腔。底向前外，它的上、下缘分别称**眶上缘**和**眶下缘**。眶上缘的中、内1/3交界处有**眶上切迹**（有时为**眶上孔**）。眶下缘中点的下方有**眶下孔**（正对"四白穴"）。

眶的上壁薄而光滑，是颅前窝的底；眶的下壁是上颌窦的顶，骨面上有**眶下沟**，向前移行为**眶下管**，通**眶下孔**；眶的内侧壁很薄，主要由泪骨和筛骨眶板构成，邻接筛窦，该壁近前缘处有**泪囊窝**，向下延伸为鼻泪管，通**鼻腔**；眶外侧壁后半的上、下方各有**眶上裂**和**眶下裂**。

2）**骨性鼻腔** bony nasal cavity（图1-31、图1-32、图1-33） 位于面颅的中央，上方以筛板与颅腔相隔，下方以硬腭骨板与口腔分界，两侧邻接筛窦、眶和上颌窦。它被骨性鼻隔分为左右两半。骨性鼻中隔由筛骨垂直板和犁骨组成。

鼻腔外侧壁有3个卷曲的骨片，分别称**上鼻甲**、**中鼻甲**和**下鼻甲**（图1-33）。下鼻甲为独立骨块，上、中鼻甲都属于筛骨的一部分。每个鼻甲下方的空间，相应地称**上鼻道**、**中鼻道**和**下鼻道**。

3）**鼻旁窦** paranasal sinus（图1-31、图1-32） 鼻腔周围的颅骨，有些含气的空腔，与鼻腔相通，称鼻旁窦。共4对，包括**额窦**、**上颌窦**、**筛窦**和**蝶窦**，它们皆与鼻腔相通。额窦位于额骨内，开口于中鼻道；上颌窦最大，位于鼻腔两侧的上颌骨内，开口于中鼻道，由于窦口高于窦底部，故在直立位时不易引流；筛小房（筛窦）位于筛骨内，由筛骨迷路内许多蜂窝状小房组成，按其所在部位可分前、中、后3群筛小房。前、中筛小房开口于中鼻道，后筛小房开口于上鼻道；蝶窦位于蝶骨体内，开口于上鼻

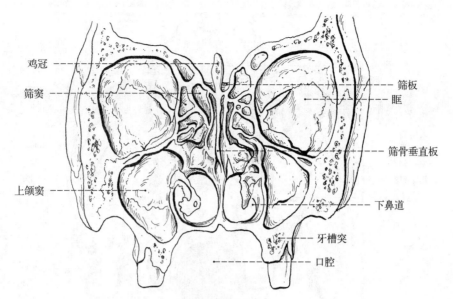

鸡冠
筛窦
上颌窦

筛板
眶
筛骨垂直板
下鼻道
牙槽突
口腔

图1-31 颅的冠状面

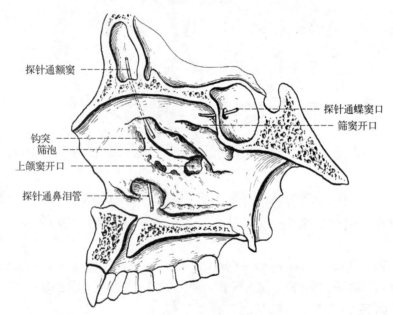

探针通额窦

探针通蝶窦口
筛窦开口

钩突
筛泡
上颌窦开口
探针通鼻泪管

图1-32 鼻腔外侧壁（切除部分鼻甲）

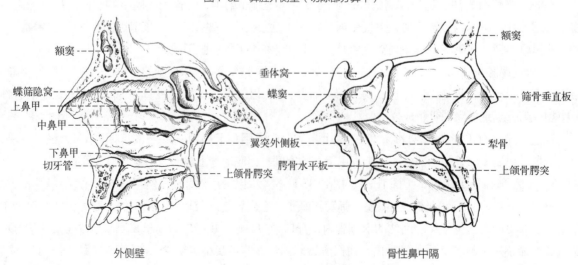

额窦
蝶筛隐窝
上鼻甲
中鼻甲
下鼻甲
切牙管

垂体窝
蝶窦
翼突外侧板
腭骨水平板
上颌骨腭突

额窦
筛骨垂直板
犁骨
上颌骨腭突

外侧壁

骨性鼻中隔

图1-33 骨性鼻腔

甲后上方的**蝶筛隐窝**。

（4）**颅的侧面** lateral surface of skull（图1-26）　在乳突的前方有**外耳门**，向内入外耳道。外耳门前方，有一弓状的骨梁，称**颧弓**。颧弓上方的凹陷，称**颞窝**，容纳颞肌。在颞窝区内，有额、顶、颞、蝶4骨的会合处，称**翼点**（相当于"太阳穴"的位置）。翼点的骨质比较薄弱，其内面有脑膜中动脉的前支经过，翼点处骨折时，容易损伤该动脉，引起颅内血肿。

4. **新生儿颅**（图1-34）　新生儿颅没有发育完全，其颅顶各骨之间留有间隙，由结缔组织膜所封闭，称**颅囟**。最大的囟在矢状缝和冠状缝相交处，呈菱形，称**前囟**（**额囟**），在一岁半左右前囟逐渐骨化闭合。在矢状缝和人字缝相交处，有三角形的**后囟**（**枕囟**），在生后3个月左右即闭合。前囟在临床上常作为婴儿发育和颅内压变化的检查部位之一。

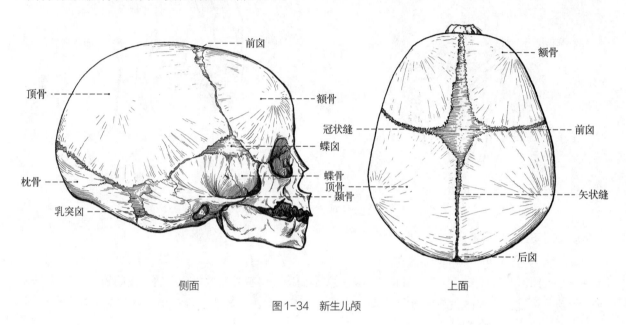

侧面　　　　　　　　　　上面

图1-34　新生儿颅

（马欣宇编写，韩秋生绘图）

第二节　关节学

一、总论

骨与骨之间的连结装置称**骨连结**。按照骨连结的不同方式，可分为直接连结和间接连结两种。直接连结多见于颅骨及躯干骨；间接连结多见于四肢骨之间，以适应人体的活动。

（一）直接连结

两骨间借纤维结缔组织或软骨直接连结，较牢固，其间无间隙，不能活动或仅有少许活动。这种连结可分为纤维连结、软骨连结和骨性结合三类。

1. **纤维连结** fibrous joint　是骨与骨之间借纤维结缔组织相连。如颅骨的缝连结、椎骨棘突间的韧带连结和前臂骨间膜等。

2. **软骨连结** cartilaginous joint　是两骨之间借软骨相连。软骨具有弹性和韧性，有缓冲震荡的作用，如椎骨间的椎间盘和耻骨之间的耻骨联合等。

3. **骨性结合** synostosis　是两骨间以骨组织连结，常由纤维连结或有些软骨连结骨化而成，如骶椎椎骨之间的骨性结合以及髂、耻、坐骨之间在髋臼处的骨性结合。骨性结合较坚固，骨化后原相邻两骨连成一体，无间隙，不能活动。

（二）间接连结

间接连结又称**关节** articulation 或**滑膜关节** synovial joint，是骨连结的最高分化形式。其特点是两骨之间借膜性囊连结（图1-35），其间具有腔隙，充以滑液，有较大的活动性。关节的结构可分为主要结构和辅助结构两部分。

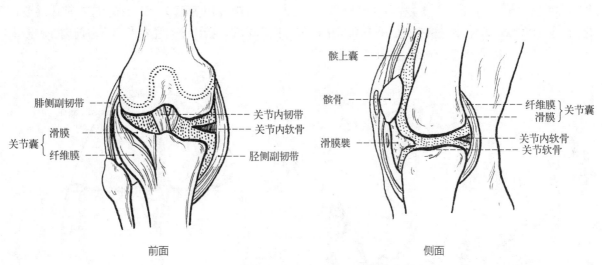

图1-35 关节的构造

1. 关节的主要结构

（1）**关节面** articular surface 是参与组成关节的各相关骨的接触面，每个关节至少包括两个关节面，一般一凸一凹，凸者称**关节头**，凹者称**关节窝**。关节面均覆盖有**关节软骨**，多数为透明软骨，少数为纤维软骨，其厚薄因不同的关节和年龄而异。关节软骨很光滑，可减少运动时的摩擦，同时软骨富有弹性，能承受负荷和吸收震荡。

（2）**关节囊** articular capsule 是由纤维结缔组织构成的囊，附着于关节的周围，并与骨膜融合续连，它包围关节，封闭关节腔，在结构上可分为内、外两层。

1）**纤维膜** fibrous membrane 为外层，由致密结缔组织构成，厚而坚韧。纤维膜的厚薄通常与关节的功能有关，如下肢关节的负重较大，相对稳固，其关节囊的纤维膜则坚韧而紧张；而上肢关节运动灵活，则纤维膜薄而松弛。纤维膜有些部分还可明显增厚，形成韧带，以增加关节的稳固，限制其过度运动。

2）**滑膜** synovial membrane 为内层，薄而光滑，由疏松结缔组织构成，衬贴于纤维膜内面及关节软骨周缘。滑膜表面光滑，具有丰富的血管网，可产生滑液，能润滑关节软骨，以减少关节运动时关节软骨间的摩擦，并营养关节软骨。

（3）**关节腔** articular cavity 为关节软骨和关节囊滑膜层共同围成的密闭腔隙，腔内含少量滑液，关节腔呈负压，对维持关节的稳固性有一定作用。

2. 关节的辅助结构 除上述主要结构外，某些关节为适应其功能，还需要一些辅助结构，这些辅助结构对于增加关节的灵活性或稳固性具有重要作用。包括韧带、关节盘、关节半月板和关节唇等。

（1）**韧带** ligament 连于相邻两骨之间的致密纤维结缔组织束，有加强关节的稳固性或限制关节过度运动的作用。位于关节囊外的称**囊外韧带**，如膝关节的胫侧副韧带；位于关节囊内的称**囊内韧带**，如膝关节囊内的交叉韧带。

（2）**关节盘**articular disc和**关节半月板**articular meniscus 是关节内两种不同形态的纤维软骨。关节盘位于两骨关节面之间，其周缘附着于关节囊，多呈圆形，中间稍薄，周缘略厚，把关节腔分为两部分。有的关节盘呈半月形，称关节半月板。关节盘和关节半月板使两关节面更为适配，减少外力对关节的冲击和震荡。此外，分隔而成的两个腔可增加关节的运动形式和范围。

（3）**关节唇**articular labrum 为附着于关节窝周缘的纤维软骨环，有加深关节窝、扩大关节面的作用，增加关节的稳固性，如肩关节的盂唇和髋关节的髋臼唇。

3. **关节的运动** 一般关节都是围绕一定的轴作运动，关节的运动与关节面的形态有密切关系，其运动的形式基本上可依照关节的三种轴而分为三组拮抗性的动作。

（1）**屈**flexion和**伸**extension 指关节绕冠状轴进行的运动。运动时，两骨靠近，之间的角度变小为屈；反之两骨远离，之间的角度增大为伸。在髋关节以上，前折为屈，反之为伸；膝关节以下，后折为屈，反之为伸。在足部，足尖上提，足背靠向小腿前面为踝关节的伸，亦称**背屈**；足尖下垂为踝关节的屈，亦称**跖屈**。

（2）**内收**adduction和**外展**abduction 指关节绕矢状轴进行的运动。运动时，靠向正中矢状面，称收或内收；远离正中矢状面，称展或外展。但手指的收、展是指靠向或远离中指；足趾的收、展是指靠向或远离第二趾。

（3）**旋内**medial rotation和**旋外**lateral rotation 指关节绕垂直轴进行的运动，总称为**旋转**。骨向前内侧旋转，称旋内；向后外侧旋转，称旋外。在前臂，桡骨是围绕通过桡骨头和尺骨头的轴线旋转的，其"旋内"即将手掌向内侧转，手背向前方转，使桡、尺骨交叉的运动，又称**旋前**；其"旋外"即将手掌恢复到向前，而手背转向后方，使桡、尺骨并列的运动，又称**旋后**。

凡二轴或三轴关节可作**环转**运动，如肩关节、髋关节、桡腕关节等，即关节头原位转动，骨的远端可作圆周运动，运动时全骨描绘出一圆锥形的轨迹。环转运动实为屈、外展、伸和内收依次结合的连续运动。

二、各论

（一）躯干骨的连结

1. **椎骨间的连结** 相邻椎骨间借椎间盘、韧带和关节相连结。

（1）**椎间盘**intervertebral disc（图1-36）是连结相邻两椎体的纤维软骨盘。成人的椎间盘除第1、2颈椎之间缺如外，共有23块，最上一块在第2、3颈椎体之间，最末一块在第5腰椎与骶骨底之间。椎间盘由两部分构成，中央部为**髓核**，是柔软而富有弹性的胶状物质，为胚胎时脊索的残留物；周围部为**纤维环**，由多层纤维软骨环按同心圆排列组成，纤维环前宽后窄，牢固连结各椎体上、下面，保护髓核并限制髓核向周围膨出。

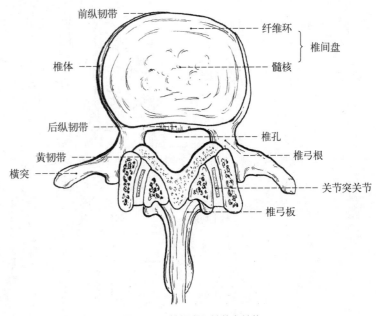

前纵韧带
纤维环
椎间盘
椎体
髓核
后纵韧带
椎孔
黄韧带
椎弓根
横突
关节突关节
椎弓板

图1-36 椎间盘和关节突关节

椎间盘坚韧而富弹性，承受压力时被压缩，除去压力后又复原，具有"弹性垫"的作用，可缓冲外力对脊柱的震动，也可增加脊柱的运动幅度。23块椎间盘的厚薄不同，中胸部最薄，颈部较厚，而腰部最厚，所以颈、腰椎活动度较大。椎间盘后部较薄弱，但椎体正后方有后纵韧带加固，椎间盘的后外侧部无韧带加固而较薄弱，当成年人由于椎间盘的退行性改变，在过度劳损、体位骤变、猛力动作或暴力撞击下，使纤维环破裂，髓核多向后外侧脱出，常压迫脊神经根，形成椎间盘脱出症。由于腰椎的活动较多，故此病多发生于腰部。

（2）韧带（图1-37）

1）**前纵韧带**anterior longitudinal ligament　为全身最长的韧带，位于椎体前面，宽而坚韧，上自枕骨大孔前缘，下达第1或第2骶椎椎体，有防止脊柱过度后伸和椎间盘向前脱出的作用。

2）**后纵韧带**posterior longitudinal ligament　位于各椎体后面（椎管前壁），较前纵韧带狭窄，起自枢椎，下达骶骨，有限制脊柱过度前屈和椎间盘向后脱出的作用。

3）**黄韧带**ligamenta flava　又称弓间韧带，为连结相邻两椎弓板间的韧带，由黄色的弹性纤维构成。黄韧带协助围成椎管，并有限制脊柱过度前屈的作用（图1-38）。

4）**棘间韧带**interspinal ligament　连于相邻棘突间的薄层纤维，向前与黄韧带、向后与棘上韧带相移行。

5）**棘上韧带**supraspinal ligament　连结胸、腰、骶椎各棘突尖之间的纵形韧带，前方与棘间韧带相融合，有限制脊柱前屈的作用。在颈部，棘上韧带从颈椎棘突尖向后呈板状，称**项韧带**ligamentum nuchae，向上附着于枕外隆凸，向下附着于第7颈椎棘突并续于棘上韧带，供肌肉附着（图1-39）。

（3）关节

1）**关节突关节**zygapophysial joint　由相邻椎骨的上、下关节突的关节面构成，属微动关节（图1-36）。

2）**腰骶关节**lumbosacral joint　由第5腰椎的下关节突与骶骨的上关节突构成。

3）**寰枕关节**atlantooccipital joint　由枕髁与寰椎的上关节凹构成，可使头作前俯、后仰和侧屈运动。

4）**寰枢关节**atlanto-axial joint　包括3个关节，两侧由寰椎的下关节面和枢椎的上关节面构成寰枢

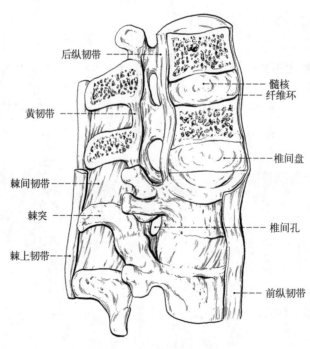

图1-37　椎骨间的连结

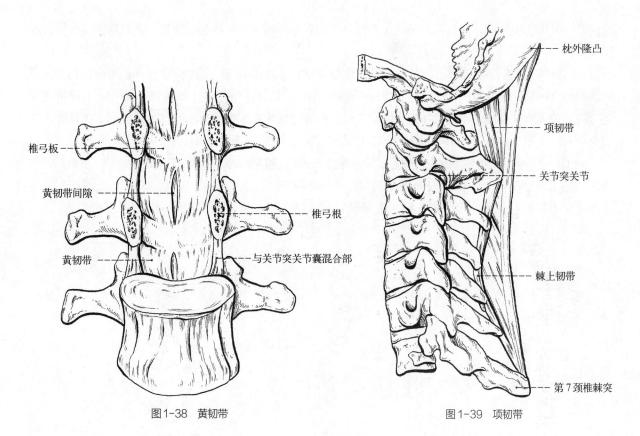

图1-38 黄韧带

图1-39 项韧带

外侧关节，左、右各一，相当于其他椎骨间的关节突关节。中间由枢椎的齿突与寰椎前弓后面的齿突凹和寰椎横韧带之间构成的寰枢正中关节，可使头旋转。此外，齿突后方坚韧的寰椎横韧带，有限制齿突向后方移动的作用（图1-40）。

2. 脊柱

（1）脊柱的组成　**脊柱**vertebral column 由24块分离椎骨、1块骶骨和1块尾骨借骨连结形成，构成人体的中轴，上承颅骨，下连髋骨，中附肋骨，参与构成胸腔、腹腔和盆腔的后壁。脊柱中央有椎管，容纳脊髓及其被膜和脊神经根。

（2）脊柱的整体观　成年男性脊柱长约70 cm，女性及老年人略短。脊柱的长度可因姿势不同而略有差异，静卧比站立时可长出2~3 cm，这是由于站立时椎间盘被压缩所致。

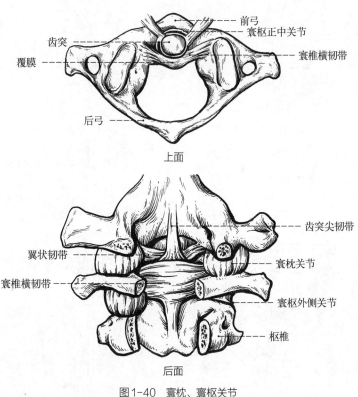

图1-40 寰枕、寰枢关节

1）脊柱前面观　从前面观察脊柱，自第2颈椎至第3骶椎的椎体宽度，自上而下随负载增加而逐渐加宽，第2骶椎为最宽。耳状面以下骶骨和尾骨，由于重量经骼骨传到下肢骨，承重骤减，体积也逐渐缩小。

2）脊柱后面观　从后面观察脊柱，棘突在背部正中形成纵嵴，其两侧有纵形的背侧沟，容纳背部的深肌。颈椎棘突短而分叉，近水平位。胸椎棘突向后下方倾斜，呈叠瓦状排列。腰椎棘突呈板状，水平伸向后。

3）脊柱侧面观　从侧面观察脊柱，成人脊柱有**颈曲**、**胸曲**、**腰曲**、**骶曲**4个生理性弯曲。其中，颈曲和腰曲凸向前，胸曲和骶曲凸向后。脊柱的这些弯曲增加了脊柱的弹性，对维持人体的重心稳定和减轻震荡有重要意义。胸曲和骶曲在胚胎时已形成，扩大了胸腔和盆腔的容积，容纳相应脏器；颈曲和腰曲是后天形成的，当婴儿开始抬头时，出现了颈曲，婴儿开始坐起和站立时，出现腰曲（图1-41）。

（3）脊柱的功能　脊柱除有支持体重、保护脊髓、脊神经和内脏的作用外，还有运动功能。虽然相邻两椎骨之间的活动很小，但就整个脊柱而言，运动幅度很大，可作屈、伸、侧屈、旋转和环转运动。跳跃时，由于脊柱曲度的增减变化而产生弹拨运动。脊柱的胸部活动范围较小，而颈腰部运动较灵活，故损伤也较多见。

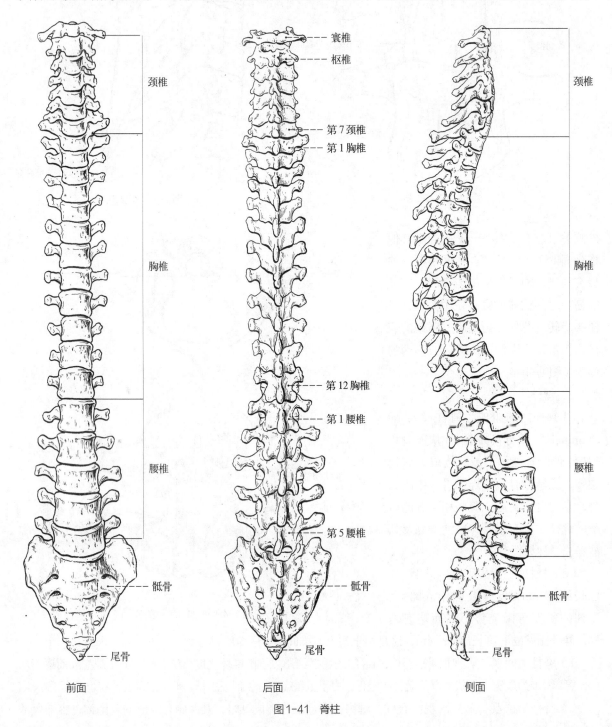

前面　　　　　　　　　后面　　　　　　　　　侧面

图1-41　脊柱

3. 胸廓

（1）胸廓的组成　　<u>胸廓thorax</u>由12块胸椎、12对肋、1块胸骨和它们之间的连结共同构成。12对肋头的关节面与12个胸椎的椎体肋凹构成**肋头关节**；肋结节与相应的横突肋凹构成**肋横突关节**（图1-42）。12对肋的前端均有肋软骨。第1对肋与胸骨柄直接连结；第2~7对肋软骨与胸骨侧缘构成**胸肋关节**；第8~10对肋软骨不直接连于胸骨，而是依次连于上一个肋软骨，形成一对**肋弓**（图1-43）。第11、12对肋软骨前端游离于腹壁肌中，又称**浮肋**，在体表可触及。

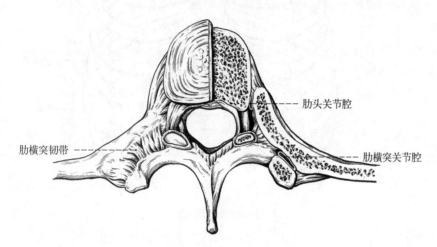

图1-42　肋椎关节

（2）胸廓的形态　　成人胸廓近似圆锥形。其前后径短，而横径长，上部狭窄，下部宽阔。胸廓有上、下两口，**上口**较小，由胸骨柄上缘、第1肋和第1胸椎体围成，是胸腔与颈部的通道；**下口**宽阔而不整齐，由剑突、肋弓、第11和12对肋前端及第12胸椎围成，被膈封闭。相邻两肋之间的间隙，称**肋间隙**，均由肌和韧带封闭。两侧肋弓在中线构成向下开放的**胸骨下角**。一侧肋弓与剑突之间的锐角称**剑肋角**。胸廓的内腔称**胸腔**，容纳心及其大血管、肺、气管、食管和神经等（图1-44）。

胸廓的形状和大小与年龄、性别、健康状况和从事的职业等因素有关。新生儿的胸廓呈圆锥形，横径与矢径近似。其后，随年龄的增长和呼吸运动的增强，横径逐渐增大，至13~15岁时，外形与成人相似，开始出现性别差异。女性各径均较小，且短而圆，容积较男性小。老年人胸廓因肋软骨钙化，弹性减小，运动减弱，胸廓下塌且变扁变长。

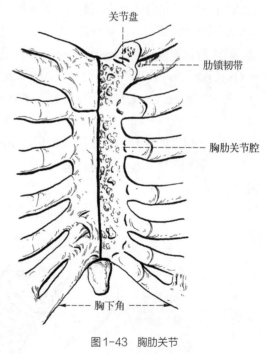

图1-43　胸肋关节

佝偻病儿童，因缺乏钙盐而骨组织疏松，易变形，致胸廓前后径增大，胸骨明显突出，形成"鸡胸"。肺气肿病人，因长期咳嗽，胸廓各径增大而成"桶状胸"。

（3）胸廓的功能　　胸廓除保护、支持功能外，主要参与呼吸运动。吸气时，在肌的作用下，肋的前部抬高，伴以胸骨上升，增加胸廓的前后径；肋上提时，肋体向外扩展，增加胸廓横径，使胸腔容积增大。呼气时，在重力和肌的作用下，胸廓作相反的运动，使胸腔容积减少。胸腔容积的改变，促成了肺呼吸。

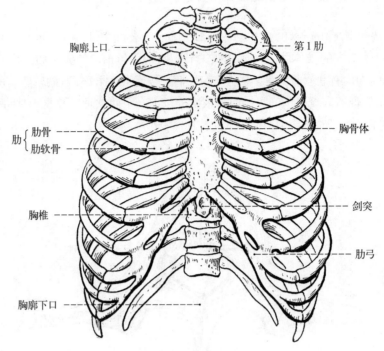

图1-44　胸廓前面

胸廓上口　第1肋
肋{肋骨　肋软骨}　胸骨体
胸椎　剑突　肋弓
胸廓下口

（二）上肢骨的连结

上肢骨的连结包括上肢带连结和自由上肢连结。

1．上肢带连结

（1）**胸锁关节**sternoclavicular joint　是上肢骨与躯干骨间连结的唯一关节。由锁骨的胸骨端与胸骨柄的锁切迹及第1肋软骨的上面构成。关节囊坚韧，周围有韧带加强。关节囊内有纤维软骨构成的关节盘，将关节腔分为外上和内下两部分（图1-45）。该关节可在垂直轴上作前、后运动，在矢状轴上作上、下运动，在冠状轴上作旋转运动，还可作环转运动。运动时，肩部随锁骨同时活动。胸锁关节的活动度虽小，但以此为支点扩大了上肢的活动范围。

（2）**肩锁关节**acromioclavicular joint　由肩胛骨肩峰的关节面与锁骨肩峰端的关节面构成的微动关节。

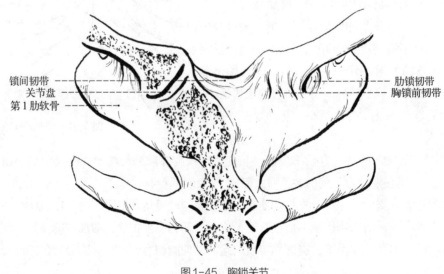

锁间韧带　肋锁韧带
关节盘　胸锁前韧带
第1肋软骨

图1-45　胸锁关节

2.自由上肢连结

（1）**肩关节** shoulder joint（图1-46）

1）**组成**　由肱骨头与肩胛骨关节盂构成，也称盂肱关节，是典型的球窝关节。

2）**特点**　①构成肩关节的肱骨头大，关节盂浅而小，虽然关节盂周缘有纤维软骨构成的盂唇加深关节窝，仍仅容纳肱骨头关节面的1/4~1/3。因此，肩关节可作各种较大幅度的运动。②关节囊薄而松弛，附着于关节盂周缘和肱骨解剖颈。囊内有肱二头肌长头腱经过，经结节间沟出现于关节囊外。囊的上壁、前壁和后壁有肌和肌腱纤维跨越，并且这些肌腱的腱纤维和关节囊的纤维层紧密交织，从而加强了关节囊。关节囊的前下部缺乏肌和肌腱的加强而较薄弱，因此临床见到的肩关节脱位，肱骨头常从下份滑出，发生前下方脱位，此时肱骨头移至喙突的下方。③关节囊上方有**喙肩韧带**在肩胛骨喙突与肩峰之间，构成"喙肩弓"，有从上方保护肩关节和防止其向上脱位的作用。

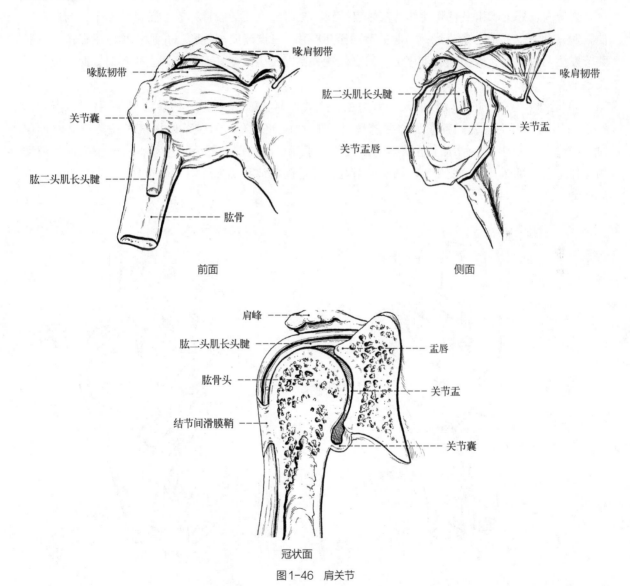

图1-46　肩关节

3）**运动**　肩关节为全身最灵活的关节，可作三轴运动，即冠状轴上的屈和伸，屈大于伸；矢状轴上的收和展，展大于收；垂直轴上的旋内和旋外，旋内大于旋外；也可作环转运动。若加上肩锁关节、胸锁关节的运动和肩胛骨的旋转，则上肢的运动范围将明显增加。

（2）**肘关节** elbow joint（图1-47）

1）**组成**　由肱骨下端和桡、尺骨上端构成，包括下列三个关节：

① **肱尺关节** humeroulnar joint　由肱骨滑车和尺骨滑车切迹构成。

② **肱桡关节** humeroradial joint　由肱骨小头和桡骨头的关节凹构成。

③ **桡尺近侧关节** proximal radioulnar joint　由桡骨环状关节面和尺骨桡切迹构成。

2）**特点**　①上述3个关节包在一个关节囊内，有一个共同的关节腔。关节囊前、后壁薄而松弛，两侧壁厚而紧张，并有**桡侧副韧带**和**尺侧副韧带**加强。②关节囊纤维层的环形纤维于桡骨头处较发达，形成一坚强的**桡骨环状韧带**，位于桡骨环状关节面的周围，两端附着于尺骨桡切迹的前、后缘，与尺骨桡切迹共同构成一个上口大、下口小的骨纤维环容纳桡骨头，防止桡骨头脱出。幼儿4岁以前，桡骨头仍处于发育中，环状韧带松弛，在肘关节伸直位前臂被猛力牵拉时，桡骨头易被环状韧带卡住，从而发生桡骨小头半脱位。

肱骨内、外上髁和尺骨鹰嘴都易在体表扪到，是肘部重要的骨性标志。正常状态下，当肘关节伸直时，此三点连成一条直线；当肘关节屈至90°时，三点连成一等腰三角形，称**肘后三角**。在肘关节发生后脱位时，鹰嘴向后上移位，三点位置关系即发生改变；而肱骨髁上骨折时，此三点位置关系不变。

3）**运动**　肘关节的运动以肱尺关节为主，主要作冠状轴上的屈、伸运动。当伸肘时，臂和前臂之间形成一开向外侧的钝角，称**提携角**，一般为170°左右。肘关节的提携角使关节处于伸位时，前臂远离正中线，增大了运动幅度；关节处于屈位时，前臂贴近正中线，有利于生活和劳动的操作。肘外翻时，此角度变小。肱桡关节与桡尺近侧关节和桡尺远侧关节同时参与前臂旋前、旋后运动。

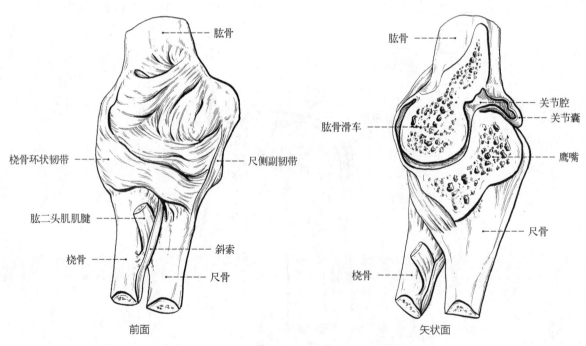

图1-47　肘关节

（3）**前臂骨间的连结**　包括前臂骨间膜、桡尺近侧关节和桡尺远侧关节。

1）**前臂骨间膜** interosseous membrane of forearm　为连结于尺骨和桡骨的骨间缘之间的坚韧纤维膜。纤维方向是从桡骨向下内达尺骨。当前臂处于旋前或旋后位时，骨间膜松弛；前臂处于中间位时，骨间膜最紧张。故前臂骨折时，常将其固定于中间位，防止骨间膜挛缩而影响前臂愈后的旋转功能（图1-48）。

2）**桡尺近侧关节** 见肘关节。

3）**桡尺远侧关节 distal radioulnar joint** 由桡骨的尺切迹与尺骨头环状关节面连同尺骨头下方的关节盘共同构成。桡尺近侧和远侧关节是联合关节，前臂可作旋转运动，其旋转轴为通过桡骨头中心至尺骨头中心的连线。运动时，桡骨头在原位自转，而桡骨下端连同关节盘围绕尺骨头旋转。当桡骨转至尺骨前方并与之相交叉时，手背向前，称为旋前；与此相反的运动，即桡骨转回到尺骨外侧，称为旋后。

（4）**手关节 joint of hand** 包括桡腕关节、腕骨间关节、腕掌关节、掌骨间关节、掌指关节和指骨间关节（图1-49）。

1）**桡腕关节 radiocarpal joint** 又称**腕关节 wrist joint**。

① 组成 由桡骨下端的关节面、尺骨头下方的关节盘作为关节窝，近侧列3块腕骨（手舟骨、月骨和三角骨）近侧关节面作为关节头构成。

② 特点 在尺骨头下方有一关节盘，呈三角形，位于桡骨的尺切迹下端和尺骨茎突之间，它使桡尺远侧关节腔与桡腕关节腔分隔。因此，尺骨下端不参与桡腕关节的构成。关节囊松弛，关节前、后和两侧均有韧带加强，其中掌侧韧带最为坚韧，所以腕的后伸运动受限。

③ 运动 桡腕关节可作屈、伸、收、展和环转运动。

2）**腕骨间关节 intercarpal joint** 为腕骨相互构成的关节，运动幅度微小。包括近侧列腕骨间关节、远侧列腕骨间关节和两列腕骨之间的腕中关节。

3）**腕掌关节 carpometacarpal joint** 由远侧列腕骨与5个掌骨底构成。第2~5腕掌关节的运动范围极小，仅能作轻微的滑动，而大多角骨与第1掌骨底构成的**拇指腕掌关节**，则活动性较大，它可作屈、伸、收、展、环转及对掌运动。当拇指尖与其余指末节的掌面相接触，称**对掌运动**。

4）**掌指关节 metacarpophalangeal joint** 共5个，由各掌骨头与近节指骨底构成。在冠状轴上能作屈、伸运动，在矢状轴上，向中指靠拢为收，远离中指为展。在关节伸直时，还可作环转运动。

5）**指骨间关节 interphalangeal joint of hand** 共9个，由各指相邻两节指骨的底与滑车构成，关节囊松弛，两侧有韧带加强。只能作屈、伸运动。

（三）下肢骨的连结

下肢的主要功能是支持体重和运动，以维持身体的直立姿势。下肢关节在结构上的牢固是通过关节面的形态、关节囊韧带的粗细和数量及关节周围肌的大小和强度来获得的。下肢骨的连结包括下肢带连结和自由下肢连结。

1. 下肢带连结

（1）髋骨与骶骨的连结

1）**骶髂关节 sacroiliac joint** 由骶骨和髂骨的耳状面构成，关节面凹凸不平，彼此结合十分紧密，关节囊紧张，周围有坚强的韧带进一步加强，活动性极小，主要是支持体重和缓冲从下肢或骨盆传来的

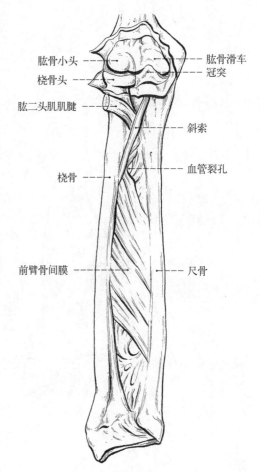

肱骨小头　　　　肱骨滑车
　　　　　　　　冠突
桡骨头

肱二头肌肌腱

　　　　　　　斜索

桡骨　　　　　血管裂孔

前臂骨间膜　　　尺骨

图1-48　前臂骨间的连结

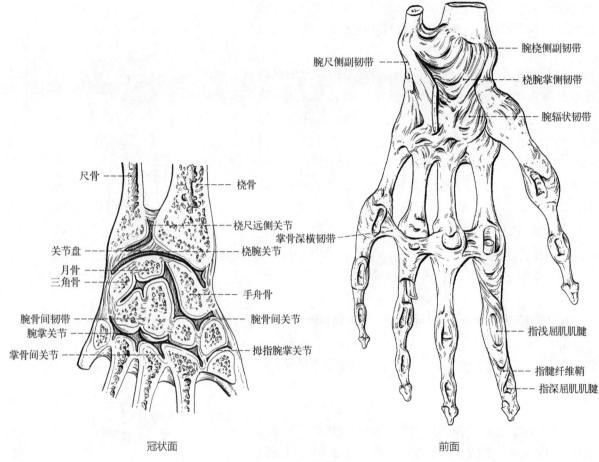

图1-49 手关节

左图标注（冠状面）：
尺骨、桡骨、桡尺远侧关节、掌骨深横韧带、桡腕关节、关节盘、月骨、三角骨、手舟骨、腕骨间韧带、腕骨间关节、腕掌关节、掌骨间关节、拇指腕掌关节

右图标注（前面）：
腕尺侧副韧带、腕桡侧副韧带、桡腕掌侧韧带、腕辐状韧带、指浅屈肌肌腱、指腱纤维鞘、指深屈肌肌腱

冲击和震动。妊娠后期活动度可稍大，以适应分娩功能。

2）**骶结节韧带** sacrotuberous ligament　位于骨盆后方，起自骶、尾骨的侧缘，止于坐骨结节，是强韧宽阔的韧带。

3）**骶棘韧带** sacrospinous ligament　位于骶结节韧带的前方，起自骶、尾骨侧缘，止于坐骨棘。

上述两个韧带与坐骨大、小切迹分别围成**坐骨大孔**和**坐骨小孔**，孔内有神经、血管和肌通过（图1-50）。

（2）髋骨间的连结　即**耻骨联合** pubic symphysis，由两侧耻骨联合面借耻骨间盘连结构成。耻骨间盘中常有一矢状位的裂隙，女性较男性的厚，裂隙也较大，孕妇和经产妇较为显著。耻骨联合的活动极微，但在分娩过程中，可有轻度分离，以利胎儿娩出。两侧耻骨相连形成骨性弓，称**耻骨弓**（图1-51）。

（3）**骨盆** pelvis　由左、右髋骨和骶、尾骨及相应骨连结构成。其主要功能是支持体重，保护盆腔脏器，在女性还是胎儿娩出的产道。骨盆由骶骨岬向两侧经弓状线、耻骨梳、耻骨结节至耻骨联合上缘构成的环形线称**界线**，骨盆以界线为界，分为上方的**大骨盆**和下方的**小骨盆**。大骨盆较宽大，向前开放。小骨盆有上、下两口：上口即界线，下口由尾骨尖、骶结节韧带、坐骨结节和耻骨弓围成。两口之间的空腔，称**骨盆腔**。

骨盆的位置可因人体姿势不同而变动，人体直立时，骨盆向前倾斜，两侧髂前上棘与两侧耻骨结节在同一冠状面，尾骨尖与耻骨联合上缘在同一水平面。骨盆的倾斜度（骨盆上口平面与水平面形成的角度），男性50°~55°，女性55°~60°。骨盆倾斜度的增减将影响脊柱的弯曲，如倾斜度增大，则重心前移，必然导致腰曲前凸增大；反之则腰曲减小。

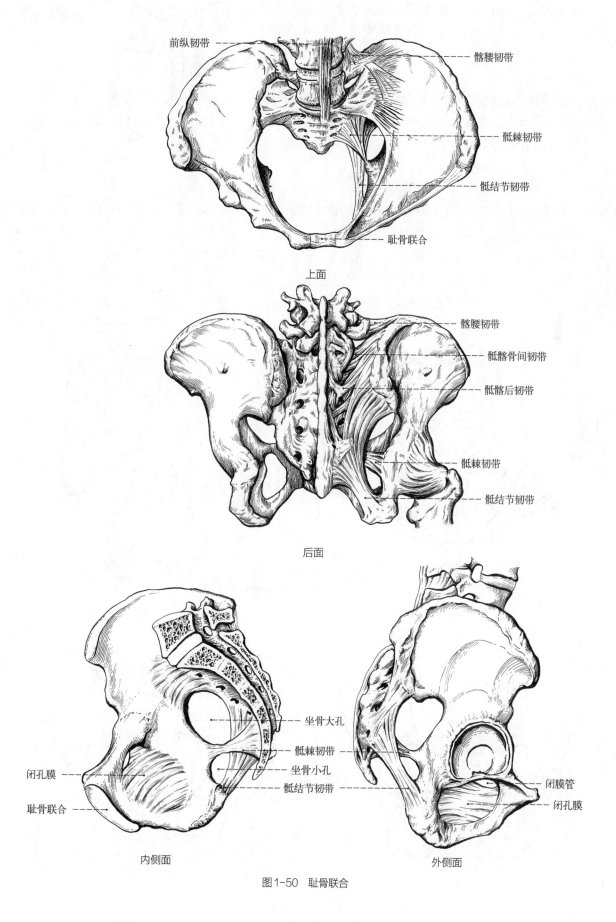

前纵韧带

髂腰韧带

骶棘韧带

骶结节韧带

耻骨联合

上面

髂腰韧带

骶髂骨间韧带

骶髂后韧带

骶棘韧带

骶结节韧带

后面

坐骨大孔

骶棘韧带

坐骨小孔

骶结节韧带

闭孔膜

耻骨联合

内侧面

闭膜管

闭孔膜

外侧面

图 1-50　耻骨联合

骨盆的性别差异 由于女性骨盆要适应孕育胎儿和分娩功能，在人全身骨骼中，男女骨盆的性别差异最为显著。女性骨盆外形短而宽，骨盆上口较大，近似圆形，骨盆腔的形态呈圆桶状，耻骨弓的角度为90°~100°；男性骨盆外形窄而长，骨盆上口较小，近似桃形，骨盆腔的形态似漏斗，耻骨弓的角度为70°~75°（图1-52）。

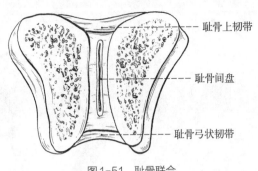

图1-51 耻骨联合

耻骨上韧带

耻骨间盘

耻骨弓状韧带

2. 自由下肢连结

（1）**髋关节 hip joint**

1）组成 由髋臼与股骨头构成（图1-53）。

2）特点 ①髋臼周缘附有纤维软骨构成的**髋臼唇**，以加深髋臼的深度，并缩小其口径，可容纳股骨头的2/3，从而抱紧股骨头，增加关节的稳固性。②关节囊紧张而坚韧，向上附着于髋臼周缘及横韧带，向下前面达转子间线，后面附于股骨颈的外、中1/3交界处。股骨颈前面全部在囊内，而后面仅内

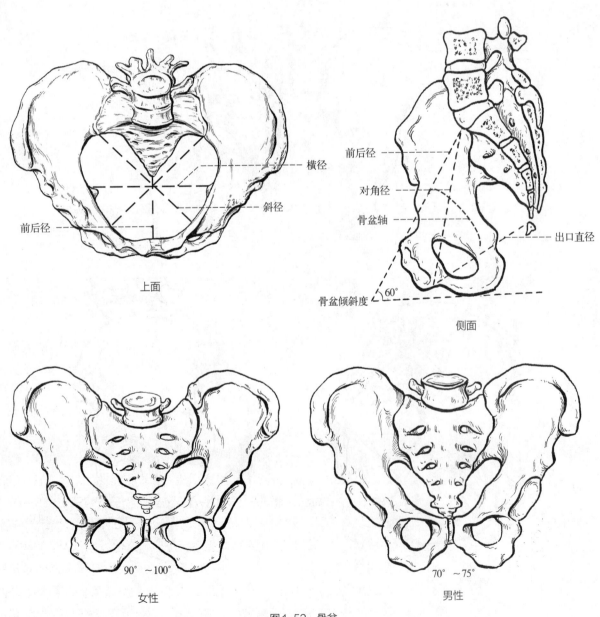

图1-52 骨盆

侧2/3在囊内，外侧1/3在囊外。故股骨颈骨折有囊内、囊外及混合骨折之分。③关节囊周围有韧带加强，其中最大的是位于前方的**髂股韧带**，它上端附着于髂前下棘，呈人字形，纤维向下分成两束，分别附着于转子间线。此韧带可限制大腿过伸，对维持人体直立姿势有很大作用。此外还有位于前下位的**耻股韧带**和位于后上位的**坐股韧带**。关节囊的后下部缺乏韧带加强，较薄弱，故股骨头易向后下方脱位。④关节囊内有**股骨头韧带**，连结于股骨头凹和髋臼横韧带之间，为滑膜所包被，内含营养股骨头的血管（图1-54）。

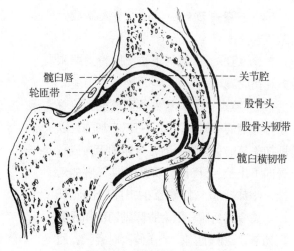

图1-53　髋关节（冠状面）

　3）运动　髋关节可作三轴运动，即冠状轴上的屈和伸，矢状轴上的收和展，垂直轴上的旋内和旋外，也可环转运动。因受髋臼限制，髋关节的运动范围较肩关节小，不如肩关节灵活，但其稳固性强，以适应支持负重和行走的功能。

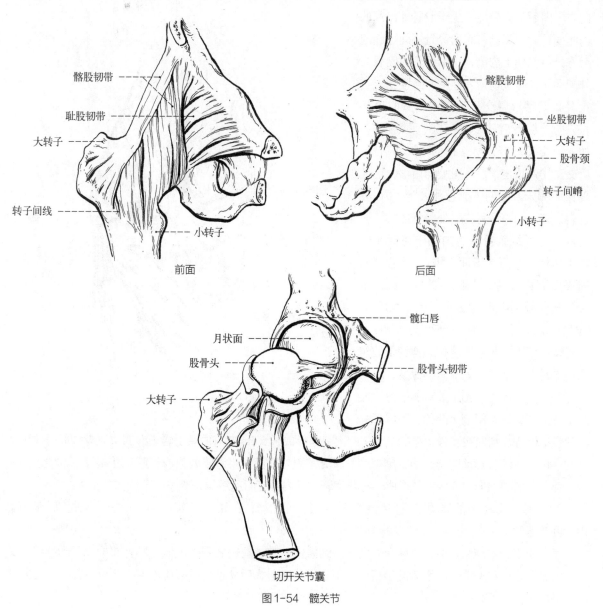

图1-54　髋关节

（2）**膝关节 knee joint**　是人体最大最复杂的关节。

1）组成　由股骨下端、胫骨上端和髌骨构成。

2）特点　①关节囊薄而松弛，附着于各关节面的周缘，周围有韧带加强，以增加关节的稳固性。前方为**髌韧带**，自髌骨向下止于胫骨粗隆，是股四头肌腱的延续，临床上检查膝跳反射，即叩击此韧带。关节囊两侧分别为**腓侧副韧带**和**胫侧副韧带**，两侧的副韧带在伸膝时紧张，屈膝时松弛。②关节囊内有连接股骨和胫骨的**前交叉韧带**和**后交叉韧带**，两者相互交叉排列。前交叉韧带起自胫骨髁间隆起的前方，向后上方外侧，止于股骨外侧髁的内侧面；后交叉韧带起自胫骨髁间隆起的后方，斜向前上内侧，止于股骨内侧髁的外侧面。前交叉韧带在伸膝时最紧张，防止胫骨前移；后交叉韧带在屈膝时最紧张，防止胫骨后移（图1-55、图1-56）。如果前交叉韧带损伤，胫骨可被动前移，后交叉韧带损伤，胫骨可被动后移，这种现象即临床所谓的"抽屉现象"。③在股骨内、外侧髁与胫骨内、外侧髁的关节面之间，有纤维软骨性的**内侧半月板**和**外侧半月板**，半月板下面平坦，上面凹陷，周缘厚而内缘薄。内侧半月板较大，呈"C"形，外侧半月板较小，近似"O"形（图1-57）。半月板使关节面更为相适，也能缓冲压力，吸收震荡，起弹簧垫的作用；半月板还增加了关节窝的深度，增加了膝关节的稳固性。④膝关节囊的滑膜层是全身关节中最宽阔最复杂的，附着各关节软骨的周缘。滑膜在髌骨上缘的上方，向上突起形成长5 cm左右的**髌上囊**于股四头肌腱和股骨体下部之间，可减少肌腱运动时与骨面的摩擦。滑膜囊常因外伤而发生滑膜囊炎或囊肿。在髌骨下方中线的两旁，部分滑膜层突向关节腔内，形成一对**翼状襞**，襞内含有脂肪组织，充填关节腔内的空隙。

3）运动　膝关节的运动主要是绕冠状轴作屈、伸运动；在屈膝状态下，还可绕垂直轴作轻微的旋内、旋外运动。

（3）小腿骨的连结　胫、腓两骨之间的连结紧密，其上端由胫骨外侧髁与腓骨头构成微动的**胫腓关节**，两骨干之间有坚韧的小腿骨间膜相连，下端借胫腓前、后韧带构成胫腓连结。所以小腿两骨之间活动度甚小（图1-58）。

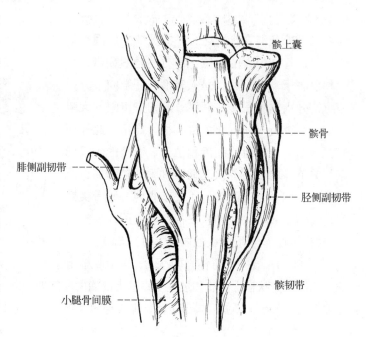

图1-55　膝关节（前面）

髌上囊
髌骨
腓侧副韧带
胫侧副韧带
髌韧带
小腿骨间膜

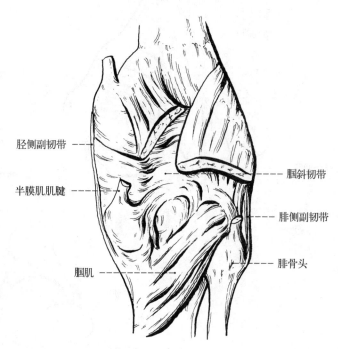

图1-56　膝关节（后面）

胫侧副韧带
半膜肌肌腱
腘肌
腘斜韧带
腓侧副韧带
腓骨头

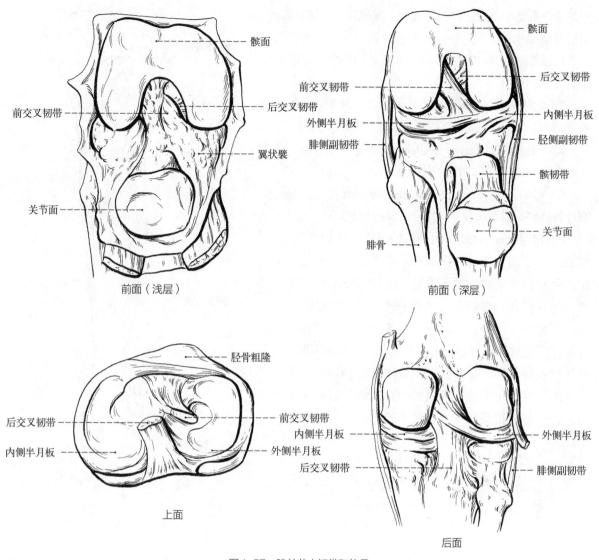

图1-57　膝关节内韧带和软骨

（4）**足关节** joint of foot　包括距小腿关节、跗骨间关节、跗跖关节、跖骨间关节、跖趾关节和趾骨间关节。

1）**距小腿关节** talocrural joint　即**踝关节** ankle joint。

① 组成　由胫、腓骨下端与距骨滑车构成。

② 特点　关节囊前、后壁薄而松弛，两侧有韧带加强。内侧为**内侧韧带**（又名**三角韧带**），该韧带自内踝开始，呈扇形向下展开，附着于足舟骨、距骨和跟骨，此韧带坚韧。外侧有3条独立的韧带，即前面的**距腓前韧带**、后面的**距腓后韧带**和外侧的**跟腓韧带**，3条韧带均起自外踝，分别向前内侧、后内侧及下后方形成弓束，前两者止于距骨，后者止于跟骨。外侧韧带相对较薄弱，常因猛力使足内翻过度而损伤，造成韧带扭伤（图1-59、图1-60）。

③ 运动　踝关节可作背屈（伸）和跖屈（屈）运动。距骨滑车前宽后窄，当背屈时，较宽的滑车前部嵌入关节窝内，关节较稳固；但跖屈时，较窄的滑车后部进入关节窝内，足可作轻微的侧方运动，此时关节的稳固性差，故踝关节扭伤多发生在跖屈时。

2）**跗骨间关节** intertarsal joint　为跗骨诸骨之间的关节，以**距跟关节**（也称**距下关节**）、距跟舟关节和跟骰关节较为重要。

距跟关节和距跟舟关节在功能上是联合关节，运动时，跟骨与足舟骨连同其余的足骨一起对距骨作内翻或外翻运动。足的内侧缘提起，足底转向内侧称**内翻**；足的外侧缘提起，足底转向外侧称**外翻**。内、外翻常与踝关节协同运动，即内翻常伴以足的跖屈，外翻常伴以足的背屈（图1-61）。

3）**跗跖关节** tarsometatarsal joint 由3块楔骨和骰骨的前端与5块跖骨底构成，可作轻微滑动及屈、伸运动。

4）**跖趾关节** metatarsophalangeal joint 由跖骨头与近节趾骨底构成，可作轻微的屈、伸、收、展运动。

5）**趾骨间关节** interphalangeal joint 由各趾相邻的两节趾骨的底与滑车构成，可作屈、伸运动。

6）**足弓** arch of foot 跗骨和跖骨借韧带和肌的牵拉，形成一个凸向上的弓，称足弓。足弓可分为前后方向的**足纵弓**和内外侧方向的**足横弓**。足纵弓较明显，纵弓又可分为内侧和外侧两个弓（图1-62）。当站立时，足骨仅以跟骨结节和第1、第5跖骨头着地。足弓增加了足的弹性，使足成为具有弹性的"三脚架"，可在跳跃和行走时缓冲震荡，同时还具有保护足底血管、神经免受压迫的作用。维持足弓的韧带虽然十分坚韧，但缺乏主动收缩力，一旦被拉长或受损，足弓便有可能塌陷，成为扁平足。

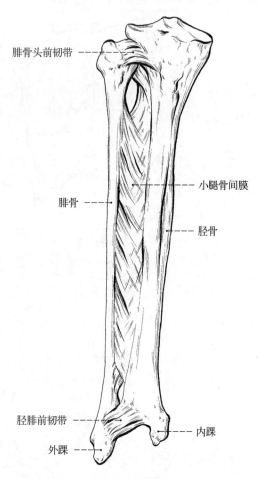

图1-58 胫腓连结

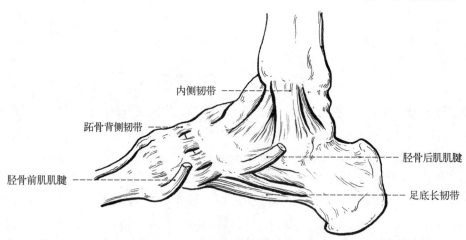

图1-59 距小腿关节与跗骨间关节及其韧带（内侧面）

（四）颅骨的连结

各颅骨之间，大多是借缝或软骨相互连结，彼此结合得很牢固。舌骨借韧带和肌与颅底相连，只有颞骨与下颌骨之间构成颞下颌关节。

颞下颌关节 temporomandibular joint（图1-63）又称下颌关节。

（1）组成 由下颌骨的下颌头与颞骨的下颌窝和关节结节构成。

（2）特点 其关节面表面覆盖的是纤维软骨。关节囊松弛，向上附着于下颌窝和关节结节周围，向下附着于下颌颈，囊外有外侧韧带加强。关节腔内有纤维软骨构成的关节盘，呈椭圆形，前凹后凸，与

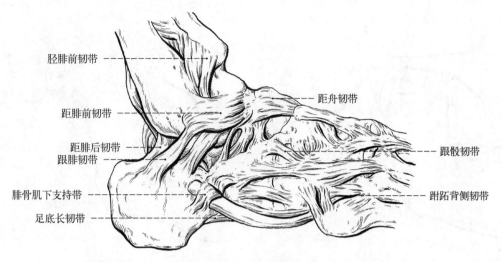

胫腓前韧带

距腓前韧带

距腓后韧带
跟腓韧带

腓骨肌下支持带

足底长韧带

距舟韧带

跟骰韧带

跗跖背侧韧带

图1-60 距小腿关节与跗骨间关节及其韧带（外侧面）

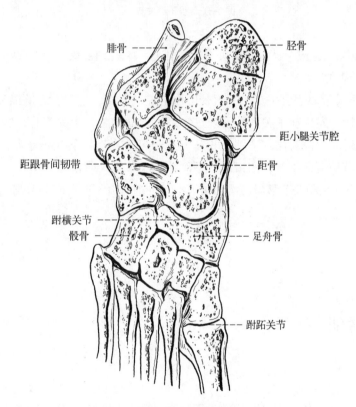

腓骨

胫骨

距小腿关节腔

距跟骨间韧带

距骨

跗横关节
骰骨

足舟骨

跗跖关节

图1-61 足关节

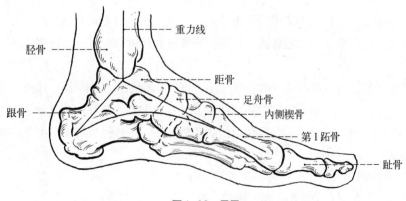

重力线

胫骨

距骨

足舟骨

内侧楔骨

第1跖骨

趾骨

跟骨

图1-62 足弓

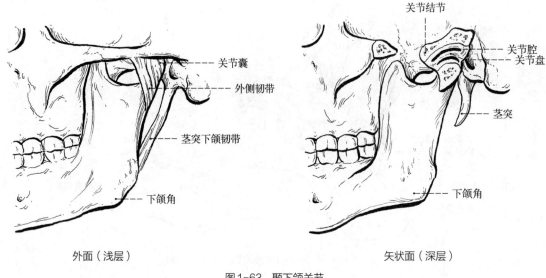

外面（浅层）　　　　　　　　　　　　矢状面（深层）

图1-63　颞下颌关节

下颌窝和关节结节的形状相适应。盘的周缘与关节囊相连，将关节腔分成上、下两部。关节囊的前份较薄弱，下颌关节易向前脱位。

（3）运动　颞下颌关节属联合关节。下颌骨可作上提、下降、前进、后退以及侧方运动。其中，下颌骨的上提和下降运动发生在下关节腔，前进和后退运动发生在上关节腔，侧方运动是一侧的下颌头对关节盘作旋转运动，而对侧的下颌头和关节盘一起对关节窝作前进运动。当张口时，下颌头和关节盘一起滑到关节结节的下方；闭口时，下颌头和关节盘一起滑回关节窝。倘若张口过大、过猛，关节囊又松弛，下颌头和关节盘向前滑到关节结节的前方而不能退回关节窝，形成颞下颌关节前脱位。

（储开博编写，韩秋生绘图）

第三节　骨骼肌

一、总论

人体的**肌**muscle按结构和功能的不同可分为**平滑肌**、**心肌**和**骨骼肌**。平滑肌主要分布于内脏的中空性器官和血管壁，具有收缩缓慢、持久、不易疲劳等特点；心肌构成心壁的主要部分；两者不受意志的直接支配，故称**不随意肌**。骨骼肌大多附着于骨骼上，主要存在于躯干和四肢，其收缩迅速、有力、容易疲劳，可随人的意志而舒缩，故称**随意肌**。骨骼肌纤维在显微镜下观察有明暗相间的呈规则交替的横纹，故也称**横纹肌**。

本节主要叙述骨骼肌。骨骼肌在人体内分布广泛，有600多块，约占体重的40%。每块骨骼肌不论大小如何，都具有一定的位置、形态、结构和辅助装置，并有丰富的血管、淋巴管和神经分布，因此每块骨骼肌都可看作是一个器官。骨骼肌是运动系统的动力部分，在神经系统的支配下，骨骼肌收缩，牵引骨移位而产生运动。

（一）肌的形态和构造

肌的形态多种多样，可概括地分为**长肌**、**短肌**、**扁（阔）肌**和**轮匝肌**4种基本形态（图1-64）。

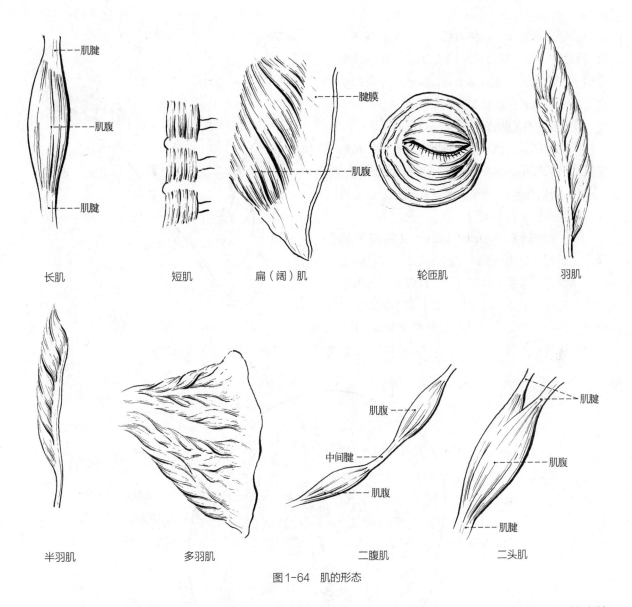

长肌　　　　　　短肌　　　　　扁（阔）肌　　　　轮匝肌　　　　　羽肌

半羽肌　　　　多羽肌　　　　二腹肌　　　　二头肌

图1-64　肌的形态

长肌多位于四肢，收缩时显著缩短而引起大幅度的运动，有的长肌有2个以上的起始头，依其头数的多少称之为二头肌、三头肌和四头肌；短肌多分布于躯干的深层，具有明显的节段性，收缩时产生的运动幅度较小；扁（阔）肌扁而薄，多分布于胸、腹壁，除运动功能外，还对内脏起保护和支持作用；轮匝肌呈环形，位于孔、裂的周围，收缩时使孔裂关闭。

每块骨骼肌都包括肌腹和肌腱两部分。

1. **肌腹 muscle belly**　主要由大量的横纹肌纤维（即肌细胞）构成，色红、柔软并具有收缩能力。肌腹的外面被由薄层结缔组织构成的**肌外膜**所包裹。

2. **肌腱 tendon**　主要由腱纤维构成，色白、坚韧、无收缩能力，多数位于肌腹的两端而附着于骨骼，能抵抗很大的牵引力。长肌的肌腹呈梭形，两端的肌腱呈条索状。有的肌腱在两个肌腹之间，称**中间腱**，这种肌称二腹肌。有的肌有数个腱，将肌腹分割成多个肌腹，这种腱称**腱划**，如腹直肌。扁（阔）肌腱性部分呈薄膜状故称**腱膜**，如腹外斜肌腱膜。

（二）肌的起止和作用

肌一般跨过一个或几个关节，以两端附着于骨面。当肌收缩时，牵动骨骼，产生运动。肌收缩时，通常一骨的位置相对固定，而另一骨相对移动。通常把肌在固定骨上的附着点称**起点或定点**，在移动骨上的附着点称**止点或动点**（图1-65）。一般把接近身体正中线或肢体近侧端的附着点称为起点，反之为止点。但起点和止点是相对的，在一定条件下两者可以互换，即当移动骨被固定时，在肌的收缩牵引下，固定骨则变成移动骨，如此，原来的动点变成了定点，而定点则变成了动点。

（三）肌的辅助装置

肌的辅助装置位于肌的周围，具有保护和辅助肌活动的作用，主要有筋膜、滑膜囊和腱鞘。

1. **筋膜 fascia** 遍布全身各处，分为浅筋膜和深筋膜两种（图1-66）。

（1）**浅筋膜 superficial fascia** 又称**皮下筋膜**，位于皮下，由疏松结缔组织构成，内含脂肪（皮下脂肪）、浅静脉、皮神经、浅淋巴结和淋巴管等，有些局部还有乳腺和皮肌。皮下脂肪的多少因个体、性别、身体部位及营养状况而不同。此筋膜有维持体温和保护深部结构的作用。临床皮下注射，即将药液注入浅筋膜内。

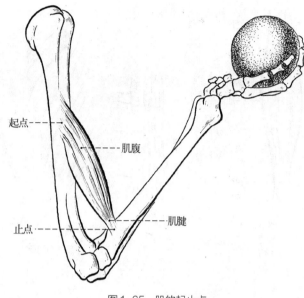

图1-65　肌的起止点

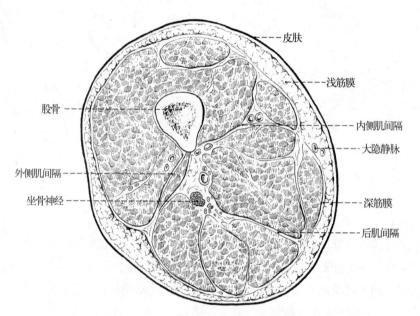

图1-66　大腿中部的水平切面（示筋膜）

（2）**深筋膜 deep fascia** 又称**固有筋膜**，位于浅筋膜深面，由致密结缔组织构成，遍布于全身且互相连续。深筋膜包被每块肌，并深入到各肌层之间，形成各肌的筋膜鞘和筋膜间隙，当肌收缩时能在各肌和各肌群之间起缓冲作用，减少摩擦。四肢的深筋膜伸入各肌群之间与长骨的骨膜相连形成**肌间隔**，分隔肌群，以利于肌群的活动。在腕部和踝部，深筋膜显著增厚，形成支持带，对深面的肌腱起支持和约束作用。深筋膜还包被血管和神经形成**血管神经鞘**，有利于鞘内血管的扩张。深筋膜还包裹腺体而形成腺体的被膜。当有炎症时，深筋膜则有限制炎症脓液扩散流动的作用，因此熟知深筋膜配布状况，还可推测脓液扩展蔓延的去向。

2. **滑膜囊 synovial bursa** 为一结缔组织扁囊，内有少量滑液。多位于肌腱与骨面之间，可减少两者之间的摩擦，促进肌腱运动的灵活性。有的与关节腔相通，有的则独立存在。滑膜囊在慢性损伤和感染时，形成滑膜囊炎。

3. **腱鞘**tendinous sheath（图1-67） 为套在长腱周围的鞘管。多位于活动性较大的部位，如腕部、踝部、手指掌侧和足趾等处。腱鞘分为两层，外层为纤维层（**腱纤维鞘**），为增厚的深筋膜形成的骨纤维性管道，呈管状并附着于骨面，它容纳肌腱并对其有约束作用。内层为滑膜层（**腱滑膜鞘**），由滑膜构成，呈双层筒状，分为脏、壁两层。脏层（内层）紧包于肌腱的表面，壁层（外层）紧贴于腱纤维鞘的内面。脏、壁两层相互移行形成腔隙，内含有少量滑液。这两层在肌腱与骨面之间相互移行的部分称**腱系膜**，内有血管和神经通过。腱鞘可起约束肌腱的作用，并可减少运动时肌腱与骨面的摩擦。不当运动可导致腱鞘损伤，产生疼痛并影响肌腱的滑动，称为腱鞘炎，严重时局部呈结节性肿胀，引起局部疼痛和活动受限。

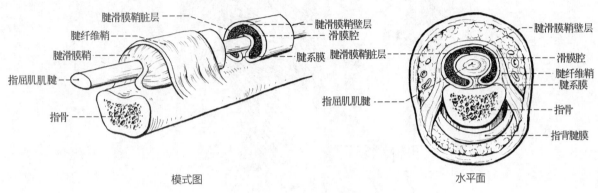

模式图　　　　　　　　　　　　水平面

图1-67　腱鞘及滑膜囊

二、各论

全身的骨骼肌，根据所在部位的不同，可分为躯干肌、头颈肌、上肢肌和下肢肌。

（一）躯干肌

躯干肌可分为背肌、胸肌、膈、腹肌和会阴肌（会阴肌在生殖系统描述）。

1. **背肌** muscle of back（图1-68） 位于躯干后面，可分为浅、深两层。浅层主要有斜方肌、背阔肌、肩胛提肌和菱形肌，深层主要有竖脊肌。

（1）**斜方肌**trapezius 位于项部及背上部浅层，为三角形的阔肌，两侧相合成斜方形。该肌起自枕外隆凸、项韧带和全部胸椎棘突。上部肌束斜向外下方，中部肌束平行向外，下部肌束斜向外上方；止于锁骨外1/3、肩峰和肩胛冈。

作用：上部肌束收缩可上提肩胛骨，下部肌束收缩可下降肩胛骨，全肌收缩使肩胛骨向脊柱靠拢。如肩胛骨固定，一侧肌收缩使颈向同侧屈、脸转向对侧，两侧同时收缩可使头后仰。该肌瘫痪时，产生"塌肩"。

（2）**背阔肌**latissimus dorsi 位于背下部和胸侧部，为全身最大的阔肌，呈三角形。以腱膜起自下6个胸椎和全部腰椎的棘突、骶正中嵴及髂嵴后部。肌束向外上方集中，以扁腱止于肱骨小结节嵴。

作用：使肩关节内收、旋内和后伸；当上肢上举被固定时，可上提躯干（如引体向上）。

（3）**竖脊肌**erector spinae（图1-69） 又称**骶棘肌**，为背肌中最长、最大的肌，纵列于躯干的背面，脊柱两侧的沟内，居上述肌的深部。从外侧向内侧由**髂肋肌**、**最长肌**及**棘肌**三列肌束组成。起自骶骨背面及髂嵴的后部，向上分出许多肌束，沿途陆续止于椎骨和肋骨，上达颞骨乳突。

作用：使脊柱后伸和仰头，是强有力的伸肌，对保持人体直立姿势有重要作用。临床上"腰肌劳损"的患者主要是由于此肌受累所致，出现腰痛。

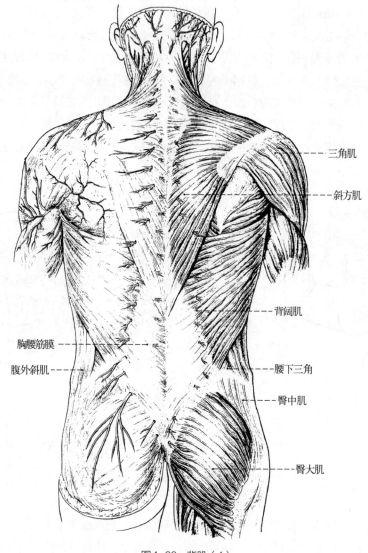

三角肌

斜方肌

背阔肌

胸腰筋膜

腹外斜肌

腰下三角

臀中肌

臀大肌

图1-68　背肌（1）

　　胸腰筋膜 thoracolumbar fascia 包裹在竖脊肌和腰方肌的周围，可分为浅、中、深三层。浅层位于竖脊肌的表面，向内侧附于棘突，其腰部显著增厚且与背阔肌的腱膜紧密结合，此部于竖脊肌的外侧缘与中层会合而构成竖脊肌鞘；中层分隔竖脊肌与腰方肌，位于第12肋与髂嵴之间，向内侧附着于腰椎横突。

　　2. 胸肌 muscle of thorax　可分为胸上肢肌和胸固有肌。

　　（1）**胸上肢肌**　均起自胸廓外面，止于上肢带骨或肱骨，主要有胸大肌、胸小肌、前锯肌（图1-70）。

　　1）**胸大肌** pectoralis major　位置表浅，覆盖胸廓前壁的大部，呈扇形，宽而厚。起自锁骨的内侧半、胸骨和第1~6肋软骨等处，各部肌束集合向外，以扁腱止于肱骨大结节嵴。

　　作用：可使肩关节内收和旋内；当上肢上举固定时，可上提躯干，并可提肋助吸气。

　　2）**胸小肌** pectoralis minor　位于胸大肌的深面，呈三角形。起自第3~5肋，止于肩胛骨喙突。

　　作用：牵拉肩胛骨向前下方；如肩胛骨固定，可上提第3~5肋，协助吸气。

　　3）**前锯肌** serratus anterior　位于胸廓侧壁，以肌齿起自上8或9个肋骨外面，肌束向后内行，经肩胛骨前面，止于肩胛骨内侧缘（图1-71）。

　　作用：可拉肩胛骨向前，并使肩胛骨紧贴胸廓；如肩胛骨固定，则可提肋助深吸气。前锯肌瘫痪时，肩胛骨内侧缘及下角远离胸廓翘起，称"翼状肩胛"。

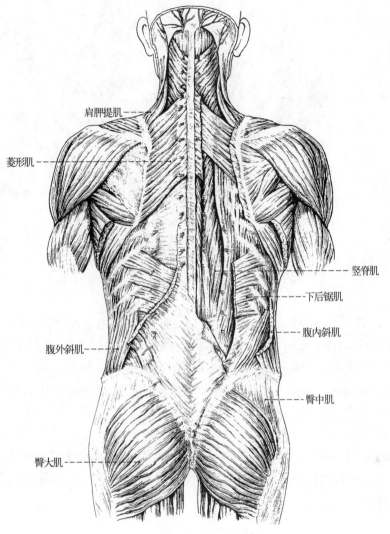

肩胛提肌

菱形肌

竖脊肌

下后锯肌

腹内斜肌

腹外斜肌

臀中肌

臀大肌

图1-69 背肌（2）

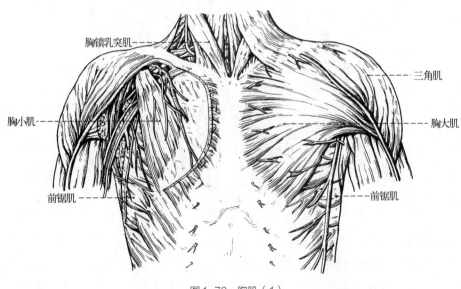

胸锁乳突肌

三角肌

胸小肌

胸大肌

前锯肌

前锯肌

图1-70 胸肌（1）

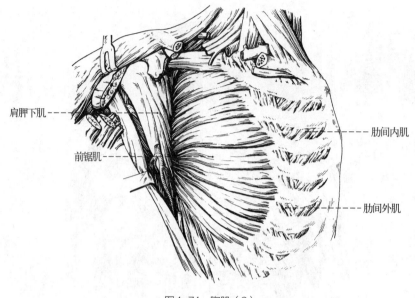

图1-71 胸肌（2）

（2）**胸固有肌** 参与构成胸壁，在肋间隙内，主要有肋间外肌和肋间内肌（图1-71）。

1）**肋间外肌** intercostale externi 位于各肋间隙的浅层，起自肋骨下缘，肌束斜向前下，止于下一肋骨的上缘。在肋软骨间隙处，无肋间外肌，由结缔组织形成的肋间外膜代替。

2）**肋间内肌** intercostale interni 位于肋间外肌的深面，肌束方向与肋间外肌相反，后部肌束只到肋角，自此向后内由结缔组织形成的肋间内膜代替。

作用：肋间外肌能提肋，助吸气；肋间内肌能降肋，助呼气。

3. 膈 diaphragm 位于胸、腹腔之间，封闭胸廓下口，为膨隆向上呈穹隆状的扁薄阔肌，膈的周边部分为肌性部，起自胸廓下口内面及腰椎前面，各部肌束向中央集中移行于腱性部，称**中心腱**（图1-72、图1-73）。

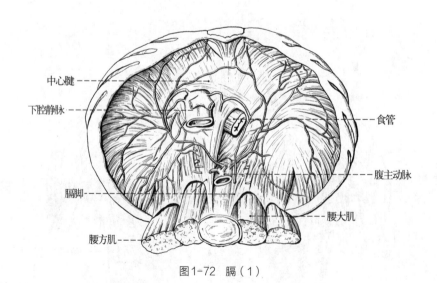

图1-72 膈（1）

膈上有3个裂孔：①**主动脉裂孔**，在膈与脊柱之间，位于第12胸椎前方，有主动脉及胸导管通过。②**食管裂孔**，位于主动脉裂孔的左前方，约平第10胸椎，有食管和左、右迷走神经通过。③**腔静脉孔**，位于食管裂孔右前方的中心腱内，位置最高，约平第8胸椎，有下腔静脉通过。

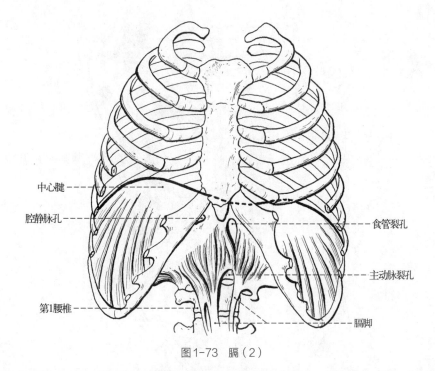

中心腱

腔静脉孔

食管裂孔

主动脉裂孔

第1腰椎

膈脚

图1-73 膈（2）

作用：膈为主要的呼吸肌，收缩时，膈的圆顶下降，胸腔容积扩大，助吸气；舒张时，膈的圆顶上升恢复原位，胸腔容积减小，助呼气。膈与腹肌同时收缩，则能增加腹压，可协助排便、呕吐及分娩等活动。

4. **腹肌 muscle of abdomen** 位于胸廓和骨盆之间，参与腹壁的组成，可分为前外侧群和后群。

（1）**前外侧群** 构成腹腔的前外侧壁，包括腹直肌、腹外斜肌、腹内斜肌和腹横肌等（图1-74、图1-75、图1-76）。

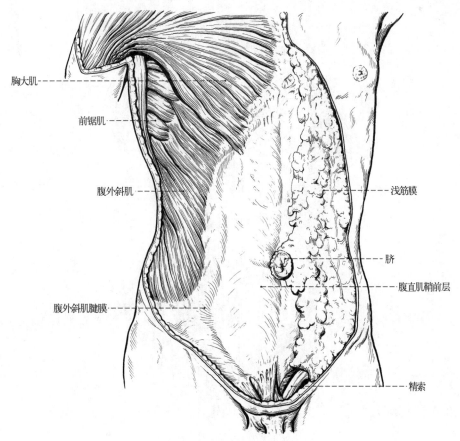

胸大肌

前锯肌

腹外斜肌

浅筋膜

脐

腹直肌鞘前层

腹外斜肌腱膜

精索

图1-74 腹前壁肌（1）

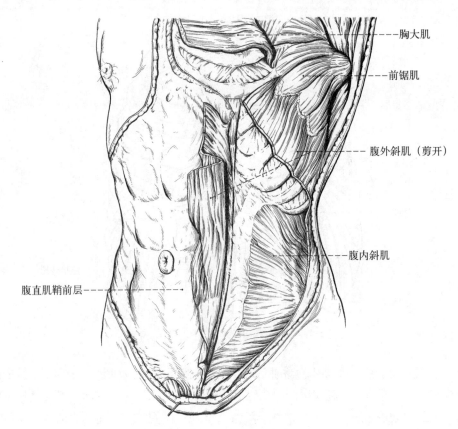

图1-75 腹前壁肌（2）

胸大肌
前锯肌
腹外斜肌（剪开）
腹内斜肌
腹直肌鞘前层

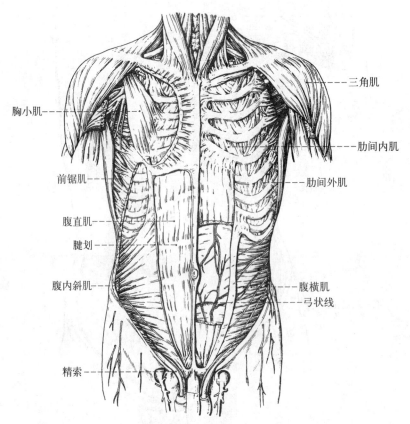

图1-76 腹前壁肌（3）

三角肌
胸小肌
肋间内肌
前锯肌
肋间外肌
腹直肌
腱划
腹内斜肌
腹横肌
弓状线
精索

1）**腹直肌**rectus abdominis 位于腹前壁正中线两旁，居腹直肌鞘中，为上宽下窄的带形肌。起自耻骨联合和耻骨嵴，肌束向上止于胸骨剑突及第5~7肋软骨的前面。肌的全长被3~4条横行的腱划分成多个肌腹，腱划由结缔组织构成，与腹直肌鞘的前层紧密结合。

2）**腹外斜肌**obliquus externus abdominis 位于腹前外侧壁浅层，为一宽大阔肌，起自下8肋外面，肌束由后外上方斜向前内下方，一部分肌束止于髂嵴前部，而大部分肌束在腹直肌外侧缘处移行为腹外斜肌腱膜，向内侧参与腹直肌鞘前层的构成，至腹正中线终于腹白线。腱膜的下缘卷曲增厚连于髂前上棘与耻骨结节之间，形成**腹股沟韧带**。在耻骨结节外上方，腱膜上有一小的三角形裂隙，称**腹股沟管浅环（皮下环）**。

3）**腹内斜肌**obliquus internus abdominis 位于腹外斜肌深面，起自胸腰筋膜、髂嵴和腹股沟韧带外侧半，大部分肌束行向内上方，下部肌束行向内下方。肌束在腹直肌外侧缘移行为腹内斜肌腱膜，腱膜向内侧分为前后两层并包裹腹直肌，参与腹直肌鞘前、后两层的构成。肌束下部游离呈弓状，其腱膜的下内侧部与腹横肌腱膜形成**腹股沟镰**（又称**联合腱**），止于耻骨。男性腹内斜肌最下部的肌束与腹横肌下部肌束一起随精索出腹股沟管浅环进入阴囊，包绕精索和睾丸而成为**提睾肌**，收缩时可上提睾丸（图1-76）。

4）**腹横肌**transversus abdominis 位于腹内斜肌深面，起自下6肋内面、胸腰筋膜、髂嵴和腹股沟韧带外侧部，肌束向前内横行，在腹直肌外侧缘移行为腹横肌腱膜，参与构成腹直肌鞘后层。腹横肌的最下部肌束及其腱膜下内侧部分，分别参与提睾肌和腹股沟镰的构成。

作用：腹前外侧群肌共同保护和支持腹腔脏器，收缩时可以缩小腹腔，增加腹压，以协助呼气、排便、分娩、呕吐及咳嗽等活动。该肌群还可使脊柱作前屈、侧屈及旋转等运动。

（2）**后群** 有腰大肌和腰方肌（图1-72）。腰大肌将在下肢肌中叙述。

腰方肌quadratus lumborum 位于腹后壁，腰椎两侧，呈长方形，其后方有竖脊肌。腰方肌起自髂嵴，向上止于第12肋。

作用：可降第12肋，并使脊柱腰部侧屈。

（3）**腹直肌鞘**sheath of rectus abdominis（图1-74、图1-77） 包裹腹直肌，分为前、后两层。前层由腹外斜肌腱膜和腹内斜肌腱膜的前层愈合而成；后层由腹内斜肌腱膜的后层和腹横肌腱膜愈合而成。

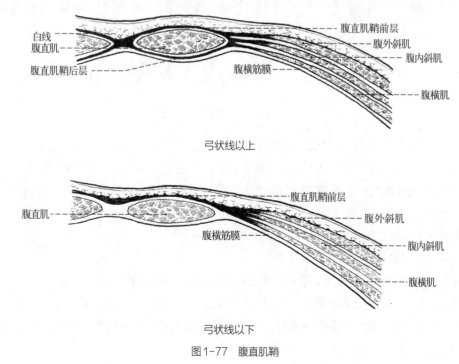

弓状线以上

弓状线以下

图1-77 腹直肌鞘

在脐下4~5 cm以下，腹内斜肌腱膜的后层与腹横肌腱膜全部转至腹直肌前面参与构成鞘的前层，这样鞘的后层的下缘游离，呈凸向上的弓形，称**弓状线（半环线）**。由于弓状线以下缺乏鞘的后层，故腹直肌后面直接与腹横筋膜相贴。

（4）**腹筋膜** 包括腹浅筋膜、腹深筋膜和腹内筋膜。

1）**腹浅筋膜** 在腹上部为一层，在脐以下分浅、深两层。浅层含有脂肪，称**脂肪层（Camper筋膜）**；深层内有弹性纤维，称**膜性层（Scarpa筋膜）**。

2）**腹深筋膜** 可分数层，分别覆盖在前外侧群各肌的表面和深面。

3）**腹内筋膜** 贴附在腹腔与盆腔各壁的内面，各部筋膜的名称大多与所覆盖的肌相同，如膈筋膜、腹横筋膜、髂腰筋膜、盆筋膜等。其中腹横筋膜范围较大，贴附于腹横肌、腹直肌鞘以及半环线以下腹直肌的内面。

（5）**白线 linea alba** 位于腹前壁正中线上，两侧腹直肌之间，由腹壁两侧的三层阔肌腱膜的纤维在正中线交织而成。白线上部较宽，下部较窄，其上方起自剑突，下止于耻骨联合。约在白线中部有一脐环。在胎儿时期，有脐血管通过，此处也是腹壁薄弱处，如腹腔脏器由此膨出可引起脐疝（图1-74）。

（6）**腹股沟管 inguinal canal** 为男性精索或女性子宫圆韧带所通过的一条裂隙，位于腹前外侧壁下部，在腹股沟韧带内侧半的上方，由外上斜向内下方，长约4.5 cm。管的内口称**腹股沟管深环（腹环）**，在腹股沟韧带中点上方约1.5 cm处，为腹横筋膜随精索或子宫圆韧带向外的突口。管的外口即**腹股沟管浅环（皮下环）**（图1-78）。

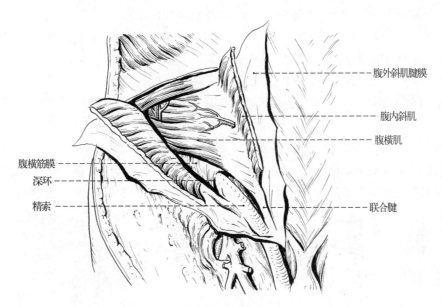

图1-78 腹股沟区

腹股沟管有4个壁。前壁是腹外斜肌腱膜和部分腹内斜肌，后壁是腹横筋膜和腹股沟镰，上壁是腹内斜肌和腹横肌的弓状下缘，下壁是腹股沟韧带。在病理状态下，小肠等腹腔内容物若经腹股沟管深环进入腹股沟管，经浅环突出，男性可下降到阴囊，形成腹股沟斜疝。如不经过深环而经腹股沟管后壁直接从浅环突出者，则称腹股沟直疝。

（二）头颈肌

头颈肌包括头肌和颈肌。

1. **头肌 muscle of head** 可分为面肌和咀嚼肌两部分（图1-79、图1-80）。

（1）**面肌 facial muscle** 又称**表情肌**，为扁薄的皮肌，位置表浅，大多起自颅骨的不同部位，止于面部皮肤，并主要在口裂、睑裂和鼻孔的周围，可分为环形肌和辐射状肌两种，可开大或闭合上述孔裂，同时牵动面部皮肤显示喜、怒、哀、乐等各种表情。

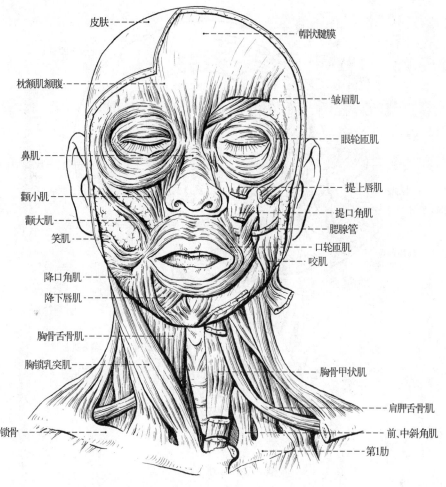

图1-79　头肌（前面）

1）**枕额肌**occipitofrontalis　覆盖于颅盖外面，阔而薄，由成对的枕腹和额腹以及中间的帽状腱膜组成。**枕腹**（枕肌）起自枕骨，止于帽状腱膜，可向下牵拉腱膜；**额腹**（额肌）起自帽状腱膜，止于额部皮肤，收缩时可扬眉、皱额、额部皮肤出现皱纹。**帽状腱膜**很坚韧，以纤维束垂直穿经浅筋膜与浅层的皮肤相连，三者紧密结合构成头皮。帽状腱膜与深部的骨膜则隔以疏松结缔组织，故头皮可在颅骨表面滑动。头皮外伤时，常在腱膜深面形成血肿或撕脱。

2）**眼轮匝肌**orbicularis oculi　肌束环绕于眶和睑裂周围，呈扁椭圆形。

作用：使眼裂闭合。

3）**口轮匝肌**orbicularis oris　肌束环绕口裂。

作用：使口裂闭合。

4）**颊肌**buccinator　位于口角两侧面颊深部，紧贴于口腔侧壁的黏膜外面（属放射状肌）。

作用：收缩时可使唇、颊紧紧贴牙齿，帮助咀嚼和吸吮。

（2）**咀嚼肌**masticatory muscle（图1-80）　这些肌的作用均与咀嚼动作有关，即运动颞下颌关节，故皆止于下颌骨，主要有咬肌和颞肌。

1）**咬肌**masseter　呈长方形，起自颧弓，向后下止于下颌角外面。

2）**颞肌**temporalis　呈扇形，起自颞窝骨面，肌束向下会聚，通过颧弓的内侧，止于下颌骨冠突。

作用：两肌主要是上提下颌骨，使上、下颌牙咬合。

2. **颈肌**muscle of neck　按其位置可分为颈浅肌群、颈中肌群和颈深肌群。颈浅肌群主要有胸锁乳突肌，颈中肌群主要是舌骨上、下肌，颈深肌群主要是斜角肌（图1-81、图1-82、图1-83、图1-84）。

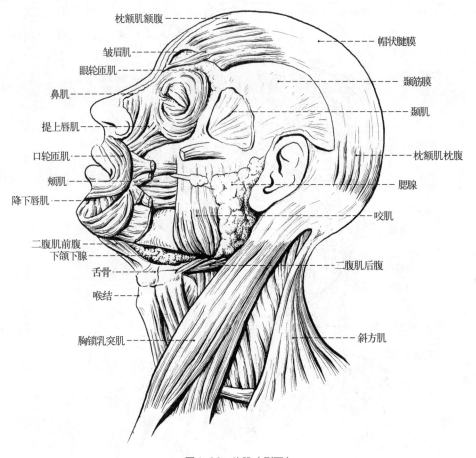

枕额肌额腹

皱眉肌

眼轮匝肌

鼻肌

提上唇肌

口轮匝肌

颊肌

降下唇肌

二腹肌前腹

下颌下腺

舌骨

喉结

胸锁乳突肌

帽状腱膜

颞筋膜

颞肌

枕额肌枕腹

腮腺

咬肌

二腹肌后腹

斜方肌

图1-80 头肌（侧面）

（1）**胸锁乳突肌** sternocleidomastoid 斜列于颈部两侧，为颈部一对强有力的肌，起自胸骨柄前面和锁骨的胸骨端，肌束斜向后上方，止于颞骨的乳突。

作用：两侧同时收缩，使头向后仰；单侧收缩，使头屈向同侧，面转向对侧。单侧胸锁乳突肌可因胎儿产伤等原因造成肌挛缩，导致小儿斜颈。

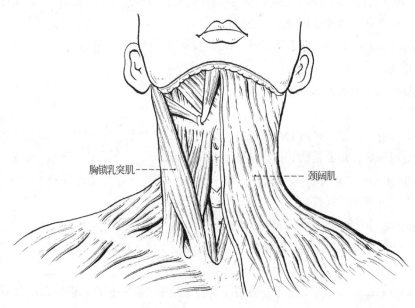

胸锁乳突肌

颈阔肌

图1-81 颈浅肌（前面）

（2）**前斜角肌**scalenus anterior、**中斜角肌**scalenus medius（图1-82） 两者属颈深肌群，均起自颈椎横突，肌束向下止于第1肋骨；在前、中斜角肌和第1肋骨之间，形成一三角形裂隙，称**斜角肌间隙**，有臂丛神经和锁骨下动脉通过。

作用：一侧斜角肌收缩使颈侧屈，两侧同时收缩可上提第1、2肋，助深吸气。

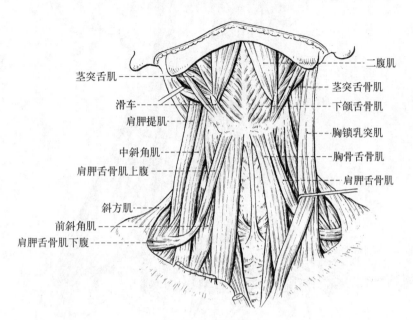

茎突舌肌
滑车
肩胛提肌
中斜角肌
肩胛舌骨肌上腹
斜方肌
前斜角肌
肩胛舌骨肌下腹

二腹肌
茎突舌骨肌
下颌舌骨肌
胸锁乳突肌
胸骨舌骨肌
肩胛舌骨肌

图1-82 颈肌（前面）

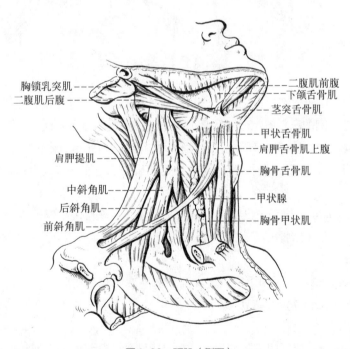

胸锁乳突肌
二腹肌后腹
肩胛提肌
中斜角肌
后斜角肌
前斜角肌

二腹肌前腹
下颌舌骨肌
茎突舌骨肌
甲状舌骨肌
肩胛舌骨肌上腹
胸骨舌骨肌
甲状腺
胸骨甲状肌

图1-83 颈肌（侧面）

（三）上肢肌

上肢肌根据其所在部位分为肩肌、臂肌、前臂肌和手肌。

1. **肩肌** 肩肌配布于肩关节周围，均起自上肢带骨，跨越肩关节，止于肱骨上端，有稳定和运动肩关节的作用。主要有三角肌、冈上肌、冈下肌、小圆肌、大圆肌和肩胛提肌（图1-85、图1-86）。

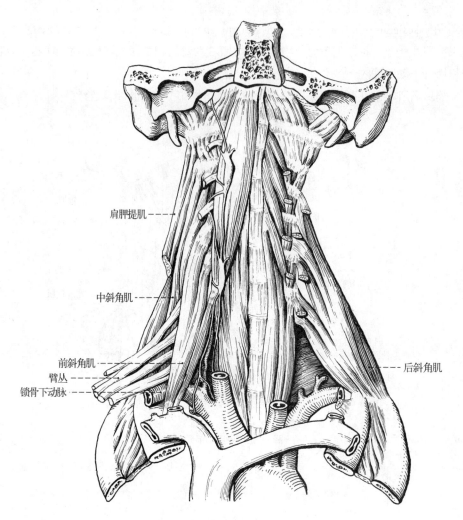

肩胛提肌-----

中斜角肌-----

前斜角肌-----
臂丛-----
锁骨下动脉-----

-----后斜角肌

图 1-84 颈深肌群

（1）**三角肌**deltoid 位于肩部，呈三角形。起自锁骨的外侧段、肩峰和肩胛冈，肌束逐渐向外下方集中，止于肱骨体中份外侧的三角肌粗隆。肱骨上端由于三角肌的覆盖，使肩呈圆隆状。如肩关节向下脱位或三角肌瘫痪萎缩，则可肩部塌陷形成"方形肩"体征。三角肌是肌内注射的部位之一。

作用：主要是使肩关节外展，其前部肌纤维收缩可使肩关节前屈并略旋内；后部肌纤维收缩可使肩关节后伸并略旋外。

（2）**冈上肌**supraspinatus 位于冈上窝内，斜方肌的深面。起自冈上窝的骨面，肌束向外，经肩峰深面，跨过肩关节上方，止于肱骨大结节上部。

作用：使肩关节外展。

（3）**冈下肌**infraspinatus 位于冈下窝内，大部分被斜方肌和三角肌遮盖。起自冈下窝的骨面，肌束向外跨过肩关节后方，止于肱骨大结节中部。

作用：使肩关节旋外。

（4）**小圆肌**teres minor 位于冈下肌的下方。起自肩胛骨外侧缘背面，肌束向外上，跨过肩关节后方，止于肱骨大结节下部。

作用：使肩关节旋外。

（5）**大圆肌**teres major 位于小圆肌的下方。起自肩胛骨外侧缘和下角，肌束向上外，绕至肱骨之前，止于肱骨小结节嵴。

作用：使肩关节后伸、内收和旋内。

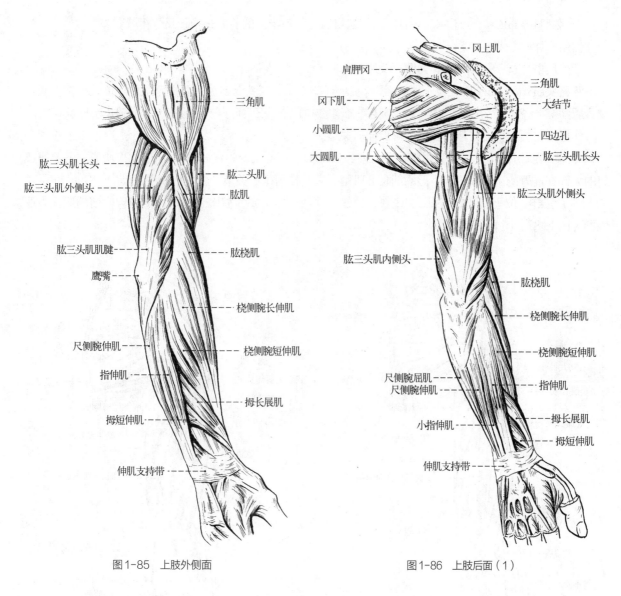

图1-85　上肢外侧面　　　　　　　　图1-86　上肢后面（1）

图1-85 labels (left figure): 三角肌, 肱三头肌长头, 肱三头肌外侧头, 肱二头肌, 肱肌, 肱三头肌肌腱, 肱桡肌, 鹰嘴, 尺侧腕伸肌, 桡侧腕长伸肌, 桡侧腕短伸肌, 指伸肌, 拇长展肌, 拇短伸肌, 伸肌支持带

图1-86 labels (right figure): 冈上肌, 肩胛冈, 冈下肌, 小圆肌, 大圆肌, 三角肌, 大结节, 四边孔, 肱三头肌长头, 肱三头肌外侧头, 肱三头肌内侧头, 肱桡肌, 桡侧腕长伸肌, 桡侧腕短伸肌, 尺侧腕屈肌, 尺侧腕伸肌, 指伸肌, 小指伸肌, 拇长展肌, 拇短伸肌, 伸肌支持带

（6）**肩胛下肌** subscapularis　位于肩胛骨前面的肩胛下窝。起自肩胛下窝的骨面，肌束向上外，经肩关节的前方，止于肱骨小结节。

作用：使肩关节内收和旋内。

肩胛下肌、冈上肌、冈下肌和小圆肌的肌腱经过肩关节的前方、上方和后方，相互连成腱板，与关节囊紧贴并与之愈着，称**肌腱袖**，又称"**肩袖**"，对肩关节起稳定作用。

2. **臂肌**　位于肱骨周围，可分为前群和后群。前群为屈肌，后群为伸肌（图1-85、图1-86）。

（1）**前群**　位于肱骨前方，有浅层的肱二头肌、上方的喙肱肌和下方深层的肱肌。

1）**肱二头肌** biceps brachii　位于臂的前面浅层，呈梭形。起端有长、短两头，长头以长腱起自肩胛骨关节盂的上方，穿经肩关节囊，沿结节间沟下降；短头在内侧，起自肩胛骨喙突。两头在臂中部合成一肌腹，向下延续为肌腱，经肘关节前方，止于桡骨粗隆。另从腱上分出腱膜，向内下越过肘窝，移行于前臂深筋膜。此肌肌腹的内、外侧各有一沟，分别称**肱二头肌内侧沟**和**肱二头肌外侧沟**，内侧沟内通过重要的血管和神经。

作用：主要为屈肘关节，长头协助屈肩关节，并使已旋前的前臂作旋后动作。

2）**喙肱肌** coracobrachialis　位于肱二头肌短头内后方，起自肩胛骨喙突，止于肱骨中部内侧。

作用：屈和内收肩关节。

3）**肱肌 brachialis** 位于肱二头肌深面，起自肱骨体下半部的前面，止于尺骨粗隆。

作用：屈肘关节。

（2）**后群** 位于肱骨后方，为肱三头肌。

肱三头肌 triceps brachii 位于臂的后面。起端有3个头，长头起自肩胛骨关节盂的下方，外侧头起自肱骨后面桡神经沟的外上方，内侧头起自桡神经沟的内下方，三头合为一个肌腹，以扁腱止于尺骨鹰嘴。

作用：主要是伸肘关节，长头还可后伸肩关节。

3. 前臂肌 位于尺、桡骨周围，分为前、后两群，每群又分为浅、深两层，共20块肌。各层肌肌腹的大部在前臂的上半部，向下形成细长的肌腱，主要作用于肘关节、腕关节和手关节。

（1）**前群** 位于前臂的前面，共9块，分浅、深两层，主要为屈腕、屈指和使前臂旋前的肌，为屈肌群（图1-87、图1-88）。

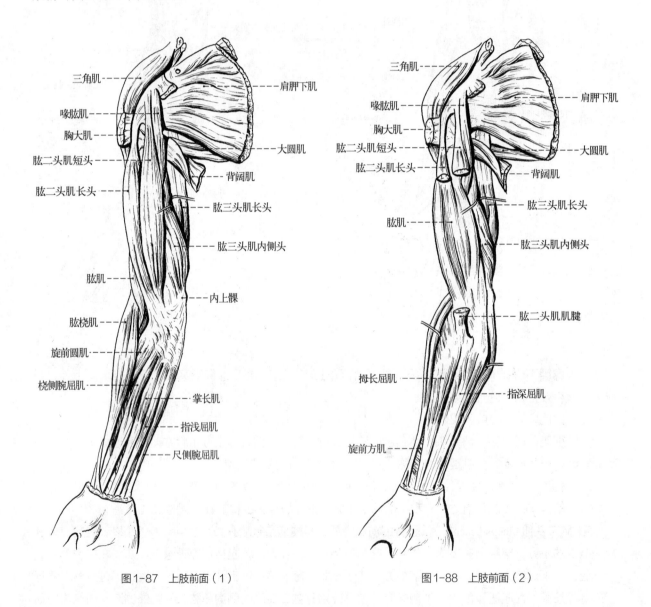

图1-87 上肢前面（1）　　　　　　　　　图1-88 上肢前面（2）

1）**浅层** 有6块肌，自桡侧向尺侧依次为肱桡肌、旋前圆肌、桡侧腕屈肌、掌长肌、指浅屈肌和尺侧腕屈肌，除肱桡肌外，其余皆以屈肌总腱起于肱骨内上髁。

①**肱桡肌 brachioradialis** 起自肱骨外上髁上方，止于桡骨茎突。

作用：屈肘关节。

② 旋前圆肌 pronator teres　起自肱骨内上髁，止于桡骨体中部外侧。

作用：使前臂旋前并屈肘。

③ 桡侧腕屈肌 flexor carpi radialis　起自肱骨内上髁，止于第2掌骨底前面。

作用：屈肘、屈腕和使腕外展。

④ 掌长肌 palmaris longus　起自肱骨内上髁，向下以长腱止于掌腱膜。

作用：屈腕关节，紧张掌腱膜。

⑤ 尺侧腕屈肌 flexor carpi ulnaris　起自肱骨内上髁，止于豌豆骨。

作用：屈腕和内收腕关节。

⑥ 指浅屈肌 flexor digitorum superficialis　位于上述肌的深面，起自肱骨内上髁及桡骨上半部前面，肌束向下移行为4条肌腱，经屈肌支持带深面（即腕管）入手掌，至手指后每腱分为两束，止于第2~5指中节指骨底两侧。

作用：屈腕关节、掌指关节及第2~5指近侧指间关节。

2）深层　有3块肌，桡侧有拇长屈肌，尺侧有指深屈肌，二者下部深面有旋前方肌。

① 拇长屈肌 flexor pollicis longus　起自桡骨近侧端前面，以长腱经腕管止于拇指远节指骨底。

作用：屈拇指骨间关节和掌指关节。

② 指深屈肌 flexor digitorum profundus　起自尺骨近侧端前面及骨间膜上部，肌束向下移行为4条肌腱，经腕管和手掌，穿经指浅屈肌腱两脚之间，止于第2~5指远节指骨底。

作用：屈第2~5指指骨间关节、掌指关节和腕关节。

③ 旋前方肌 pronator quadratus　紧贴桡、尺骨远侧段前面，起自尺骨，止于桡骨。

作用：使前臂旋前。

（2）**后群**　位于前臂的后面，共11块肌，分浅、深两层。主要为伸腕、伸指和旋后的肌，为伸肌群（图1-86、图1-89）。

1）浅层　有6块肌，由桡侧向尺侧依次为桡侧腕长伸肌、桡侧腕短伸肌、指伸肌、小指伸肌、尺侧腕伸肌和肘肌，皆以伸肌总腱起自肱骨外上髁及邻近的深筋膜。

① 桡侧腕长伸肌 extensor carpi radialis longus 起自肱骨外上髁，止于第2掌骨底。

作用：伸、外展腕关节。

② 桡侧腕短伸肌 extensor carpi radialis brevis 起自肱骨外上髁，止于第3掌骨底。

作用：伸、外展腕关节。

③ 指伸肌 extensor digitorum　起自肱骨外上髁，肌束向下分为4条肌腱，经伸肌支持带深面，分别止于第2~5指中节和远节指骨底。

作用：伸第2~5指和伸腕关节。

④ 小指伸肌 extensor digiti minimi　起自肱

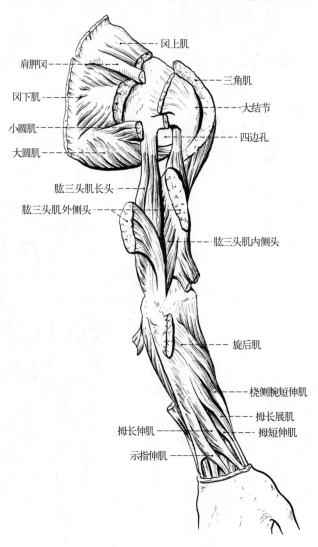

图1-89　上肢后面（2）

肌肉标注：冈上肌、肩胛冈、冈下肌、小圆肌、大圆肌、肱三头肌长头、肱三头肌外侧头、三角肌、大结节、四边孔、肱三头肌内侧头、旋后肌、桡侧腕短伸肌、拇长展肌、拇短伸肌、拇长伸肌、示指伸肌

骨外上髁，其肌腱通常分成两条，止于小指指背腱膜。

作用：伸小指。

⑤ 尺侧腕伸肌 extensor carpi ulnaris　起自肱骨外上髁，止于第5掌骨底。

作用：伸腕和收腕关节。

⑥ 肘肌 anconeus　三角形，起自肱骨外上髁，止于尺骨上1/3。

作用：伸肘关节。

2）深层　有5块肌，由近侧向远侧依次为旋后肌、拇长展肌、拇短伸肌、拇长伸肌和示指伸肌。

① 旋后肌 supinator　起自肱骨外上髁和尺骨上端，止于桡骨近端。

作用：使前臂旋后。

② 拇长展肌 abductor pollicis longus　起自桡骨和尺骨上部，止于第1掌骨底。

作用：外展拇指。

③ 拇短伸肌 extensor pollicis brevis　起自桡骨后面，止于拇指近节指骨底。

作用：伸拇指。

④ 拇长伸肌 extensor pollicis longus　起自尺骨后面，止于拇指远节指骨底。

作用：伸拇指。

⑤ 示指伸肌 extensor indicis　起自尺骨后面，止于示指指背腱膜。

作用：伸示指。

4. 手肌（图1-90）　手指活动有许多肌参与，来自前臂的长肌完成手和手指的用力运动；手肌为手的固有肌，位于手掌面，主要完成手和手指的技巧性动作，可分为外侧群、内侧群和中间群。

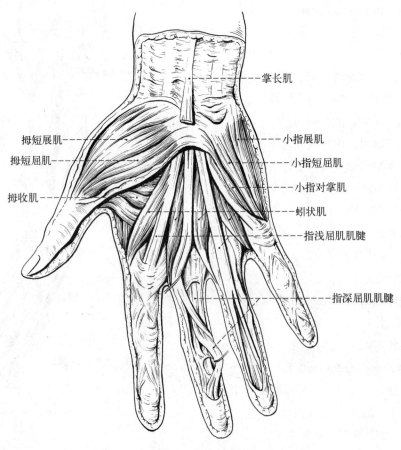

图1-90　手肌（1）

（1）**外侧群**　在手掌的拇指侧构成一隆起，称**鱼际（大鱼际）**，有4块肌，分浅、深两层。浅层外侧为**拇短展肌**，内侧为**拇短屈肌**，深层依次为**拇对掌肌和拇收肌**，其作用分别使拇指外展、屈、对掌和内收。拇指功能十分重要，尤其是拇对掌肌是人类所独有的一块进化肌。

（2）**内侧群**　在手掌的小指侧，构成**小鱼际**，有3块肌，分浅、深两层。浅层内侧为**小指展肌**，外侧为**小指短屈肌**，深层为**小指对掌肌**。其作用分别为使小指外展、屈和对掌。

（3）**中间群**　位于大、小鱼际之间，共11块，包括4块**蚓状肌**、3块**骨间掌侧肌**和4块**骨间背侧肌**。蚓状肌可屈第2~5掌指关节，伸手指指骨间关节。骨间掌侧肌可使第2、4、5指内收（向中指靠拢）。骨间背侧肌可使第2、4指外展（离开中指）和第3指左右倾斜。如果骨间掌侧肌群瘫痪，则第2、4、5指不能内收，夹纸无力（图1-91、图1-92、图1-93）。

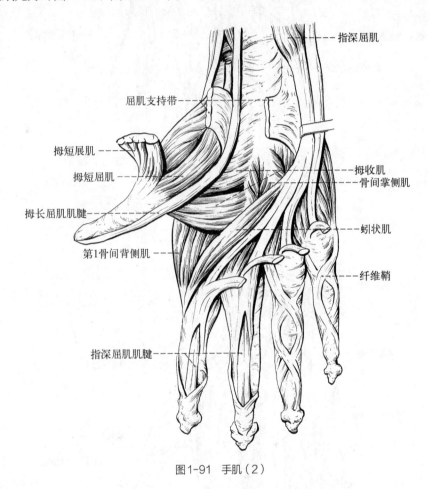

图1-91　手肌（2）

（四）下肢肌

下肢肌根据其所在部位分为髋肌、大腿肌、小腿肌和足肌。下肢肌比上肢肌粗壮强大，这与维持人体直立姿势、支持体重和行走有关。

1. **髋肌**　主要起自骨盆的内面或外面，跨过髋关节，止于股骨，能运动髋关节。按其所在部位和作用，分为前、后两群。

（1）**前群**（图1-94）　有髂腰肌和阔筋膜张肌。

1）**髂腰肌iliopsoas**　由**腰大肌psoas major**和**髂肌iliacus**组成。腰大肌起自腰椎椎体侧面和横突，髂肌起自髂窝；两肌向下会合，经腹股沟韧带深面和髋关节的前内侧，止于股骨小转子。腰大肌被一筋膜鞘包裹，当患腰椎结核时，有时脓液可沿此鞘流入髂窝或大腿根部。

作用：使髋关节屈和旋外；下肢固定时，可使躯干和骨盆前屈，如仰卧起坐。

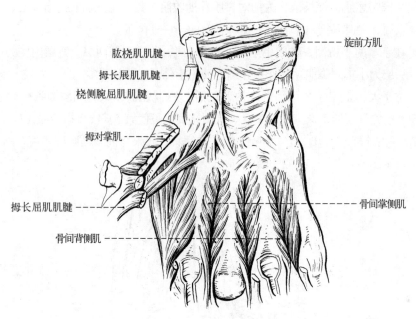

肱桡肌肌腱—————————旋前方肌

拇长展肌肌腱——————

桡侧腕屈肌肌腱————

拇对掌肌—————

拇长屈肌肌腱—————————————骨间掌侧肌

骨间背侧肌—————

图1-92 手肌（3）

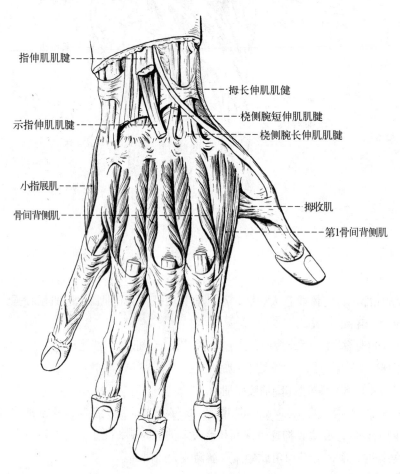

指伸肌肌腱————

————拇长伸肌肌健

————桡侧腕短伸肌肌腱

示指伸肌肌腱————————桡侧腕长伸肌肌腱

小指展肌————

骨间背侧肌————————拇收肌

————第1骨间背侧肌

图1-93 手肌（4）

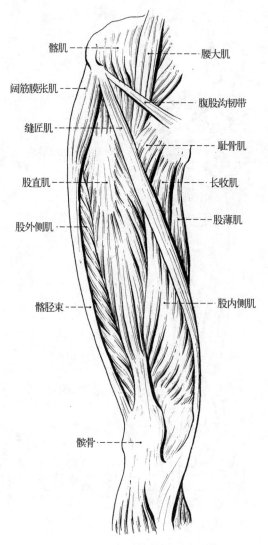

图1-94　髋肌、大腿肌前群及内侧群

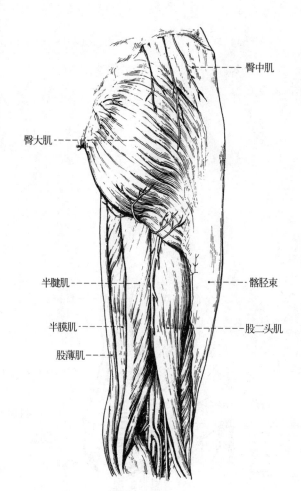

图1-95　髋肌及大腿肌后群（浅层）

2）**阔筋膜张肌**tensor fasciae latae　位于大腿的前外侧，起自髂前上棘，肌腹被阔筋膜（大腿深筋膜）包裹，向下移行为髂胫束，止于胫骨外侧髁。临床医生常选用此肌作肌瓣移植，修复软组织缺损。

作用：可屈髋关节并紧张阔筋膜。

（2）**后群**（图1-95、图1-96）　包括臀大肌、臀中肌、臀小肌和梨状肌等。

1）**臀大肌**gluteus maximus　位于臀部皮下，人类由于直立姿势的影响，此肌大而肥厚，形成特有的臀部膨隆。臀大肌起自髂骨外面和骶、尾骨的后面，肌束斜向下外，止于股骨的臀肌粗隆和髂胫束。臀大肌肌束肥厚，其外上1/4部深面无重要血管和神经，常作为肌肉注射的部位。

作用：伸髋关节，还可使髋关节旋外。下肢固定时，能伸直躯干，防止躯干前倾，是维持人体直立的重要肌肉。

2）**臀中肌**gluteus medius 和**臀小肌**gluteus minimus　两肌呈扇形，均起自髂骨外面，臀中肌掩盖臀小肌。两肌肌束向下集中成扁腱，止于股骨大转子。

作用：两肌均可外展髋关节。

3）**梨状肌**piriformis　位于臀中肌的下方，起自骶骨前面，向外经坐骨大孔，止于股骨大转子。在坐骨大孔处，肌的上、下缘处均有裂隙，分别称**梨状肌上孔**和**梨状肌下孔**，皆有血管和神经通过。

作用：使髋关节外展和旋外。

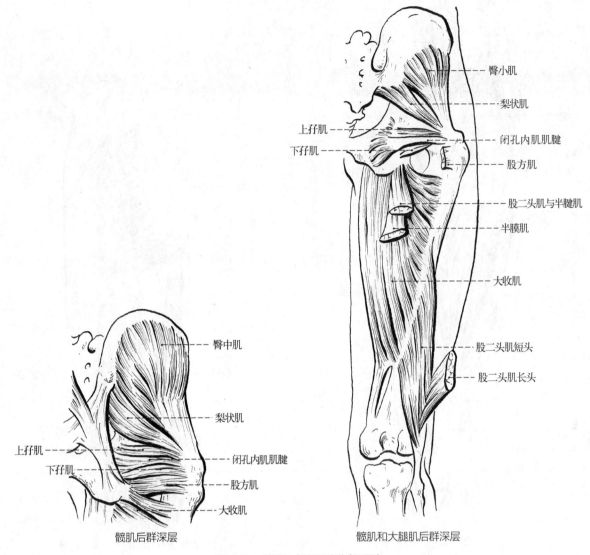

臀小肌

梨状肌

闭孔内肌肌腱

股方肌

股二头肌与半腱肌

半膜肌

大收肌

股二头肌短头

股二头肌长头

上孖肌

下孖肌

髋肌和大腿肌后群深层

臀中肌

梨状肌

上孖肌

下孖肌

闭孔内肌肌腱

股方肌

大收肌

髋肌后群深层

图1-96　髋肌及大腿肌后群（深层）

2. **大腿肌**　位于股骨周围，可分为前群、内侧群和后群。

（1）**前群**　位于股骨的周围，主要有缝匠肌和股四头肌（图1-94）。

1）**缝匠肌**sartorius　是全身中最长的肌，呈扁带状。起自髂前上棘，经大腿前面，转向内下，止于胫骨上端的内侧面。

作用：屈髋关节和膝关节，并使小腿旋内。

2）**股四头肌**quadriceps femoris　是全身中体积最大的肌。起端有4个头，即股直肌、股内侧肌、股外侧肌和股中间肌，其中股直肌位于大腿前面，起自髂前下棘；股内、外侧肌分别位于股直肌的内、外侧，起自股骨粗线的内、外侧唇；股中间肌位于股直肌的深面，在股内、外侧肌之间，起自股骨体前面。4个头向下形成一个腱，包绕髌骨的前面和两侧缘，并向下延续为**髌韧带**，止于胫骨粗隆。

作用：伸膝关节，其中股直肌还可屈髋关节。屈膝状态下，叩击髌韧带时，可引出膝跳反射（伸小腿的动作）。

（2）**内侧群**　也称内收肌群，有5块肌。在浅层，自外侧向内侧依次为**耻骨肌**、**长收肌**和**股薄肌**；中层有位于长收肌深面的**短收肌**；深层有**大收肌**（图1-94、图1-97）。上述肌均起自闭孔周围骨面和坐骨结节的前面，除股薄肌止于胫骨上端的内侧面外，其他各肌都止于股骨粗线。大收肌还有一腱止于股骨内上髁上方是收肌结节，此腱与股骨骨面之间构成收肌腱裂孔，其间有股血管通过。

作用：内收、旋外髋关节。

（3）**后群** 位于大腿后面，有股二头肌、半腱肌和半膜肌（图1-95，图1-96）。

1）<u>股二头肌</u>biceps femoris 位于大腿后面外侧，有长、短两头。长头起自坐骨结节，短头起自股骨粗线，两头合并，止于腓骨头。

2）<u>半腱肌</u>semitendinosus 位于股二头肌的内侧，下部的肌腱圆而细长，几乎占肌长度的一半，故名之。起自坐骨结节，止于胫骨上端的内侧。

3）<u>半膜肌</u>semimembranosus 位于半腱肌的深面，上部是扁薄的腱膜，几乎占肌长度的一半，故名之。起自坐骨结节，止于胫骨内侧髁的后面。

作用：3块肌均可屈膝关节、伸髋关节。股二头肌还可使小腿旋外，半腱肌和半膜肌还可使小腿旋内。

3. **小腿肌** 分为前群、外侧群和后群。

（1）**前群** 位于小腿骨前方，自胫侧向腓侧依次为胫骨前肌、拇长伸肌和趾长伸肌（图1-98）。

1）<u>胫骨前肌</u>tibialis anterior 起自胫骨体和小腿骨间膜，止于内侧楔骨和第1跖骨底。

作用：伸踝和使足内翻。

2）<u>拇长伸肌</u>extensor hallucis longus 位于胫骨前肌与趾长伸肌之间。起自腓骨体和小腿骨间膜，止于拇趾远节趾骨底。

作用：伸拇趾，亦可伸踝。

3）<u>趾长伸肌</u>extensor digitorum longus 位于胫骨前肌和拇长伸肌的外侧。起自腓骨，向下分为4个腱，分别止于第2~5趾的中节、远节趾骨底。

作用：伸第2~5趾，亦可伸踝。

（2）**外侧群** 有腓骨长肌和腓骨短肌，均位于腓骨的外侧（图1-98）。

1）<u>腓骨长肌</u>peroneus longus 起自腓骨外侧面，其肌腱经外踝后方，斜向前内越过足底，止于第1跖骨底。

2）<u>腓骨短肌</u>peroneus brevis 起自腓骨外侧面，位于腓骨长肌的深面，其肌腱经外踝后方，止于第5跖骨粗隆。

作用：两肌使足外翻并跖屈。

（3）**后群** 位于小腿骨后方，可分为浅、深两层（图1-99、图1-100）。

1）**浅层** 为<u>小腿三头肌</u>triceps surae，该肌强大，由腓肠肌和比目鱼肌构成。

① <u>腓肠肌</u>gastrocnemius 位于浅层，有内、外侧2个头，分别起自股骨内、外侧髁的后面。

② <u>比目鱼肌</u>soleus 位于腓肠肌的深面，起自胫、腓骨上端的后面。

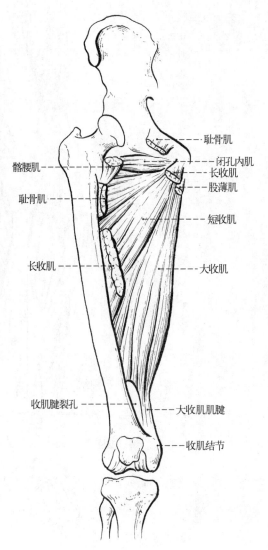

图1-97 大腿肌内侧群（深层）

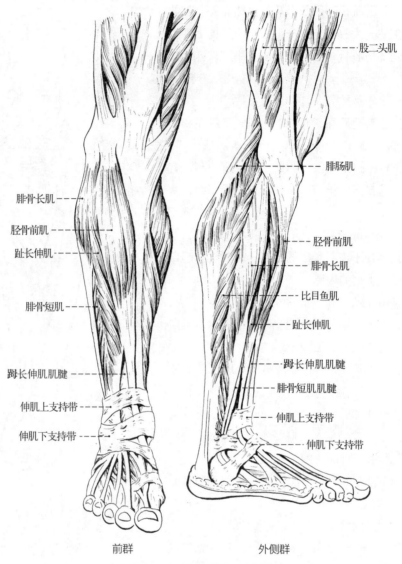

股二头肌

腓肠肌

腓骨长肌

胫骨前肌

胫骨前肌

趾长伸肌

腓骨长肌

比目鱼肌

腓骨短肌

趾长伸肌

蹞长伸肌肌腱

蹞长伸肌肌腱

腓骨短肌肌腱

伸肌上支持带

伸肌上支持带

伸肌下支持带

伸肌下支持带

前群　　　　　　　　　　外侧群

图1-98　小腿肌前群和外侧群

　　3个头会合组成小腿三头肌，向下移行为一个粗大的**跟腱** tendo calcaneus，止于跟骨结节。

　　作用：主要是屈踝关节和屈膝关节。在站立时，能固定膝关节和踝关节，防止身体向前倾斜，故对维持人体直立姿势也有重要作用。

　　2）深层　　位于小腿三头肌的深层，主要有3块肌，自胫侧向腓侧依次为趾长屈肌、胫骨后肌和蹞长屈肌。

　　① **趾长屈肌** flexor digitorum longus　　位于胫侧，起于胫骨体后面，长腱经内踝后方至足底，在足底分为4条腱，止于第2~5趾的远节趾骨底。

　　作用：屈第2~5趾，并屈踝。

　　② **胫骨后肌** tibialis posterior　　位于趾长屈肌和蹞长屈肌之间，起自胫骨、腓骨和小腿骨间膜的后面，肌腱经内踝后方至足底内侧，止于足舟骨及三块楔骨。

　　作用：屈踝和使足内翻。

　　③ **蹞长屈肌** flexor hallucis longus　　位于腓侧，起自腓骨和小腿骨间膜的后面，肌腱经内踝后方至足底，与趾长屈肌腱交叉后，止于蹞趾远节趾骨底。

　　作用：屈蹞趾，并屈踝。

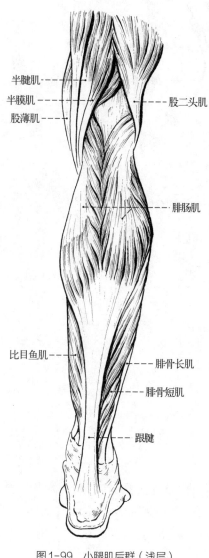

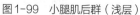

半腱肌

半膜肌

股薄肌

股二头肌

腓肠肌

比目鱼肌

腓骨长肌

腓骨短肌

跟腱

图1-99 小腿肌后群（浅层）

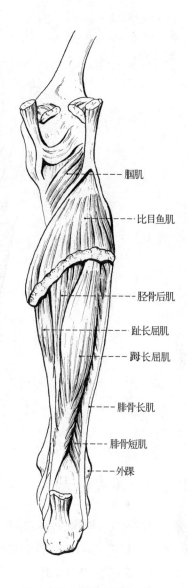

腘肌

比目鱼肌

胫骨后肌

趾长屈肌

𫘬长屈肌

腓骨长肌

腓骨短肌

外踝

图1-100 小腿肌后群（深层）

4. 足肌（图1-101） 可分足背肌和足底肌。

（1）足背肌 位于足背，有2块，即内侧的**𫘬短伸肌**和外侧的**趾短伸肌**，作用分别为伸𫘬趾和伸第2~4趾。

（2）足底肌 足底肌的配布与手肌相似，亦可分为内侧、中间和外侧三群。

1）内侧群 相当于手的外侧群，因足趾不能对跖，故只有3块肌，即浅层内侧的**𫘬展肌**和外侧的**𫘬短屈肌**，两者深层为**𫘬收肌**。作用分别为外展、屈及内收𫘬趾。

2）外侧群 有3块肌，即外侧的**小趾展肌**和内侧的**小趾短屈肌**，其深面有**小趾对跖肌**（不恒定）。作用分别为外展、屈小趾以及使小趾对跖。

3）中间群 共13块，分3层。浅层为**趾短屈肌**，其表面有致密坚韧的**足底腱膜**，中层后方有**足底方肌**，前方有4条**蚓状肌**；深层有3块**骨间足底肌**及4块**骨间背侧肌**。作用为屈、内收和外展足趾（足趾的内收和外展以第2趾为中轴）。

（崔勇、赵学纲编写，韩秋生绘图）

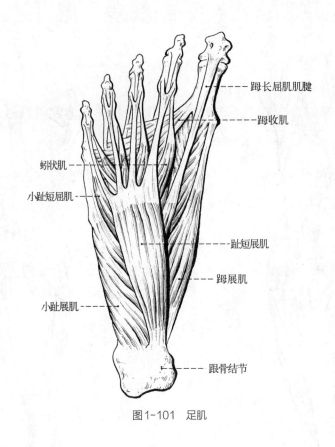

蹞长屈肌肌腱

蹞收肌

蚓状肌

小趾短屈肌

趾短展肌

蹞展肌

小趾展肌

跟骨结节

图1-101　足肌

第四节　体表标志

在体表可以看到或摸到的骨和肌的突起或凹陷、肌的轮廓以及皮肤皱纹等，均称体表标志。应用这些体表标志，可以确定体内血管和神经的走行，以及内部器官的位置、形状和大小，也可作为临床检查、治疗和针灸腧穴体表定位的标志，故有实用意义。现按身体各部分阐述如下。

一、躯干部

1. **项背腰部的骨性和肌性标志**（图1-102）

背纵沟：为背部正中纵行的浅沟，在沟底可触及各椎骨的棘突。头俯下时，平肩处可摸到显著突起的第7颈椎棘突。脊柱下端可摸到骶角和尾骨尖。

竖脊肌：在背纵沟的两侧，呈纵行隆起。

肩胛骨：位于皮下，可以摸到肩胛冈、肩峰和上、下角。肩胛冈内侧端平第3胸椎棘突，上角对第2肋，下角对第7肋或平第7肋间隙。

髂嵴：位于皮下，其最高点约平第4腰椎棘突。

髂后上棘：为髂嵴的后端，瘦人为一骨性突起，皮下脂肪较多者则为一皮肤凹陷，此棘平对第2骶椎棘突。

斜方肌：此肌自项部正中线及胸椎棘突向肩峰伸展呈三角形的轮廓，一般不明显，运动时略可辨认。

背阔肌：为覆盖腰部及胸部外侧份的阔肌，运动时可辨认其轮廓。

2. **胸、腹部前面的骨性和肌性标志**（图1-103）

锁骨：全长均可摸到，其内侧2/3部分凸向前，外侧1/3部分凸向后，内侧端膨大，突出于胸骨颈静脉切迹的两侧。

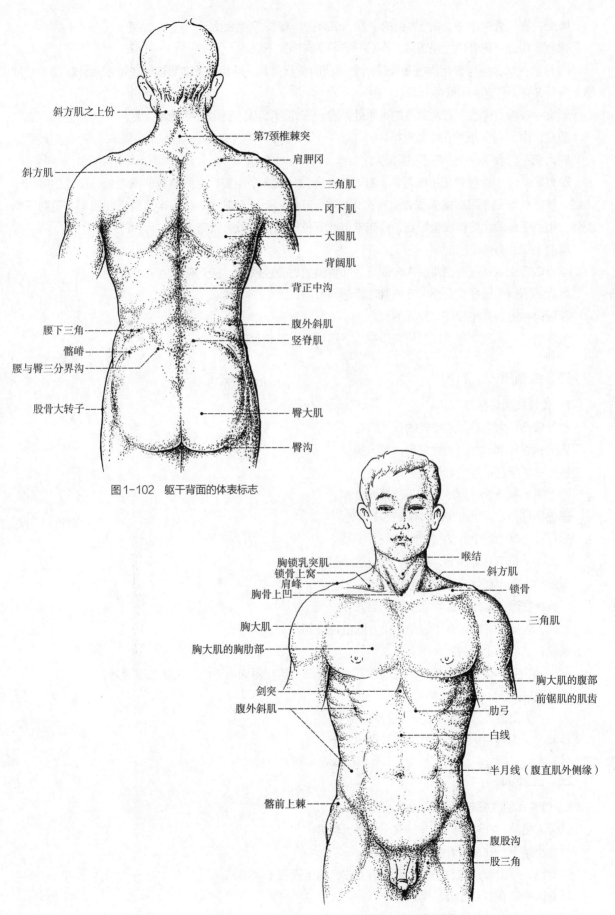

斜方肌之上份

第7颈椎棘突

斜方肌

肩胛冈

三角肌

冈下肌

大圆肌

背阔肌

背正中沟

腰下三角

腹外斜肌

髂嵴

竖脊肌

腰与臀三分界沟

股骨大转子

臀大肌

臀沟

图1-102 躯干背面的体表标志

胸锁乳突肌

喉结

锁骨上窝

斜方肌

肩峰

锁骨

胸骨上凹

三角肌

胸大肌

胸大肌的胸肋部

胸大肌的腹部

前锯肌的肌齿

剑突

肋弓

腹外斜肌

白线

半月线（腹直肌外侧缘）

髂前上棘

腹股沟

股三角

图1-103 躯干前面的体表标志

喙突：在锁骨中、外1/3交界处的下方一横指处，深按即能触及。

颈静脉切迹：胸骨柄上缘正中，向后平齐第2胸椎体下缘。

胸骨角：胸骨柄与胸骨体相接处形成突向前的横行隆起，两侧接第2肋软骨，可依此计数肋和肋间隙。胸骨角向后平第4胸椎体下缘。

剑突：在胸骨体的下方两肋弓的夹角处，有一三角形凹陷，于此处可摸到剑突。

肋弓：由剑突向外下方可摸到。

胸大肌：为胸前壁上部的肌性隆起。

腹直肌：位于腹前壁正中线两侧，被3~4条横沟分成多个肌腹，这些横沟即腱划处，肌收缩时清晰见到。该肌外缘呈半月形的弧线，上自第9肋软骨开始，下延至耻骨，称为**半月线**，此线与右侧肋弓相交处，相当于胆囊底的体表投影点，临床常以此部位作为胆囊炎的压痛点。

髂前上棘：是髂嵴的前端。

耻骨联合上缘：在两侧腹股沟内侧端之间可摸到的骨性横嵴，其下有外生殖器。

耻骨结节：为耻骨联合外上方的骨性隆起。

腹股沟：为腹部与股前部分界的沟。

腹外斜肌：在腹外侧，以肌齿起于中、下部肋骨，其轮廓较为清楚。

二、头颈部

1. 骨性和肌性标志

枕外隆凸：为头后正中线处的骨性隆起。

乳突：为耳郭后方的骨性突起，属于颞骨。

颧弓：位于耳前方的骨性弓。

眶上缘、眶下缘：为眶上、下的骨性边界。

眶上切迹：位于眶上缘内、中1/3交界处。

眉弓：为眶上缘上方的横行隆起。

下颌头：位于耳屏前方，张口、闭口运动时可移动。

下颌角：为下颌体下缘的后端。

舌骨：在颈前部正中，甲状软骨的上方。

咬肌：咬紧牙关时，在下颌角前上方的肌性隆起。

颞肌：在颧弓上方的颞窝内。

胸锁乳突肌：头转向对侧时，在颈部可明显看到自后上斜向前下的长条状肌性隆起。

2. 皮肤标志

人中：为上唇外面中线上的一纵行浅沟。

鼻唇沟：为颊和上唇分界处的斜行浅沟。

三、上肢部

1. 骨性和肌性标志（图1-104、图1-105）

肱骨大结节：在肩峰的下方，被三角肌所覆盖。

肱骨小结节：在肩胛骨喙突的稍外方。

肱骨内、外上髁：在肘关节两侧的稍上方，内上髁突出较明显。

尺骨鹰嘴：在肘后方极易摸到。

桡骨头：在肱骨外上髁下方，伸肘时在肘后方容易摸到。

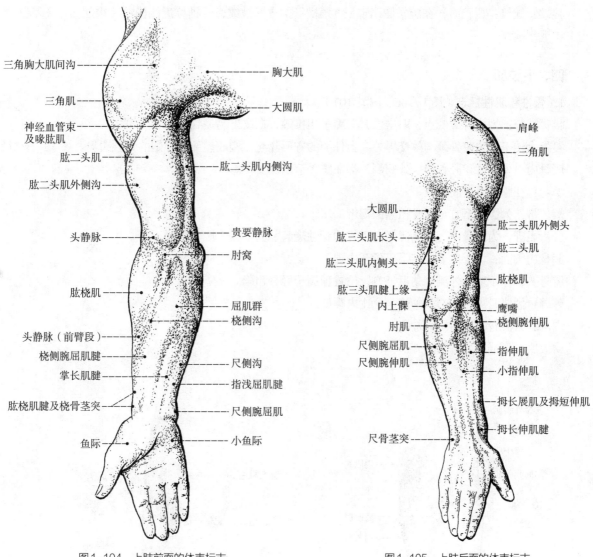

图1-104　上肢前面的体表标志　　　　　图1-105　上肢后面的体表标志

桡骨茎突：位于腕桡侧，为桡骨下端外侧份的骨性隆起。

尺骨茎突：位于腕尺侧，在尺骨头后内侧，前臂旋前时，可在尺骨头下方摸到，正常情况下，尺骨茎突比桡骨茎突高。

豌豆骨：位于腕前尺侧的皮下。

三角肌：从前、外、后侧三面包绕肱骨的上端，形成肩部圆隆状的外形。

肱二头肌：在上臂前面，其内、外侧各有一纵行的浅沟，内侧沟较明显；肱二头肌下部肌腱可在肘窝处摸到。

腕掌侧的肌腱：握拳屈腕时，在腕掌侧可见到4条肌腱，位于前臂中线者即掌长肌腱，其桡侧为桡侧腕屈肌腱，其尺侧依次为指浅屈肌腱、尺侧腕屈肌腱。

腕背侧的肌腱：伸拇指时，在腕背面桡侧可看到3条肌腱，自桡侧向尺侧依次为拇长展肌腱、拇短伸肌腱和拇长伸肌腱。

手背的肌腱：在手背可见指伸肌、示指伸肌、小指伸肌等肌腱。

2. 皮肤标志

腋前、后襞：臂外展时，在腋窝前、后面见到的皮肤皱襞。

肘窝横纹：屈肘时，出现于肘窝处的横纹。

腕掌侧横纹：屈腕时，在腕掌侧出现2~3条横行的皮肤皱纹，分别称近侧横纹、中间横纹（不甚恒定）和远侧横纹。

四、下肢部

1. 骨性和肌性标志（图1-106、图1-107）

坐骨结节：为坐骨最低点，取坐位时与凳子相接触，在皮下易摸到。

股骨大转子：为股骨颈与体交界处向上外侧的方形隆起，构成髋部最外侧的骨性边界。

股骨内、外侧髁和胫骨内、外侧髁：都在膝关节两侧皮下。

髌骨：在膝关节前面的皮下。

髌韧带：为髌骨下方至胫骨粗隆的韧带。

胫骨粗隆：为胫骨内、外侧髁间前下方的骨性隆起，向下续于胫骨前缘。

胫骨内侧面：位于皮下，向下可延至内踝。

腓骨头：位于胫骨外侧髁的后外方，位置稍高于胫骨粗隆。

外踝：为腓骨下端一窄长的隆起，比内踝低。

内踝：为胫骨下端内侧面的隆凸。

臀大肌：形成臀部圆隆的外形。

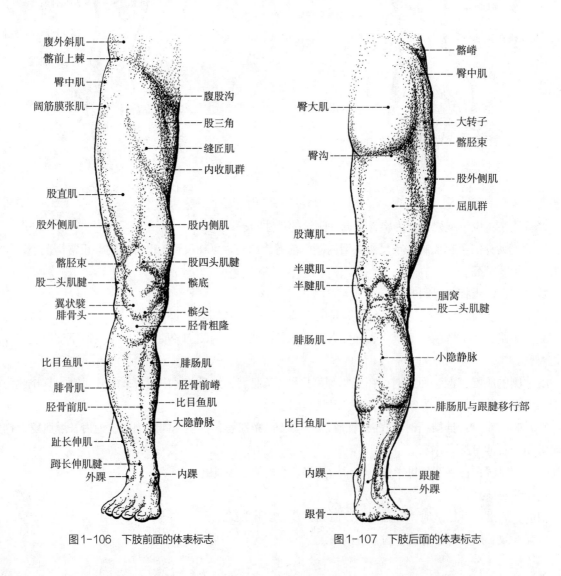

图1-106　下肢前面的体表标志　　　　　图1-107　下肢后面的体表标志

股四头肌：形成大腿前面的肌性隆起，肌腱包绕髌骨的前面和两侧缘，向下延伸为髌韧带，止于胫骨粗隆。

半腱肌腱、半膜肌腱：构成腘窝的上内侧界，下端附于胫骨上端的内侧。

股二头肌腱：构成腘窝的上外侧界，下端附着于腓骨头。

腓肠肌两个头：腓肠肌腹形成小腿后面的肌性隆起，俗称"小腿肚"。其内、外两个头构成腘窝的下内侧、下外侧界。

跟腱：在踝关节后方，呈粗索状，向下止于跟骨结节。

2. **皮肤标志**

臀股沟：又称臀沟，为一横行的沟，介于臀部与大腿后面之间。

腘窝横纹：在腘窝呈横行的皱纹。

（丁艳萍编写，徐国成绘图）

第二章 消化系统

消化系统alimentary system由消化管和消化腺两部分组成（图2-1）。

消化管alimentary canal是从口腔至肛门的管道，全长约9 m，由口腔、咽、食管、胃、小肠（又分为十二指肠、空肠和回肠）和大肠（又可分为盲肠、阑尾、结肠、直肠和肛管）等部分组成。临床上常把从口腔到十二指肠的一段，称为**上消化道**；空肠到肛门的一段，称为**下消化道**。

消化腺alimentary gland为分泌消化液的腺体，包括大消化腺和小消化腺两种。其中大消化腺是肉眼可见、独立存在的器官，如大唾液腺、肝和胰等。小消化腺则分布于消化管壁内，位于黏膜或黏膜下层，如唇腺、颊腺、舌腺、食管腺、胃腺和肠腺等，需用电子显微镜才可见到，为分泌消化液的组织结构。

消化系统的主要功能是从外界摄取食物，在消化管内消化食物，吸收其中的营养物质，排出剩余的糟粕。此外，口腔、咽还参与呼吸、发声等活动。

一、消化管的一般结构

消化管为中空性器官，其管壁的一般结构分四层，即由内向外分为黏膜、黏膜下层、肌织膜和外膜（图2-2）。

（一）黏膜

黏膜为消化管最内层的结构。由上皮、固有膜和黏膜肌层构成。黏膜具有保护、吸收、分泌等功能。

（二）黏膜下层

黏膜下层位于黏膜与肌织膜之间，由疏松结缔组织构成。黏膜下层内含丰富的血管、淋巴管和神经等。

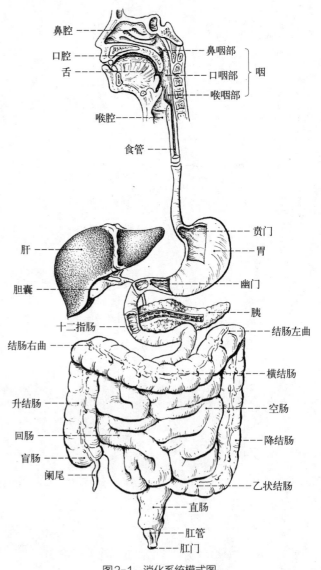

鼻腔
口腔
舌
喉腔
食管
肝
胆囊
十二指肠
结肠右曲
升结肠
回肠
盲肠
阑尾

鼻咽部
口咽部　　咽
喉咽部
贲门
胃
幽门
胰
结肠左曲
横结肠
空肠
降结肠
乙状结肠
直肠
肛管
肛门

图2-1 消化系统模式图

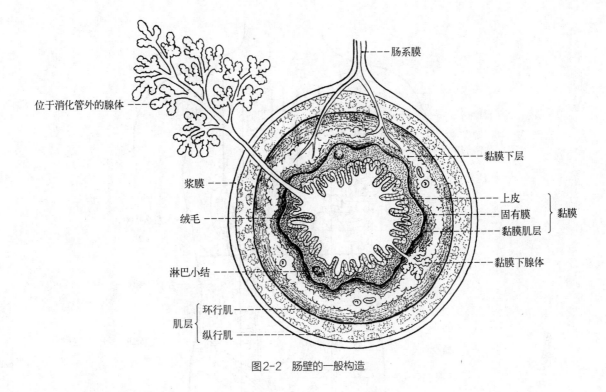

图2-2 肠壁的一般构造

（三）肌织膜

肌织膜位于黏膜下层和外膜之间。消化管的食管上部以上和肛门周围为骨骼肌，消化管的其余部分为平滑肌。平滑肌一般可分为内环、外纵两层。当环行肌和纵行肌交替有节律性收缩时，可推动食物逐渐向下运动。

（四）外膜

外膜位于消化管的最外层，由结缔组织和间皮构成。腹、盆腔内大部分消化管的外膜，又称浆膜。浆膜能分泌浆液，可减少器官间的摩擦。

二、胸部标志线和腹部分区

内脏大多位于胸腔、腹腔和盆腔内。为了在体表确定内脏器官的位置，在体表设立标志线或进行分区（图2-3）。胸部标志线和腹部分区对临床诊断具有重要意义。

（一）胸部标志线

1. <u>前正中线</u> anterior median line 沿身体前面正中线作的垂直线。

2. <u>胸骨线</u> sternal line 沿胸骨最宽处的外侧缘作的垂直线。

3. <u>锁骨中线</u> midclavicular line 经锁骨中点向下作的垂直线。

4. <u>胸骨旁线</u> parasternal line 经胸骨线与锁骨中线之间的中点所作的垂直线。

5. <u>腋前线</u> anterior axillary line 沿腋前襞向下所作的垂直线。

6. <u>腋中线</u> midaxillary line 经腋窝中点向下所作的垂直线。

7. <u>腋后线</u> posterior axillary line 沿腋后襞向下所作的垂直线。

8. <u>肩胛线</u> scapular line 经肩胛骨下角所作的垂直线。

9. <u>后正中线</u> posterior median line 经身体后面的正中线，即沿椎骨的棘突所作的垂直线。

（二）腹部分区

为了描述腹腔脏器的位置，常用的腹部分区方法有四分法和九分法两种。

1. **四分法** 为临床常用的简便方法。该法是通过脐作一水平线和垂直线，将腹部分为左上腹部、右上腹部、左下腹部、右下腹部。

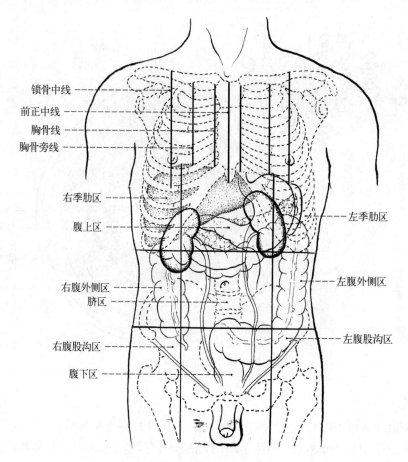

锁骨中线
前正中线
胸骨线
胸骨旁线

右季肋区
腹上区

左季肋区

右腹外侧区
脐区

左腹外侧区

右腹股沟区
腹下区

左腹股沟区

图2-3　胸、腹部标志线和腹部分区

2. **九分法**　一般用两条水平线和两条垂直线将腹部划分为若干区域（图2-3）。两条**水平线**，一是通过左、右肋弓最低点（即第10肋最低点）的连线，为上水平线；二是通过左、右髂结节之间的连线，为下水平线。两条**垂直线**是通过左、右腹股沟韧带中点向上所作的垂直线。由以上四条线可将腹部分为三部九区。其中两条水平线将腹部分为腹上、中、下部，再由两条垂直线与上述两条水平线相交，则把腹部分为九区，即腹上部分成中间的**腹上区**和左、**右季肋区**，腹中部分成中间的**脐区**和左、**右腹外侧区**（腰区），腹下部分成中间的**腹下区**（耻区）和左、**右腹股沟区**（髂区）。

第一节　消化管

一、口腔

<u>口腔</u>oral cavity为消化管的起始部，口腔前壁为口唇，侧壁为颊，上壁为腭，下壁为口腔底。口腔向前以口裂通体外，向后经咽峡通咽。具有咀嚼食物、辅助发音、感受味觉和初步消化食物等功能。口腔以上、下牙弓为界，可分为口腔前庭和固有口腔两部。牙弓与口唇、颊之间的腔隙称为**口腔前庭**，牙弓以内的腔隙称为**固有口腔**。

（一）口唇

<u>口唇</u>oral lip由皮肤、口轮匝肌及黏膜等构成，分上唇和下唇。上唇和下唇间为**口裂**。口裂的两端，称**口角**。上唇表面正中线上有一纵行浅沟称**人中**。上唇的外面两侧和颊部交界处各有一浅沟，称**鼻唇沟**。

（二）颊

<u>颊</u>cheek由皮肤、颊肌和黏膜等构成。

（三）腭

腭 palate 分为硬腭和软腭两部分。腭的前2/3以骨质为主要基础，表面覆以黏膜等结构，称为**硬腭**；腭的后1/3由骨骼肌和黏膜等构成，称为**软腭**。软腭后缘游离，中央有一下垂的突起，称**腭垂**（**悬雍垂**）。由腭垂向两侧各有两条弓形的黏膜皱襞，其前方的一条向下连于舌根，称**腭舌弓**；后方的一条向下连于咽侧壁，称**腭咽弓**（图2-4）。

（四）咽峡

咽峡 isthmus of fauces 是口腔通咽腔的门户，由腭垂，左、右腭舌弓和舌根共同围成。

（五）牙

牙 teeth 是人体最坚硬的器官，嵌入上、下颌骨牙槽内，分别排列成**上牙弓**和**下牙弓**，用以咬切和磨碎食物，并对发音有辅助作用。

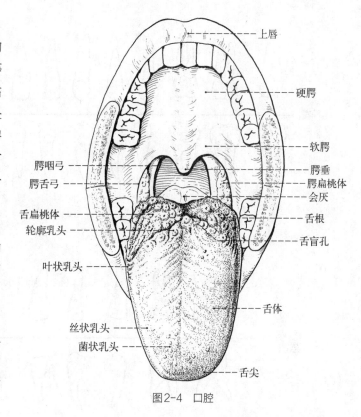

图2-4　口腔

1. **牙的形态和构造**　每个牙都分为**牙冠**、**牙颈**和**牙根**三部分（图2-5）。牙冠是暴露于牙龈以外的部分；牙根是嵌入牙槽内的部分，其末端有**牙根尖孔**；牙颈为牙冠与牙根之间稍细的部分，外包有**牙龈**。

牙主要由**牙质**构成。在牙冠部牙质表面包有一层白色的**釉质**，其钙化程度最高，也是人体中最坚硬的物质。而在牙根部牙质的表面包有一层**牙骨质**。牙的内部有空腔，称为**牙腔**。牙腔是有牙冠内的**牙冠腔**和牙根内的**牙根管**组成。牙腔内的血管、神经和结缔组织等构成**牙髓**（图2-5）。

2. **出牙和牙式**　人的一生中出两次牙。第一次出的牙为**乳牙 deciduous tooth**，在生后6个月始，至2~3岁出齐。乳牙共20个，包括**乳切牙、乳尖牙**和**乳磨牙**。第二次出的牙为**恒牙 permanent tooth**，共32个，包括**切牙、尖牙、前磨牙**和**磨牙**。切牙、尖牙和前磨牙为单牙根，下磨牙为2个牙根，上磨牙有3个牙根。自6~7岁乳牙先后脱落始，至12岁左右，除第3磨牙外共出恒牙28个，另4个恒牙（第3磨牙）在18~30岁萌出，故第3磨牙又称**迟牙**，又称**智牙**。迟牙有的人可终生不出，因此，恒牙28~32个均属正常（图2-6）。

临床上为记录各个牙在口腔中的位置，通常用横线表示上、下牙的分界，以纵线表示左、右侧的分界。用罗马数字表示乳牙，用阿拉伯数字表示恒牙。上述这种记录牙的方式称**牙式**（图2-6）。

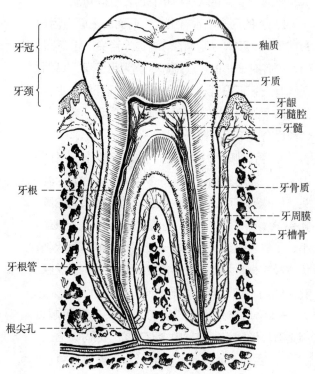

图2-5　牙的形态和构造

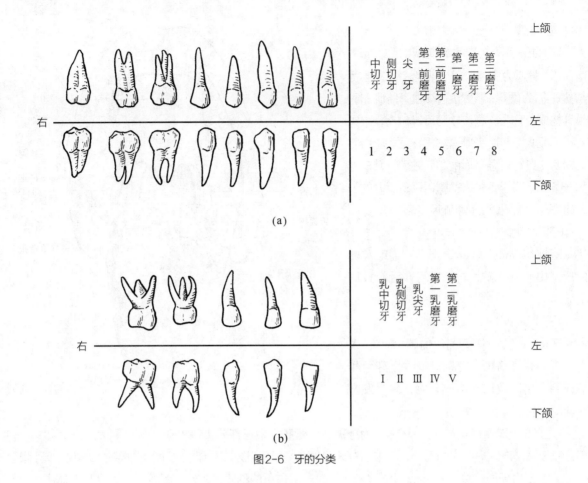

上颌
右 ——————— 左
1 2 3 4 5 6 7 8
下颌

中切牙 侧切牙 尖牙 第一前磨牙 第二前磨牙 第一磨牙 第二磨牙 第三磨牙

(a)

上颌
右 ——————— 左
I Ⅱ Ⅲ Ⅳ Ⅴ
下颌

乳中切牙 乳侧切牙 乳尖牙 第一乳磨牙 第二乳磨牙

(b)

图2-6 牙的分类

（六）舌

舌 tongue 是口腔中随意运动的器官，位于口腔底，以骨骼肌为基础，表面覆以黏膜构成。舌具有感觉、协助咀嚼、吞咽食物和辅助发音等功能。

1. **舌的形态** 舌有上、下两面。上面为**舌背**，后部有一条"人"字形**界沟**，将舌分为后1/3的**舌根**和前2/3的**舌体**，舌体的前端称为**舌尖**。舌下面正中有一纵行的黏膜皱襞，称为**舌系带**。在舌系带根部的两侧各有一小的黏膜隆起，称为**舌下阜**，阜的顶端有下颌下腺管和舌下腺管的共同开口。由舌下阜向后外侧延伸的黏膜隆起，称为**舌下襞**，此襞深面有舌下腺（图2-7）。

2. **舌黏膜** 为淡红色，被覆于舌上、下两面。舌上面的黏膜表面有许多小突起，称为**舌乳头**。按其形态可分为**丝状乳头、菌状乳头**和**轮廓乳头**等（图2-4）。丝状乳头数量最多，体积最小，呈白色丝绒状，具有一般感觉功能。菌状乳头数量较少，为红色圆形的小突起，散布于丝状乳头之间，内含味蕾，司味觉。轮廓乳头最大，有7~11个，排列于界沟前方，乳头中部隆起，周围有环形浅沟，沟壁内含有味蕾，亦司味觉。

3. **舌肌** muscle of tongue 为骨骼肌，可改变舌的形态和位置，还可以使舌灵活运动。舌肌

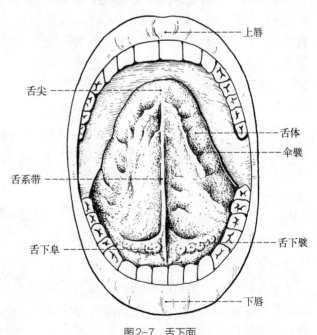

上唇
舌尖
舌体
伞襞
舌系带
舌下阜
舌下襞
下唇

图2-7 舌下面

分为**舌内肌**和**舌外肌**。舌内肌又可按位置和肌纤维的走向分为舌上纵肌、舌下纵肌、舌横肌和舌垂直肌。舌内肌起止均在舌内，收缩运动时，仅使舌改变形态，如舌的缩短、变窄、变薄等。舌外肌起自舌骨、下颌骨和茎突等舌附近骨面，入舌，止于舌内。重要的舌外肌有**颏舌肌**。该肌起自下颌骨体内面，呈扇形止于舌体中线两侧。两侧颏舌肌同时收缩使舌伸出口腔，即吐舌动作。一侧收缩使舌尖伸向对侧（图2-8）。

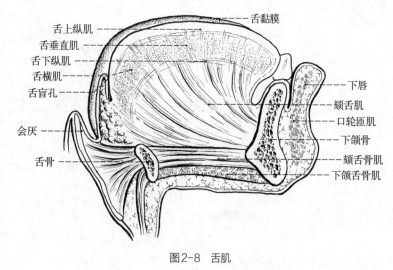

图2-8　舌肌

（七）大唾液腺

在口腔周围有三对大唾液腺，即腮腺、下颌下腺和舌下腺（图2-9）。其分泌物有湿润口腔黏膜、调和食物及分解淀粉等作用。

1. **腮腺 parotid gland**　为最大的一对，略呈三角形，位于耳郭的前下方。从腮腺前缘发出**腮腺管**，在颧弓下一横指处，紧贴咬肌表面前行，至咬肌前缘处转向内侧，穿过颊肌，开口于平对上颌第2磨牙的颊黏膜上。

2. **下颌下腺 submandibular gland**　呈卵圆形，位于下颌骨体后部的内侧，其腺管开口于舌下阜。

3. **舌下腺 sublingual gland**　呈扁长杏核状，位于口腔底舌下襞的深面，其腺管常与下颌下腺管汇合开口于舌下阜；另有5~15条舌下腺小管直接开口于舌下襞。

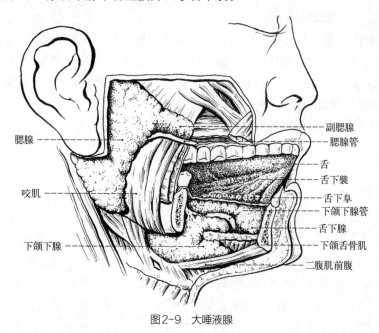

图2-9　大唾液腺

二、咽

（一）咽的形态和位置

咽 pharynx为上宽下窄、前后略扁的漏斗形肌性管道，是消化和呼吸的共同通道。咽上起自颅底，下至第6颈椎体下缘水平与食管相连，咽的前方与鼻腔、口腔和喉腔相邻，后方与上6个颈椎相邻（图2-10）。两侧为颈部大血管和神经。

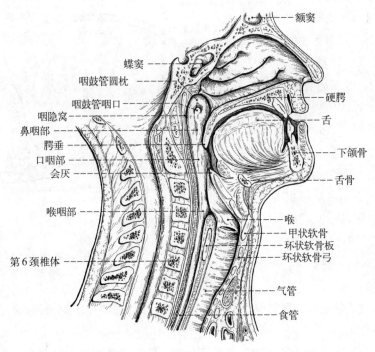

图2-10　头部正中矢状切面

（二）咽的分部和结构

咽自上而下可分为鼻咽、口咽和喉咽三部分（图2-10）。

1. **鼻咽**nasopharynx　位于鼻腔的后方，向前借鼻后孔与鼻腔相通。在其侧壁上各有一**咽鼓管咽口**，空气可经此口进入中耳的鼓室。该口的后上方有一半环形的隆起，称**咽鼓管圆枕**，在圆枕的后方有一深窝，称**咽隐窝**，此窝为鼻咽癌的好发部位。

2. **口咽**oropharynx　位于口腔的后方，向前借咽峡与口腔相通。在其侧壁上，腭舌弓和腭咽弓之间的凹陷，称**扁桃体窝**，窝内容纳腭扁桃体。腭扁桃体是淋巴器官，具有防御功能。

3. **喉咽**laryngopharynx　位于喉的后方，向前借喉口与喉腔相通。喉咽向下通食管。在喉口两侧与咽侧壁之间有一对深窝，称**梨状隐窝**，为异物易滞留的部位。

咽壁的肌层为骨骼肌，由咽缩肌和咽提肌组成。

三、食管

（一）食管的形态和位置

食管esophagus为一前后略扁的肌性管道，长约25 cm。按食管走行的位置可分为颈、胸、腹部。自咽下端，平第6颈椎体下缘起，至胸骨颈静脉切迹平面，为颈部，长约5 cm。自胸骨颈静脉切迹平面始，至膈食管裂孔，为胸部，长18~20 cm。由膈食管裂孔处至胃贲门，为腹部，长1~2 cm。食管上端在平第6颈椎体下缘处续于咽，下端至第11胸椎左侧连于胃。食管在颈部沿脊柱的前方和气管的后方下行入胸腔，在胸部先行于气管与脊柱之间（稍偏左），继经左主支气管之后，再沿胸主动脉右侧下行，至第9胸椎平面斜跨胸主动脉的前方至其左侧，然后穿膈的食管裂孔至腹腔，续行于胃的贲门（图2-11）。

（二）食管的狭窄

食管全长有三个生理性狭窄（图2-11）。

1. **第一个狭窄**　位于咽与食管相续处，距上颌切牙约15 cm，平第6颈椎体下缘。

2. **第二个狭窄**　位于食管与左主支气管交叉处，距上颌切牙约25 cm，在第4、5胸椎之间平面。

3. **第三个狭窄**　位于食管穿过膈的食管裂孔处，距上颌切牙约40 cm，平第10胸椎。

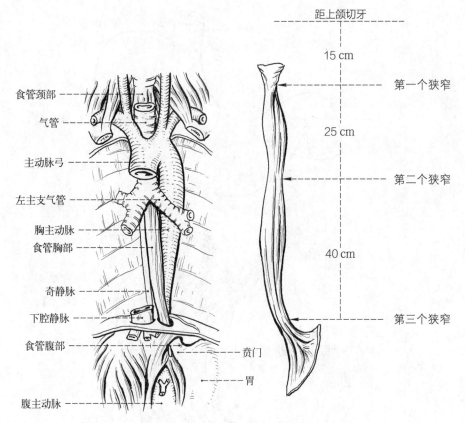

距上颌切牙

15 cm — 第一个狭窄

25 cm — 第二个狭窄

40 cm

第三个狭窄

食管颈部

气管

主动脉弓

左主支气管

胸主动脉
食管胸部

奇静脉

下腔静脉

食管腹部 — 贲门
— 胃

腹主动脉

图2-11 食管的位置及狭窄

这些狭窄是食管异物易滞留的部位，也是食管癌的好发部位。

四、胃

胃stomach是消化管中最膨大的部分。食物由食管入胃，混以胃液经初步消化后，再逐渐被输送至十二指肠。

（一）胃的形态和分部

胃的形态和大小随内容物的多少而不同，还可因年龄、性别、体型的不同而有差异。胃有两口、两壁、两缘，可分为四部。两口：入口为食管与胃相连处，称为**贲门**；出口为胃与十二指肠相续处，称为**幽门**。两壁：**胃前壁**朝向前上方；**胃后壁**朝向后下方。两缘：上缘称为**胃小弯**，胃小弯的最低点弯曲成角状，称**角切迹**；下缘称为**胃大弯**。四部：胃近贲门的部分，称**贲门部**；自贲门向左上方膨出的部分，称为**胃底**；胃的中间广大部分为**胃体**；角切迹与幽门之间的部分，称为**幽门部**。幽门部中紧接幽门呈管状的部分，称为**幽门管**；幽门管左侧稍膨大部分，称为**幽门窦**（图2-12）。胃小弯和幽门部是胃溃疡的好发部位。

（二）胃的位置和毗邻

胃在中等充盈时，其大部分位于左季肋区，小部分位于腹上区。贲门位于第11胸椎左侧，幽门位于第1腰椎右侧。当胃特别充盈时，胃大弯可降至脐以下。

胃前壁的右侧与肝左叶相邻，左侧被膈和左肋弓所掩盖，剑突下胃部分直接与腹前壁相贴。胃后壁与左肾、左肾上腺及胰相邻。胃底与膈、脾相贴。胃大弯的后下方有横结肠经过。

（三）胃壁的构造

胃壁由内向外，可分为黏膜、黏膜下层、肌织膜和外膜四层结构。

1. 黏膜 新鲜的胃黏膜为淡红色，胃内空虚时，黏膜形成许多皱襞，当充满食物胃扩张时，则皱襞消失。在胃幽门处，黏膜形成环形皱襞，称为**幽门瓣**（图2-12）。

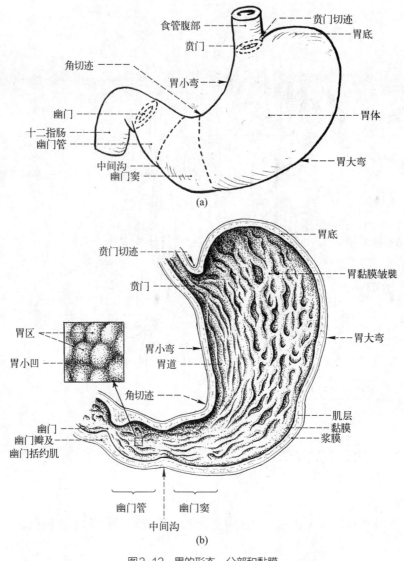

图2-12　胃的形态、分部和黏膜

2. **黏膜下层**　由疏松结缔组织构成，含有丰富的血管、淋巴管和神经。

3. **肌织膜**　胃壁的肌层很发达，由内斜、中环和外纵三层平滑肌构成（图2-13）。环形平滑肌在幽门处特别增厚，形成幽门括约肌。

4. **外膜**　是由浆膜组成。

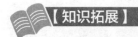【知识拓展】

胃镜检查

　　胃镜检查是目前临床上诊断食管、胃和十二指肠疾病最为直观可靠的方法，是借助一条纤细、柔软的（光纤）导管伸入胃中，直接观察食管、胃和十二指肠的病变，尤其是微小病变的检查方法。胃镜检查能直接观察到被检查部位的真实情况，并可通过对可疑病变部位进行病理取材、活检及细胞学检查，以进一步明确诊断，是上消化道病变的首选检查方法。

五、小肠

小肠small intestine是消化管中最长的一段，也是食物消化吸收最重要的场所。上端起于幽门，下端与盲肠相连。小肠全长5~7 m，由上而下可分为十二指肠、空肠和回肠三部分（图2-1）。

（一）十二指肠

十二指肠duodenum为小肠的起始段，长约25cm，约相当于十二个手指的宽度，故称十二指肠。十二指肠上端接胃幽门，下端续于空肠，呈"C"形包绕胰头，可分为上部、降部、水平部和升部（图2-14）。

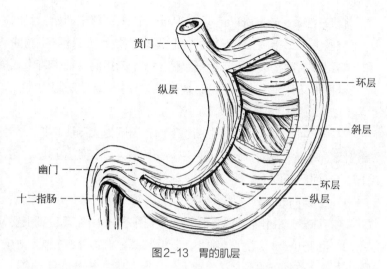

图2-13 胃的肌层

1. **上部**superior part　长约5 cm，在第1腰椎的右侧起于幽门，水平向右，至肝门下方胆囊颈附近急转向下，接续降部。上部左侧与幽门相连接的一段肠壁较薄，黏膜面光滑无环状皱襞，称为十二指肠球，是十二指肠溃疡的好发部位。

2. **降部**descending part　长7~8 cm，起自十二指肠上部，沿第1~3腰椎的右前方，右肾前面内侧缘垂直下行，于第3腰椎的下缘又急转向左，移行于水平部。降部肠腔内，中份的左后壁上有一纵行的黏膜皱襞，称**十二指肠纵襞**，其下端有一乳头状隆起，称为**十二指肠大乳头**，有胆总管和胰管的共同开口，胆汁和胰液由此流入十二指肠内。该乳头离中切牙约75 cm。十二指肠大乳头的上方偶见有**十二指肠小乳头**，为副胰管开口处。

3. **水平部**horizontal part　长约10 cm，起自十二指肠降部，在第3腰椎平面向左行，横过下腔静脉至腹主动脉的前面，移行为升部。

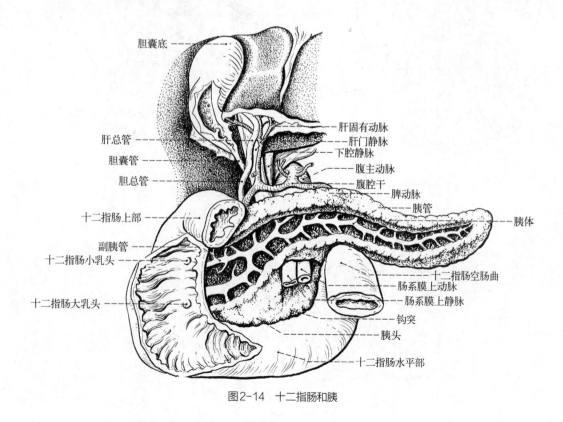

图2-14 十二指肠和胰

4. **升部 ascending part**　长 2~3 cm，自水平部末端始，斜向左上方，至第 2 腰椎体左侧转向下，移行于空肠。十二指肠与空肠转折处形成的弯曲称**十二指肠空肠曲**。十二指肠空肠曲处由少量平滑肌纤维和结缔组织共同构成的**十二指肠悬韧带**。十二指肠悬韧带将十二指肠空肠曲固定于腹后壁。临床上十二指肠悬韧带又称为 Treitz 韧带，是腹部手术中确认空肠起始处的重要标志。

（二）空肠和回肠

空肠和回肠位于腹腔的中部和下部，周围为大肠所环抱。空肠上端起于十二指肠升部末端，回肠下端借回盲口与大肠的盲肠连通。空肠与回肠之间无明显界限，空肠约占空、回肠长度的上 2/5 部，回肠约占空、回肠长度的下 3/5 部。

1. **空肠 jejunum**　管径较粗大，管壁较厚。血管分布较丰富，故颜色较红润。黏膜环状皱襞高而密，黏膜内有许多分散分布的**孤立淋巴滤泡**（图 2-15）。空肠位置主要位于腹腔的左腹外侧区和脐区。

2. **回肠 ileum**　管径较细小，管壁较薄。血管分布较少，故颜色较淡。黏膜环状皱襞低而稀疏，黏膜内除有分散分布的孤立淋巴滤泡外，还有**集合淋巴滤泡**（图 2-15）。集合淋巴滤泡是由孤立淋巴滤泡汇集而成。当感染肠伤寒细菌时，集合淋巴滤泡吞噬细菌，导致集合淋巴滤泡自身炎症，出现溃疡、穿孔大出血。回肠位置主要位于腹腔的脐区和右腹股沟区，其末端连接盲肠。

六、大肠

大肠 large intestine 起自右髂窝内的回肠末端，终于肛门，全长约 1.5 m，略呈方框形，围绕在空、回肠的周围。根据大肠的位置和特点，可分为盲肠、阑尾、结肠、直肠和肛管（图 2-1）。大肠的外形特点为口径较粗，肠壁较薄，而盲肠、结肠还有 3 个特征性结构，即结肠带、结肠袋和肠脂垂（图 2-16）。

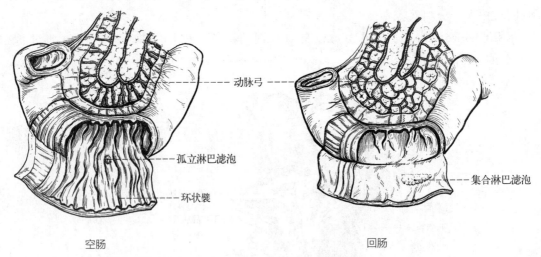

动脉弓

孤立淋巴滤泡

环状皱襞

集合淋巴滤泡

空肠　　　　　　　　　　　　　　　回肠

图 2-15　空肠与回肠的比较

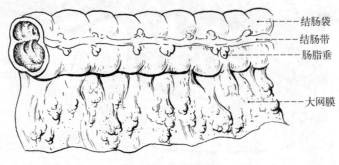

结肠袋

结肠带

肠脂垂

大网膜

图 2-16　结肠的特征

结肠带共3条，与盲肠和结肠的长轴一致，是纵行平滑肌增厚而成；结肠袋是肠壁上许多横沟隔开而成的环形囊状突起；肠脂垂位于结肠带附近，为浆膜下脂肪聚集形成许多大小不等的脂肪突起。大肠的主要功能为吸收水分、维生素和无机盐等，并将食物残渣形成粪便，排出体外。

（一）盲肠

盲肠 cecum 是大肠的起始部，长6~8 cm，下端为膨大的盲端，上续升结肠，位于右髂窝内。在其后上方有回肠末端的开口，此口称为**回盲口**。口的上、下缘各有一半月形的黏膜皱襞称**回盲瓣**，此瓣可防止大肠内容物逆流入小肠。在回盲口的下方约2 cm处，有阑尾的开口（图2-17）。

（二）阑尾

阑尾 vermiform appendix 形似蚯蚓，又称**蚓突**。上端连通盲肠，下端则以盲端游离，长7~9 cm。阑尾根部的体表投影位置相对比较恒定，通常在脐与右髂前上棘连线的中、外1/3交界处，急性阑尾炎时该处可有压痛。3条结肠带最后汇集于阑尾根部，故手术时沿结肠带向下追踪，是寻找阑尾的可靠方法。阑尾的游离端伸展的位置不恒定，以盆位较多见，其次为盲肠后位及盲肠下位，回肠前位和后位较罕见（图2-17）。

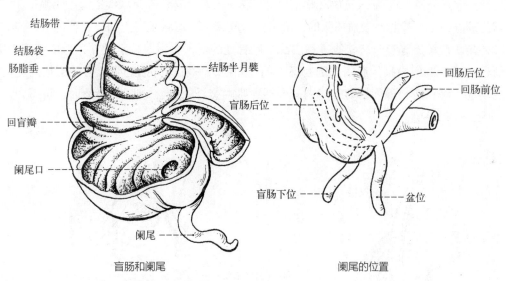

图2-17　盲肠和阑尾

（三）结肠

结肠 colon 位于盲肠和直肠之间，围绕在空肠和回肠周围，按其位置和形态，可分为升结肠、横结肠、降结肠和乙状结肠四部分（图2-1）。

1. **升结肠** ascending colon　起自盲肠上端，沿腹后壁右侧上升，至肝右叶下面转向左移行为横结肠。升结肠移行为横结肠处的弯曲，称**结肠右曲**。升结肠无系膜，借结缔组织贴附于腹后壁，故升结肠移动性很小。

2. **横结肠** transverse colon　呈弓状向左行，至脾下转折向下，移行为降结肠。横结肠移行为降结肠处的弯曲，称**结肠左曲**。横结肠由横结肠系膜连与腹后壁，活动度较大。

3. **降结肠** descending colon　沿腹后壁左侧下降，至左髂嵴处移行为乙状结肠。降结肠没有系膜，借结缔组织贴附于腹后壁，故降结肠移动性很小。

4. **乙状结肠** sigmoid colon　呈乙字形弯曲，向下进入盆腔，至第3骶椎水平续于直肠。乙状结肠借乙状结肠系膜连接盆腔左后壁。乙状结肠有较大的移动性。

（四）直肠

直肠 rectum 位于盆腔，全长10~14 cm，上端平第3骶椎处接乙状结肠（图2-1），下端至盆膈处续于肛管。直肠后面与骶骨和尾骨相邻；直肠前面，在男性邻膀胱、前列腺、精囊等，在女性毗邻子宫和阴道。

直肠侧面观，可见有两个弯曲，上段与骶骨前面的曲度一致，形成一凸向后的弯曲，称**直肠骶曲**；下段绕过尾骨尖前面转向后下方，形成一凸向前的弯曲，称**直肠会阴曲**（图2-18）。直肠下段肠腔膨大，称**直肠壶腹**。直肠壶腹内面有2~3条半月形黏膜皱襞，称**直肠横襞**。其中最大而恒定的一个直肠横襞，在直肠壶腹上份的前右侧壁，距肛门约7 cm。直肠横襞主要有支持粪便的功能。临床直肠镜检查，应顺着直肠的弯曲插入，以避免损伤直肠横襞（图2-18、图2-19）。

（五）肛管

肛管 anal canal 为大肠的末段，长3~4 cm，上端于盆膈处与直肠相连，下端终于肛门。肛管上段的黏膜有6~10条纵行的皱襞，称**肛柱**。各肛柱下端有半月形的黏膜皱襞相连，该黏膜皱襞称**肛瓣**。两相邻的肛柱与肛瓣围成一开口向上的小凹陷，称**肛窦**。肛窦内易潴留粪屑，引起肛窦炎。各肛柱下端和肛瓣共同连成一锯齿状的环形线，称**齿状线**，或称**肛皮线**。它是皮肤和黏膜的分界线。齿状线下有一表面光滑并略显光泽，宽约1 cm的环状带，称**肛梳**，又称**痔环**。在齿状线以上的黏膜下和肛梳的皮下有丰富的静脉丛。当静脉丛淤血曲张时，形成痔。临床上将齿状线以上的痔，称内痔；齿状线以下的痔，称外痔。肛梳下缘有一环状线，称**白线**。肛管处的环形平滑肌特别增厚，形成**肛门内括约肌**，此肌可协助排便；肛门内括约肌的周围有环形的骨骼肌，称**肛门外括约肌**，可随意括约肛门，有控制排便的功能。在白线处深面恰为肛门内、外括约肌的交界处。临床肛门指诊时，可感知该处有一环状沟（图2-19）。

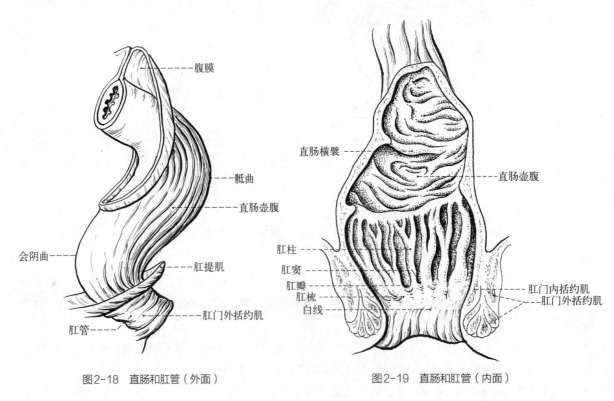

图2-18　直肠和肛管（外面）　　　　　图2-19　直肠和肛管（内面）

（金明子编写，李虹绘图）

第二节 消化腺

一、肝

肝liver是人体中最大的腺体，也是最大的消化腺，质量占体重的1/50～1/40。胎儿和新生儿的肝相对较大，可达体重的1/20。肝的血液供应十分丰富，故活体的肝呈棕红色。肝的质地柔软而脆弱，受暴力打击易破裂出血。

（一）肝的形态

肝呈不规则的楔形，可分为上、下两面，前、后、左、右4缘（图2-20、图2-21）。肝的上面凸隆，与膈相贴，称**膈面**，可由**镰状韧带**分为**肝左叶**、**肝右叶**。肝右叶大而厚，左叶小而薄。肝的下面凸凹不平，与许多内脏接触，称**脏面**。此面有一略呈"H"形的沟，即左、右纵沟和一条横沟。左纵沟的前部有**肝圆韧带**通过；后部容纳**静脉韧带**。右纵沟的前部有一凹窝，称**胆囊窝**，容纳胆囊；后部有**下腔静脉**通过。横沟即**肝门**porta hepatis，有肝左、右管、肝固有动脉、肝门静脉以及神经和淋巴管通过。肝的前缘（也称下缘）薄而锐利，为肝的膈面与脏面的分界线，肝的后缘圆钝。

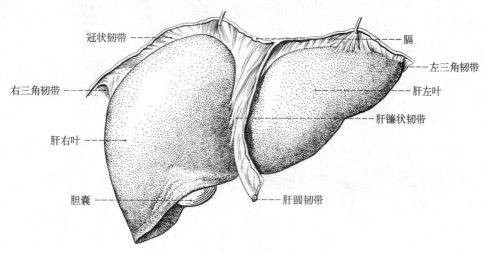

图2-20 肝的前面

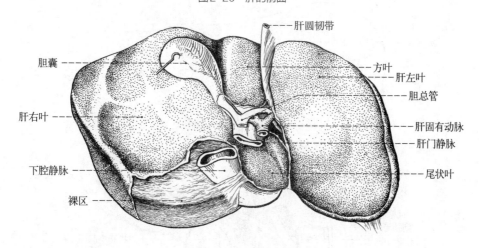

图2-21 肝的下面

（二）肝的位置和体表投影

1. **肝的位置** 肝大部分位于右季肋区和腹上区，小部分位于左季肋区。肝的膈面基本与膈穹隆一致，其大部分为肋弓所覆盖，仅在腹上区左、右肋弓间、剑突之下露出，并直接接触腹前壁。肝的脏面邻近腹腔器官。右叶下面与结肠右曲、右肾和十二指肠相接触；左叶下面与胃前壁相接触。

2. 肝的体表投影

（1）肝的上界　与膈穹隆一致。在右腋中线处起自第7肋，由此向左至右锁骨中线处平第5肋，在前正中线处平胸剑结合，至左锁骨中线平第5肋间隙。此上凸弧线即为肝的上界。

（2）肝的下界　与肝的前（下）缘一致。在右腋中线平10肋，向右侧与右肋弓一致，至右侧第8、9肋软骨结合处离开肋弓，经剑突下3~5 cm处斜向左上，至左肋弓第7、8肋软骨结合处，进入左季肋区，连于上界左端。因此，在正常成人，肝的下界在右肋弓下一般不能触及，剑突下可触及。在小儿，肝的体积相对较大，肝的下缘可低于右肋弓下缘2~3 cm。7岁以上儿童已不能触及。

（三）肝外胆道

肝外胆道包括胆囊和输胆管道（图2-22、图2-23）。

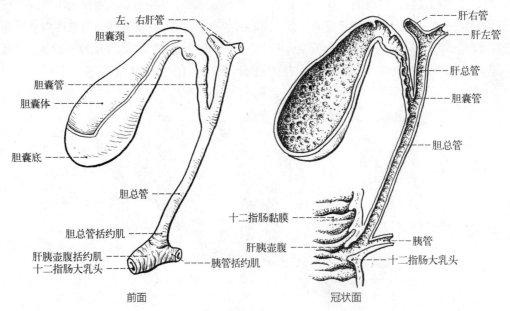

图2-22　胆囊及肝外输胆管道

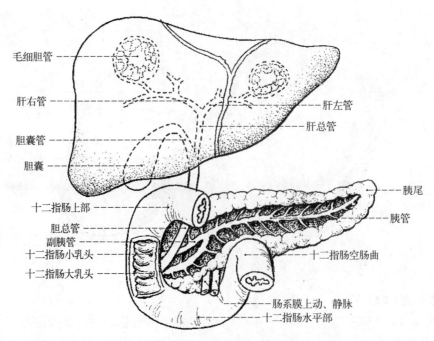

图2-23　输胆管道和胰管

1. **胆囊gallbladder** 位于肝右叶下面的胆囊窝内，上面借结缔组织与肝相连，下面由腹膜覆盖。胆囊呈长梨形，长8~12 cm，宽3~5 cm，容量40~60 mL，常被胆汁染成绿色。胆囊一般分为底、体、颈、管四部。**胆囊底**为突向前下方的盲端，常在肝下缘露出，其体表投影相当于右侧腹直肌外侧缘与右肋弓相交处。胆囊炎时，此处可有压痛。**胆囊体**占胆囊中央大部分，约在肝门右侧移行于胆囊颈。**胆囊颈**细而短，以直角弯向左侧，移行于胆囊管。**胆囊管**是胆囊颈的延续，长3~4 cm，与肝总管汇合成胆总管。胆囊颈和胆囊管的黏膜向内呈螺旋状突出，形成**螺旋襞**，可节制胆汁的出入，胆结石也常嵌顿于此。

胆囊的功能是贮存、浓缩胆汁。胆囊收缩可促进胆汁的排出。

2. **输胆管道** 包括肝左管、肝右管、肝总管、胆囊管及胆总管。

肝内胆小管逐渐汇合成**肝左管**和**肝右管**，两管出肝门不远即汇合成**肝总管**，肝总管长约3 cm，末端与位于其右侧的胆囊管呈锐角并行一段距离后汇合成**胆总管**。胆总管长4~8 cm，在肝十二指肠韧带内，它位于肝固有动脉右侧、肝门静脉右前方，继而下行经十二指肠上部的后方，至胰头与十二指肠降部间进入十二指肠降部的后内侧壁，在此与胰管汇合，形成略膨大的总管称**肝胰壶腹**（Vater壶腹）开口于十二指肠大乳头。在肝胰壶腹的管壁内，有环形平滑肌，称**肝胰壶腹括约肌**（Oddi括约肌），可控制胆汁的排出和防止十二指肠内容物逆流入胆总管和胰管内。肝胰壶腹括约肌平时保持收缩状态，由肝分泌的胆汁，经肝左、右管、肝总管、胆囊管进入胆囊内贮存。进食后，尤其是进高脂肪食物，在神经体液因素调节下，胆囊收缩，肝胰壶腹括约肌舒张，使胆汁自胆囊经胆囊管、胆总管、肝胰壶腹、十二指肠大肠头，排入十二指肠腔内。

二、胰

胰是人体第二大消化腺，由外分泌部和内分泌部组成，质量为82~117 g。

（一）胰的形态和分部

胰pancreas呈三棱柱状，可分为头、体和尾三部。**胰头**被十二指肠所环抱。**胰体**是胰的中间大部分。**胰尾**是左端狭细部，抵达脾门后下方。

在胰的实质内偏后方，与胰的长轴平行，有一条起于胰尾向右横贯其全长的主排泄管，称**胰管**。胰管沿途汇集各小叶间导管，最后与胆总管合并，共同开口于十二指肠大乳头（图2-23）。

（二）胰的位置

胰位于胃的后方，位置较深，于第1、2腰椎水平横贴于腹后壁，为腹膜外位器官。

第三节 腹膜

腹膜peritoneum是一层浆膜，由间皮和结缔组织构成，薄而光滑，呈半透明状，覆盖于腹、盆腔壁的内面和腹、盆腔脏器的表面。衬于腹、盆腔壁内表面的部分，称**壁腹膜**（腹膜壁层）；衬于腹、盆腔脏器表面的部分，称**脏腹膜**（腹膜脏层）。脏、壁腹膜两层互相移行，共同形成一个潜在性腔隙，称**腹膜腔**，腔内仅有少量浆液。男性腹膜腔是一封闭的腔隙，与外界不通；而女性腹膜腔则借输卵管腹腔口，经输卵管、子宫、阴道与外界相通。

腹膜能分泌少量浆液，润滑脏器表面，减少脏器间的摩擦。腹膜对脏器还具有支持、固定、修复及防御等功能。腹膜的易粘连性，就可促进损伤的修复和防止腹腔炎症的扩散，但同时也易产生肠粘连。病理情况下，腹膜渗出液增多，可形成腹水。

一、腹膜与腹、盆腔脏器的关系

根据腹膜覆盖脏器表面的多少，可分为三类（图2-24、图2-25）。

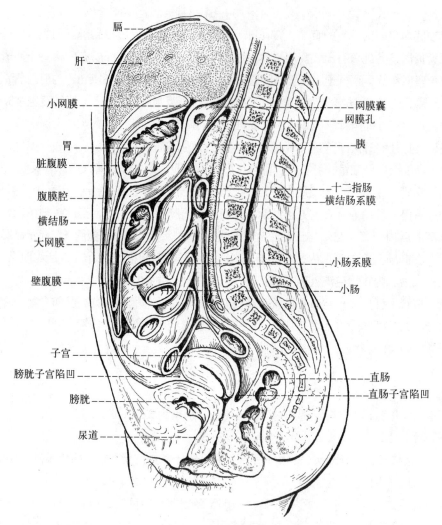

膈

肝

小网膜

胃

脏腹膜

腹膜腔

横结肠

大网膜

壁腹膜

子宫

膀胱子宫陷凹

膀胱

尿道

网膜囊

网膜孔

胰

十二指肠

横结肠系膜

小肠系膜

小肠

直肠

直肠子宫陷凹

图2-24　腹膜腔矢状面（女性）

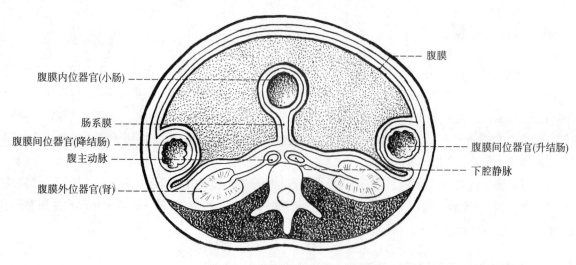

腹膜

腹膜内位器官(小肠)

肠系膜

腹膜间位器官(降结肠)

腹主动脉

腹膜外位器官(肾)

腹膜间位器官(升结肠)

下腔静脉

图2-25　腹膜与脏器的关系示意图

1. **腹膜内位器官**　凡脏器表面几乎完全被腹膜所覆盖者，称腹膜内位器官，如胃、十二指肠上部、空肠、回肠、盲肠、阑尾、横结肠、乙状结肠、脾、卵巢和输卵管。这些器官具有较大的活动性。

2. **腹膜间位器官**　凡脏器的三个面或大部分被腹膜所覆盖者，称腹膜间位器官，如肝、胆囊、升结肠、降结肠、直肠上段、膀胱和子宫。

3. **腹膜外位器官**　凡脏器仅一面被腹膜所覆盖者，称腹膜外位器官，如肾、肾上腺、胰、十二指肠降部和水平部、输尿管、直肠中段和下段。

掌握腹膜与脏器的关系，有重要的临床意义。如对腹膜内位器官进行手术，必须通过腹膜腔；但对肾、输尿管等腹膜外位器官和膀胱等腹膜间位器官，可不必打开腹膜腔而于腹膜外进行手术，从而可避免术后腹膜腔的感染和脏器粘连。

二、腹膜形成的结构

壁腹膜与脏腹膜之间或脏腹膜在脏器之间互相移行，形成了许多结构，这些结构不仅对器官起着连接和固定作用，也是血管、神经等进入脏器的途径。如网膜、系膜、韧带和陷凹等。

（一）网膜

网膜omentum包括小网膜、大网膜及网膜囊（图2-26、图2-27）。

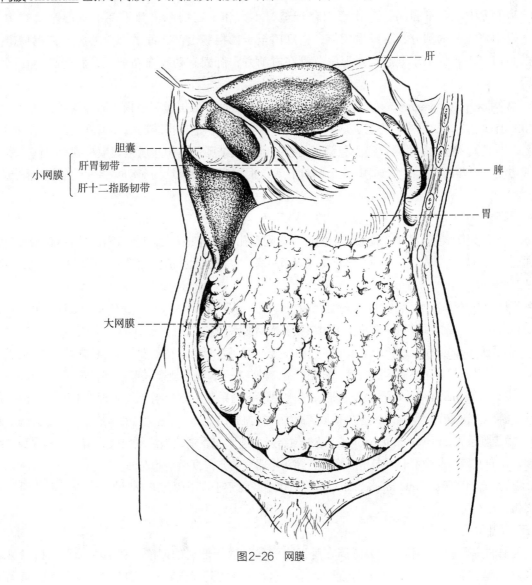

图2-26　网膜

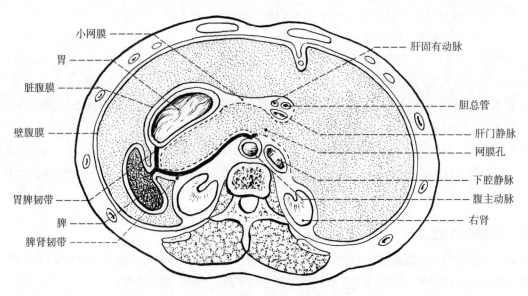

图2-27　网膜孔和网膜囊（经第1腰椎水平）

1. **小网膜 lesser omentum**　是由肝门移行至胃小弯和十二指肠上部之间的双层腹膜结构。由肝门至胃小弯之间的部分，称**肝胃韧带**；由肝门至十二指肠上部之间的部分称**肝十二指韧带**。肝十二指肠韧带内含三个重要结构：即胆总管在右前方，肝固有动脉在左前方，肝门静脉在两者之间的后方。

2. **大网膜 greater omentum**　是连于胃大弯和横结肠之间的四层腹膜结构。形似围裙，悬垂于结肠和小肠的前面。前两层是来自胃前、后壁的腹膜，自胃大弯和十二指肠起始部下垂至近骨盆缘时再急转向上，形成大网膜的后两层，向上包绕横结肠，且与横结肠系膜和腹后壁腹膜相续。大网膜具有重要防御功能。当腹内发生病变（阑尾炎、胃穿孔等）时，它可向病灶处移动并将病灶包裹以限制炎症蔓延。

3. **网膜囊 omental bursa**　是位于小网膜和胃后壁、腹后壁的腹膜之间的一个扁窄间隙，是腹膜腔的一部分，又称**小腹膜腔**。肝十二指肠韧带的后方为**网膜孔**，可容1~2指通过。该孔是网膜囊与腹膜腔的唯一通道，当胃后壁穿孔时，胃内容物首先流入网膜囊，也可经此孔流至腹膜腔，引起弥漫性腹膜炎。

（二）系膜

系膜是指将肠管连于腹后壁的双层腹膜结构。两层中间夹有到达该器官的神经、血管、淋巴管、淋巴结和脂肪等。主要的系膜有肠系膜、阑尾系膜、横结肠系膜和乙状结肠系膜等（图2-28）。

1. **肠系膜 mesentery**　最长，呈扇形，是将空肠、回肠系于腹后壁的双层腹膜结构。它附着于腹后壁的部分称肠系膜根。肠系膜根起自第2腰椎左侧，斜向右下，止于骶髂关节前方，长约15 cm。

2. **阑尾系膜 mesoappendix**　呈三角形，将阑尾连于肠系膜下方，阑尾的血管、淋巴管、神经走行于系膜的游离缘，故阑尾切除时，应从系膜游离缘进行血管结扎。

3. **横结肠系膜 transverse mesocolon**　是将横结肠系连于腹后壁的横位双层腹膜结构，其根部自结肠右曲起始，向左跨右肾中部、十二指肠降部、胰头等器官前方，直至结肠左曲。

4. **乙状结肠系膜 sigmoid mesocolon**　是将乙状结肠固定于左下腹部的双层腹膜结构，其根部附着于左髂窝和骨盆左后壁。

（三）陷凹

腹膜陷凹主要位于盆腔内，为腹膜在脏器之间移行返折形成的凹陷。在男性，膀胱与直肠之间有**直肠膀胱陷凹**。在女性，子宫与膀胱之间有一较浅的**膀胱子宫陷凹**；直肠与子宫之间有**直肠子宫**

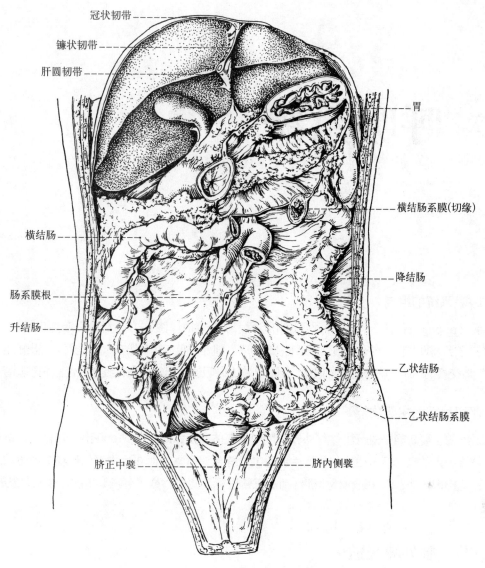

冠状韧带

镰状韧带

肝圆韧带

胃

横结肠系膜(切缘)

横结肠

降结肠

肠系膜根

升结肠

乙状结肠

乙状结肠系膜

脐正中襞

脐内侧襞

图2-28 腹膜形成的结构

陷凹，且与阴道穹后部相邻（图2-24）。站立或坐位时，男性的直肠膀胱陷凹和女性的直肠子宫陷凹是腹膜腔的最低点，故腹膜腔积液、积血或积脓多积聚于此，可经直肠前壁穿刺和阴道后穹穿刺以进行诊断和引流。

（武建军编写，李虹绘图）

第三章　呼吸系统

一、呼吸系统的组成

呼吸系统 respiratory system 由肺外呼吸道和肺两大部分组成（图3-1）。肺外呼吸道包括鼻、咽、喉、气管和主支气管。肺由肺内各级支气管以及肺泡等构成。肺外呼吸道和各级支气管是气体进出的通道，肺泡则是进行气体交换的场所。临床上通常把鼻、咽、喉称**上呼吸道**，把气管和各级支气管称**下呼吸道**。

二、呼吸系统的主要功能

呼吸系统的主要功能是进行机体与外界环境间的气体交换，即吸入氧，呼出二氧化碳。机体利用呼吸系统从外界吸入的氧，经过生物氧化产生能量供新陈代谢所需，而在生物氧化过程中产生的二氧化碳则由呼吸系统排出体外，以保证机体生理活动的正常进行。此外，鼻兼有嗅觉功能，喉兼有发音功能。

第一节　肺外呼吸道

一、鼻

鼻是呼吸道的起始部，又是嗅觉器官，包括外鼻、鼻腔、鼻旁窦三部分。

（一）外鼻

外鼻 external nose 位于面部中央，以骨和软骨为支架，表面被覆皮肤而成。上部狭窄，位于两眼之间，称**鼻根**，向下延伸为**鼻背**，下端突出形成**鼻尖**，鼻尖两侧弧形扩大为**鼻翼**，鼻翼下方的开口为**鼻孔**。在平静呼吸时鼻翼无显著活动，当呼吸困难时，可出现明显的鼻翼扇动。

（二）鼻腔

鼻腔 nasal cavity 是一前后狭长的腔隙，腔壁由骨和软骨作支架，衬以黏膜和皮肤而构成。鼻腔被鼻中隔分为左、右两腔，向前经鼻孔通外界，向后经鼻后孔通鼻咽。每侧鼻腔以鼻阈为界分为前部的鼻前庭和后部的固有鼻腔。鼻阈是指鼻前庭上方的弧形隆起，是皮肤和黏膜的交界处。

1. **鼻前庭**　为鼻翼所围成的空腔，内面衬以皮肤，并生有粗硬的鼻毛，可滤过空气中的灰尘。由于该处缺乏皮下组织，故发生疖肿时，疼痛较为剧烈。

2. **固有鼻腔**　位于鼻前庭后上方，内衬以黏膜，是鼻腔的主要部分，临床上所称鼻腔常指该部而言，鼻腔有顶、底、内、外侧壁。鼻腔底壁即口腔顶，由硬腭构成。鼻腔顶壁上方为筛板，隔此壁邻颅

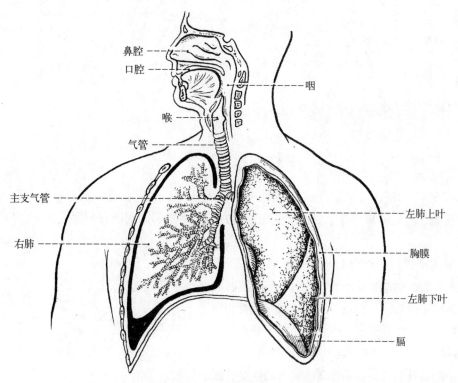

图3-1　呼吸系统模式图

前窝。外侧壁上有上、中、下3个平行排列的长形隆起，分别称**上鼻甲**、**中鼻甲**和**下鼻甲**。各鼻甲外下方被遮蔽的裂隙分别称**上鼻道**、**中鼻道**和**下鼻道**。上鼻道和中鼻道有鼻旁窦的开口，下鼻道的前部有鼻泪管的开口（图3-2）。鼻中隔是两侧鼻腔的共同内侧壁，由骨性鼻中隔和鼻中隔软骨衬以黏膜而成。其前下方血管丰富、位置表浅，外伤或干燥刺激均易引起出血。90%左右的鼻出血发生于此区，故称**易出血区**即 Little 区或 Kiesselbach 区。

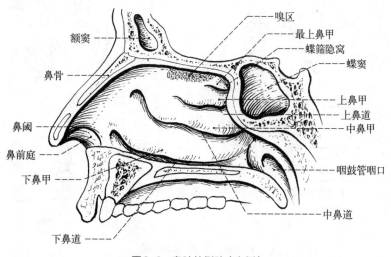

图3-2　鼻腔外侧壁（右侧）

固有鼻腔的黏膜可根据其结构和功能的不同，分为嗅区和呼吸区两部分。嗅区为被覆于上鼻甲和与其相对应的鼻中隔及两者上方鼻腔顶部区域的黏膜，此区黏膜内含有嗅细胞，能感受嗅觉刺激；呼吸区为嗅区以外的部分，此区黏膜呈红色，表面光滑、湿润，黏膜内含有丰富的血管、黏液腺，对吸入的空气起加温、湿润等作用。

（三）鼻旁窦

参见第一章第一节相关内容。

二、咽

参见第二章第一节相关内容。

三、喉

（一）喉的位置

喉larynx既是呼吸道，又是发音器官。喉位于颈前部正中，位置表浅，上连舌骨，下接气管，前方被皮肤、浅筋膜、深筋膜和舌骨下肌群所覆盖，后方与喉咽相邻，两侧有颈部大血管、神经和甲状腺左、右叶。

成年人喉的上界约平对第4、5颈椎体之间，下界平对第6颈椎体下缘。喉的位置高低依性别、年龄不同而略有差异，女性高于男性，儿童高于成人。喉与舌骨和咽紧密连结，可随吞咽或发音而上下移动。

（二）喉的结构

喉是复杂的管状器官，由喉软骨、软骨的连结、喉肌和黏膜构成。

1. **喉软骨**laryngeal cartilage 是喉的支架，主要包括甲状软骨、环状软骨、会厌软骨和杓状软骨等（图3-3、图3-4）。

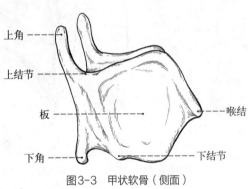

图3-3 甲状软骨（侧面）

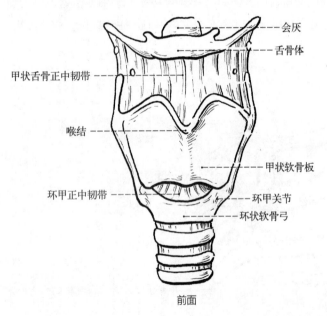

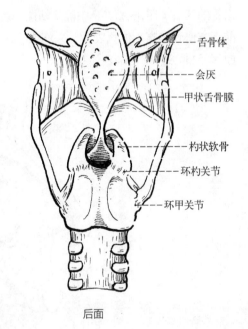

图3-4 喉软骨及其连结

（1）**甲状软骨**thyroid cartilage 是最大的喉软骨，位于舌骨的下方、环状软骨的上方，构成喉的前壁和两侧壁。甲状软骨由左右对称的两个方形软骨板构成，两板前缘互相愈着形成前角。前角上端向前突出成**喉结**，在成年男性特别明显。两板后缘游离，向上、下各有一对突起，上方的一对为**上角**，下方的一对为**下角**，下角与环状软骨构成环甲关节。

（2）**环状软骨**cricoid cartilage 位于甲状软骨的下方，构成喉的底座。环状软骨前部低窄呈弓形，称环状软骨弓；后部高宽呈板状，称**环状软骨板**。环状软骨是喉软骨中唯一完整的软骨环，对保持呼吸道的畅通有重要作用。

（3）**杓状软骨 arytenoid cartilage** 位于环状软骨板上方，左右各一，呈三棱锥体形，尖朝上，底朝下，底与环状软骨板上缘形成环杓关节。杓状软骨底有向前的突起，称**声带突**，有声韧带附着；向外侧较钝的突起称**肌突**，是喉肌的附着处。

（4）**会厌软骨 epiglottic cartilage** 形似树叶，其下端狭细，附着于甲状软骨前角的后面；其上端宽阔，构成喉口的前界，位于舌根的后方。会厌软骨表面被覆黏膜称会厌。会厌形成喉口的活瓣，当吞咽时，喉上提，会厌关闭喉口，防止食物误入喉。

2. **喉软骨的连结** 喉软骨的连结包括关节和膜性连结两种。关节有环甲关节和环杓关节，膜性连结主要有弹性圆锥。

（1）**环甲关节** 由甲状软骨下角与环状软骨两侧的关节面构成，可使甲状软骨沿冠状轴作前倾和复位的运动。环甲关节的运动与声带的紧张和松弛有关。

（2）**环杓关节** 由杓状软骨底与环状软骨板上缘的关节面构成，可使杓状软骨沿垂直轴作旋转运动。环杓关节的运动与声门裂的开大和缩小有关。

（3）**弹性圆锥 conus elasticus** 又称**环甲膜**，为圆锥形弹性纤维膜，其下缘附着于环状软骨上缘，其上缘游离，张于甲状软骨前角的后面与杓状软骨声带突之间，称**声韧带**，是发音的主要结构（图3-5、图3-6）。

弹性圆锥前部较厚，张于环状软骨弓上缘和甲状软骨下缘中部之间，称**环甲正中韧带**。因该处位置表浅，临床上如遇急性喉阻塞病人，可经此处切开并插管，以建立暂时通气道，抢救病人的生命。

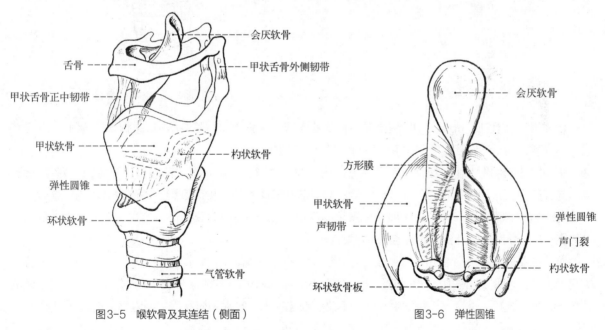

图3-5 喉软骨及其连结（侧面）　　　　　图3-6 弹性圆锥

3. **喉肌 muscle of larynx** 属横纹肌，附着于喉软骨的表面，其主要功能是通过作用于环甲关节和环杓关节，调节声门裂的大小、声韧带的紧张和松弛以及喉口的开合等（图3-7、图3-8）。喉肌的名称、起止和作用见表3-1。

表3-1 喉肌的名称、起止及作用简表

名 称	起 止	作 用
环杓后肌	起自环状软骨板后面，止于杓状软骨肌突	开大声门、紧张声韧带
环杓侧肌	起自环状软骨弓上缘和外面，止于杓状软骨肌突	缩小声门裂

续表

名 称	起 止	作 用
杓横肌	肌束横行连于两侧杓状软骨的后面	缩小声门裂和喉口
杓斜肌	起自杓状软骨肌突，止于对侧杓状软骨尖	缩小喉口和声门裂
环甲肌	起自环状软骨弓前外侧面，止于甲状软骨下缘	紧张声韧带
甲杓肌	起自甲状软骨前角的后面，止于杓状软骨声带突至肌突	松弛声韧带、缩小声门裂

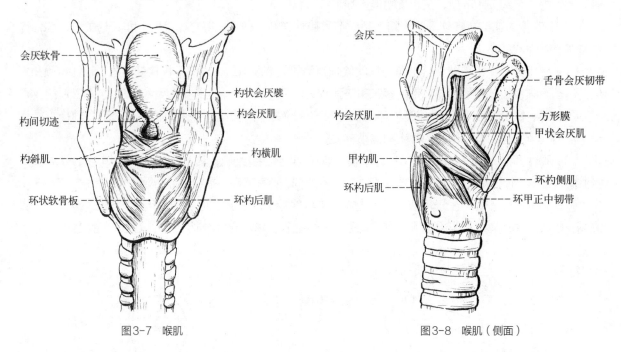

图3-7　喉肌　　　　　　　　　　　　图3-8　喉肌（侧面）

4. **喉腔**　喉腔laryngeal cavity是由喉软骨及其连结、喉肌和喉黏膜共同围成的不规则管腔，向上经喉口通喉咽，向下通气管。喉腔黏膜分别与咽和气管的黏膜相延续。

在喉腔的两侧壁有上、下两对呈前后方向的黏膜皱襞，上方的一对称**前庭襞**，下方的一对称**声襞**，声襞内含有声韧带和声带肌，三者合称**声带**。两侧前庭襞间的裂隙称**前庭裂**，两侧声襞及杓状软骨基底部之间的裂隙称**声门裂**。声门裂是喉腔最狭窄的部位，此裂前3/5为膜间部，与发音有关，为喉癌的好发部位；后2/5为软骨间部，是喉结核的好发部位。

喉腔借前庭裂和声门裂分为三部分：前庭裂以上的部分称**喉前庭**；前庭裂和声门裂之间的部分称**喉中间腔**，其向两侧突出的隐窝称**喉室**；声门裂以下的部分称**声门下腔**（图3-9、图3-10）。声门下腔的黏膜下组织较疏松，炎症时容易发生水肿。小儿的喉腔狭小，喉水肿容易引起喉阻塞，造成呼吸困难。

四、气管和主支气管

气管和主支气管是连接喉和肺之间的管道，由"C"形的软骨环以及连接各软骨环的结缔组织和平滑肌构成，管腔内面衬以黏膜。气管和支气管的后壁缺少软骨，被由平滑肌和结缔组织构成的膜壁所封闭（图3-11）。

（一）气管

气管trachea位于食管的前方，上端平第6颈椎体下缘高度起自环状软骨，向下至第4、5胸椎之间的平面（相当于胸骨角平面）分为左、右主支气管，分叉处称**气管杈**，气管杈内面形成一个向上凸出的半月形纵嵴，称**气管隆嵴**，是支气管镜检查的定位标志。气管可分为颈、胸两部。气管颈部较短，沿颈前

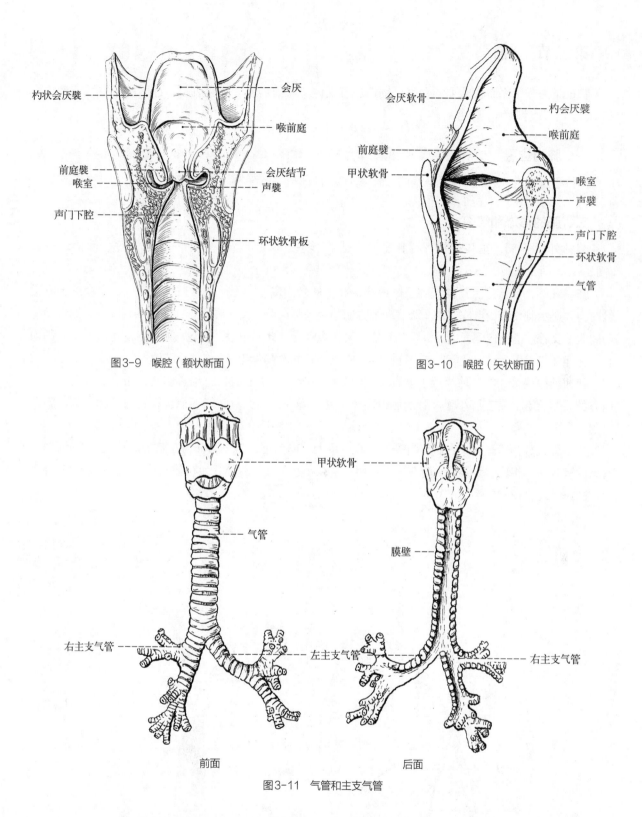

图3-9　喉腔（额状断面）

图3-10　喉腔（矢状断面）

图3-11　气管和主支气管

正中线下行，其前面除有舌骨下肌群外，在第2~4气管软骨环的前面还有甲状腺峡，两侧有甲状腺左、右叶和颈部大血管，后面贴食管；胸部较长，位于后纵隔内。临床上气管切开常在第3、4或4、5气管软骨处进行。

（二）主支气管

主支气管 principal bronchus 位于气管杈与肺门之间，左、右各一，分别称**左主支气管**和**右主支气管**。左主支气管细长，走向较水平；右主支气管粗短，走向较垂直。因此，气管内异物容易落入右主支气管。

第二节　肺

肺 lung 为呼吸系统最重要的器官，也是进行气体交换的场所。健康成年男性两肺的空气容量约为6 000 mL，女性略小于男性。

一、肺的位置

肺位于胸腔内，纵隔的两侧，膈的上方，左、右各一。

二、肺的形态和结构

两肺外形不同，左肺狭长，右肺宽短。肺的形态近似圆锥状，具有一尖、一底、两面、三缘（图3-12、图3-13）。

肺尖钝圆，经胸廓上口向上突至颈根部，高出锁骨内侧1/3段上方2~3 cm，所以，在锁骨上方进针时，要避免刺伤肺尖造成气胸。肺底向上方凹陷，与膈相贴，又称膈面。外侧面广阔圆凸，贴近肋与肋间肌，又称肋面。内侧面贴近纵隔和脊柱，又称纵隔面。此面中央凹陷处称肺门，有主支气管、肺动脉、肺静脉、淋巴管和神经等出入。这些结构被结缔组织和胸膜包绕成束，称肺根。

肺的前缘锐薄，右肺前缘近于垂直，左肺前缘下半有一明显缺口，称心切迹，切迹下方有一向前内方的舌状突起，称左肺小舌。肺的后缘圆钝，贴于脊柱的两旁。肺的下缘也较锐薄，伸向膈与胸壁之间。

肺被肺裂分为若干叶。左肺有斜裂，自肺门后上斜向前下，将左肺分为左肺上叶和左肺下叶两叶。右肺除有与左肺相应的斜裂外，尚有一水平裂。斜裂和水平裂将右肺分为右肺上叶、右肺中叶和右肺下叶（图3-12、图3-13）。

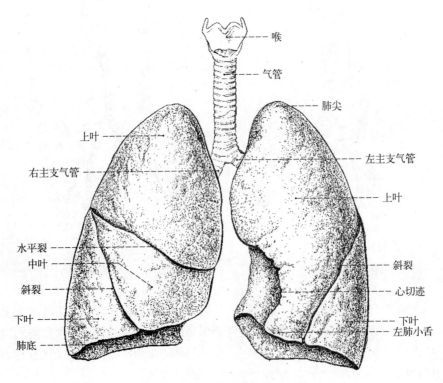

图3-12　肺的形态

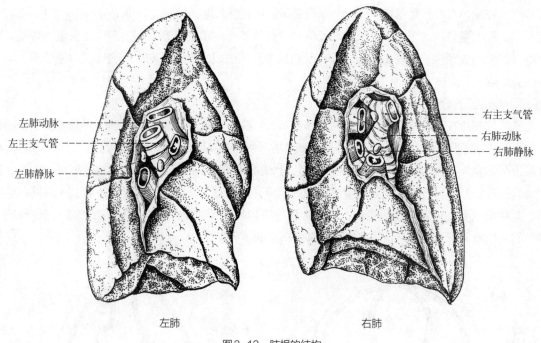

左肺动脉 -----
左主支气管 -----
左肺静脉 -----

----- 右主支气管
----- 右肺动脉
----- 右肺静脉

左肺   右肺

图3-13 肺根的结构

三、肺内支气管和支气管肺段

左、右主支气管在肺门处首先分出**肺叶支气管**，肺叶支气管入肺叶后再分为**肺段支气管**，以后反复分支，越分越细，形似树枝，故称**支气管树**。支气管分支可达23~25级，最后连于肺泡。

每一肺段支气管及其所属的肺组织构成一个支气管肺段，简称**肺段**。

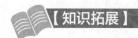【知识拓展】

肺的颜色

肺的颜色随年龄和职业而有不同。新生儿的肺为淡红色，随着年龄的增长，肺的颜色也逐渐发生变化。成人肺由于吸入的灰尘和炭末颗粒不断沉积于肺泡壁内，其颜色可变为暗红色或深灰色；老年人肺的颜色最深，尤其是吸烟人的肺可呈棕黑色。煤矿工人的肺，部分可呈棕黑色或全部呈红黑色。一般男性比女性的颜色深，肺的后缘比前缘颜色深。由于肺内含有空气，故能浮于水中；而未经呼吸的肺，入水则下沉。法医借此鉴别出生前死亡或出生后死亡的胎儿。

第三节　胸膜和纵隔

一、胸膜

（一）胸膜的概念

胸膜 pleura 是一层薄而光滑的浆膜，可分为脏胸膜和壁胸膜两部分。**脏胸膜**紧贴于肺表面并伸入肺裂内，构成肺的外膜，故又称**肺胸膜**。**壁胸膜**衬于胸壁内侧、纵隔侧面和膈上面。脏、壁胸膜在肺根处相互移行，在左、右两肺周围各形成一个完全封闭的潜在性间隙，称**胸膜腔 pleural cavity**（图3-14）。正常情况下，腔内呈负压，压力随呼吸运动而变动，是肺扩张的重要因素。胸膜腔内含少量的浆液，可减少呼吸时胸膜间的摩擦。**胸腔 thoracic cavity** 是由胸壁和膈围成的空腔，向上经胸廓上口通颈部，向下借膈与腹腔分隔。

（二）壁胸膜的分部

壁胸膜依其所在部位可分为四部分，即膈胸膜、肋胸膜、纵隔胸膜和胸膜顶。**膈胸膜**覆盖于膈的上面；**肋胸膜**紧贴于胸壁内面；**纵隔胸膜**被覆于纵隔的两侧；**胸膜顶**是包围肺尖的部分，向下与肋胸膜和纵隔胸膜相互延续，向上突出于胸廓上口达颈根部，其最高点可高出锁骨内侧1/3段上方2~3 cm（图3-14）。

壁胸膜在相互移行转折之处，可形成潜在的间隙，即使在深呼吸时，肺缘也不会伸入其间，称胸膜隐窝。其中最重要的间隙为**肋膈隐窝**，由肋胸膜与膈胸膜返折而成，呈半环状，是胸膜腔最低的部位，胸膜炎的渗出液常积聚于此。该隐窝也可因胸膜粘连而消失。

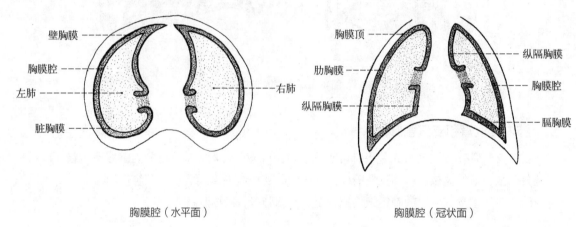

图3-14 胸膜模式图

（三）胸膜和肺的体表投影

1. **肺的体表投影**　两肺尖和肺前缘的投影均起自锁骨内侧1/3段上方2~3 cm处，斜向下内，经胸锁关节后方至胸骨角中点处两肺前缘靠拢。右肺前缘由此垂直下行，至右侧第6胸肋关节处，移行于右肺下缘；左肺前缘垂直下行至第4胸肋关节处沿肺的心切迹弯向左下，至第6肋软骨中点移行于左肺下缘（图3-15）。

两肺下缘的体表投影大致相同。右侧起自第6胸肋关节后方，左侧起自第6肋软骨中点处，两侧均行向外下方，至锁骨中线处与第6肋相交，行到腋中线上与第8肋相交，在肩胛线上与第10肋相交，在接近脊柱外侧处则平第10胸椎棘突。

2. **胸膜的体表投影**　两侧胸膜顶和胸膜前界的体表投影分别与肺尖和肺前缘的投影基本一致。两侧胸膜下界的体表投影左右一致，约比两肺下缘的投影位置低2个肋（图3-15）。右侧起自第6胸肋关节后方，左侧起自第6肋软骨后方，两侧均斜向外下方，在锁骨中线上与第8肋相交，在腋中线上与第10肋相交，在肩胛线上与第11肋相交，在接近脊柱处则平第12胸椎棘突（表3-2）。

表3-2　肺下缘与胸膜下界的体表投影对照表

	锁骨中线	腋中线	肩胛线	接近脊柱处
肺下缘	第6肋	第8肋	第10肋	平第10胸椎棘突
胸膜下界	第8肋	第10肋	第11肋	平第12胸椎棘突

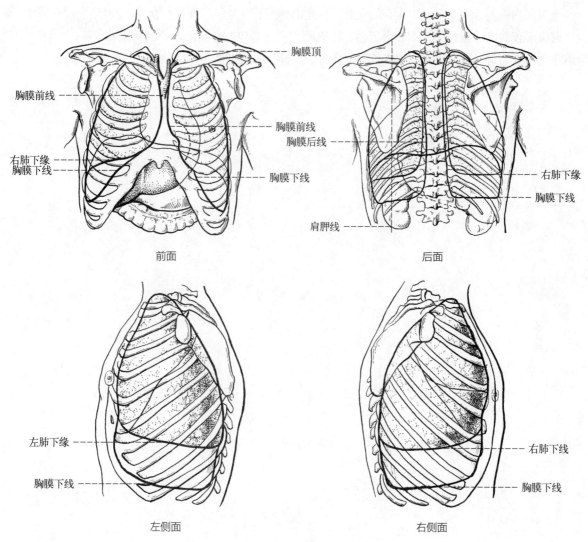

前面

后面

左侧面

右侧面

图3-15 肺和胸膜的体表投影

二、纵隔

__纵隔__ mediastinum是两侧纵隔胸膜之间所有器官和组织结构的总称。它又是分隔左、右胸膜腔的隔障。

（一）纵隔的位置

纵隔呈矢状位，上窄下宽，并偏向左侧，这是由于心偏左的缘故。纵隔的前界为胸骨，后界为脊柱胸段，两侧界为纵隔胸膜，上界达胸廓上口，下界为膈。当胸部器官病变时，可以引起纵隔移位或变形。

（二）纵隔的分部和内容

通常以通过胸骨角和第4胸椎下缘的平面将纵隔分为**上纵隔**和**下纵隔**。下纵隔再以心包为界分为前纵隔、中纵隔和后纵隔三部分。胸骨与心包前面之间为**前纵隔**；心包后面与脊柱胸段之间为**后纵隔**；前、后纵隔之间即相当于心包的位置为**中纵隔**（图3-16）。

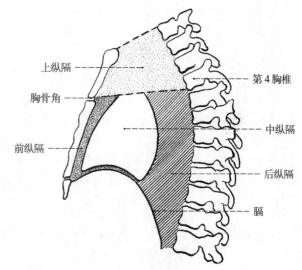

图3-16 纵隔的分部示意图

上纵隔内主要含有胸腺、出入心的大血管、迷走神经、膈神经、气管、食管、胸导管等。

前纵隔仅含有少量结缔组织和淋巴结；中纵隔主要含心包、心及出入心的大血管根部；后纵隔内则含胸主动脉、奇静脉及其属支，主支气管，食管，胸导管，迷走神经，交感神经和淋巴结等。

（石娅萍编写，李虹绘图）

第四章 泌尿系统

泌尿系统urinary system由肾、输尿管、膀胱及尿道四部分组成（图4-1）。其主要功能是排出机体在新陈代谢过程中所产生的废物如尿素、尿酸和多余的水分等，这些代谢产物在体液中由循环系统输送流经肾时，在肾内滤出形成尿液，尿液经输尿管输送至膀胱暂时储存，当储存到一定量并产生排尿感时，尿液在神经系统的支配下经尿道排出体外。

泌尿系统对保持机体内环境的平衡和稳定至关重要，如果其器官功能发生障碍，代谢产物将蓄积于体液中并改变体液的理化性质，破坏内环境的相对稳定，从而影响机体新陈代谢的正常进行，严重时可出现尿毒症，危及生命。此外，肾还有内分泌功能，如产生促红细胞生成素，对血压有重要影响的肾素以及能调控钙和维生素D衍生物代谢的羟胆钙化醇等物质。

第一节 肾

一、肾的形态

肾kidney为成对的实质性器官，活体呈红褐色，形似"蚕豆"，可分为上、下两端，前、后两面和内、外侧两缘。外侧缘隆凸，内侧缘中部凹陷，称为肾门，是肾的血管、淋巴管、神经和肾盂出入的部位。出入肾门的结构被结缔组织包裹成束，称肾蒂，右侧肾蒂较左侧肾蒂短，故临床上右肾手术难度较大。由肾门伸入肾实质的腔隙称肾窦，窦内容纳肾盂、肾盏、肾血管及脂肪组织等（图4-2）。

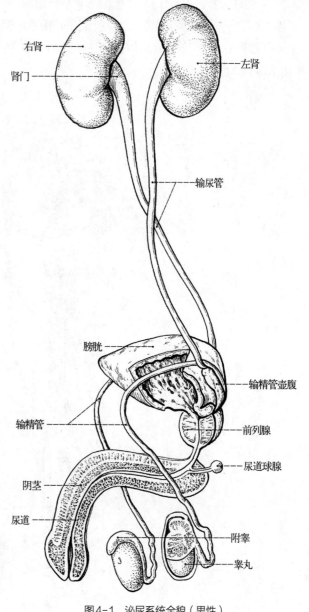

右肾
肾门
左肾
输尿管
膀胱
输精管壶腹
输精管
前列腺
尿道球腺
阴茎
尿道
附睾
睾丸

图4-1 泌尿系统全貌（男性）

二、肾的位置和毗邻

肾位于腹腔的后上部，脊柱两旁，紧贴腹后壁，前面被腹膜覆盖，属腹膜外位器官（图4-3）。左肾上端约平第11胸椎下缘，下端平第2腰椎下缘；右肾因上方有肝脏，位置较左肾略低半个椎体的高度。肾门约平第1腰椎体，距正中线约5 cm。左侧第12肋斜过左肾后面中部，右侧第12肋斜过右肾后面上部（图4-4）。临床上常将竖脊肌外侧缘与第12肋之间的部位称为**肾区**，当肾有疾病时，叩击或触压此区常可引起疼痛。

肾的位置因性别、年龄和个体差异而不同，女子一般略低于男子，儿童低于成人，新生儿肾的位置更低，有时可达髂嵴水平。

两肾的上方，有肾上腺附着。内下方有输尿管上端。两肾前方的毗邻不同，左肾前上部邻接胃后壁，中部有胰横过，下部为空肠和结肠左曲；右肾前上部邻接肝右叶，下部为结肠右曲，内侧有十二指肠降部。两肾后方第12肋以上部分借膈与胸膜腔相邻（图4-5）。

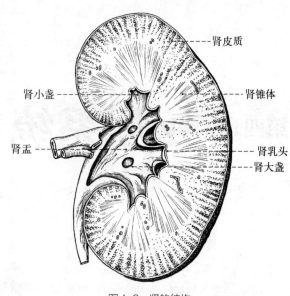

图4-2 肾的结构

右肾皮质 —
肾小盏 —
肾盂 —
— 肾锥体
— 肾乳头
— 肾大盏

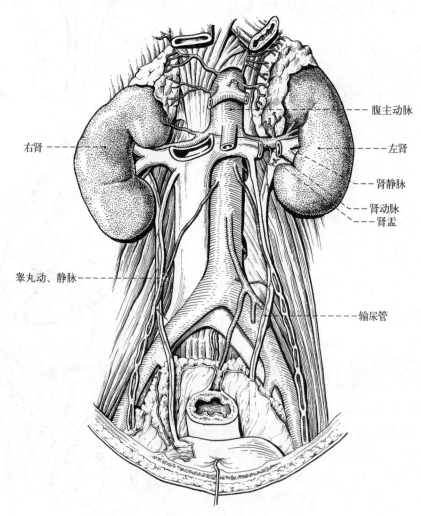

右肾 — — — —
睾丸动、静脉 — — — —

— — 腹主动脉
— — 左肾
— — 肾静脉
— — 肾动脉
— — 肾盂
— — 输尿管

图4-3 肾与输尿管

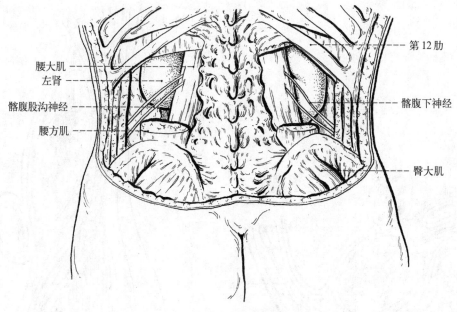

图4-4　肾的位置

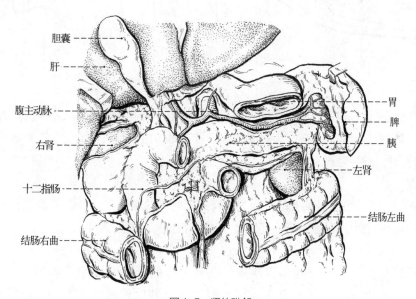

图4-5　肾的毗邻

三、肾的内部结构

在肾的冠状切面上，肉眼可见肾实质分为皮质和髓质两部分（图4-2）。**肾皮质**在肾实质的浅层，富含血管，新鲜标本呈红褐色，主要由肾小体和肾小管构成。**肾髓质**在肾实质的深部，血管较少，呈淡红色，由15~20个**肾锥体**组成，肾锥体的底朝向皮质，肾锥体的尖端钝圆，伸向肾门，称为**肾乳头**，有时一个肾乳头由2~3个肾锥体尖端合成，其顶端有许多乳头孔，肾生成的尿液经乳头孔流入**肾小盏**。肾小盏为漏斗形的膜性小管，围绕肾乳头，接收由肾乳头孔排出的尿液。每肾有7~8个肾小盏，相邻的2~3个肾小盏合成1个**肾大盏**，每肾有2~3个肾大盏，由肾大盏合成一个扁平漏斗形的**肾盂**。肾盂出肾门后，弯向下行，移行为输尿管。

四、肾的被膜

肾的表面包有三层被膜，由内向外依次为纤维囊、脂肪囊和肾筋膜（图4-6）。

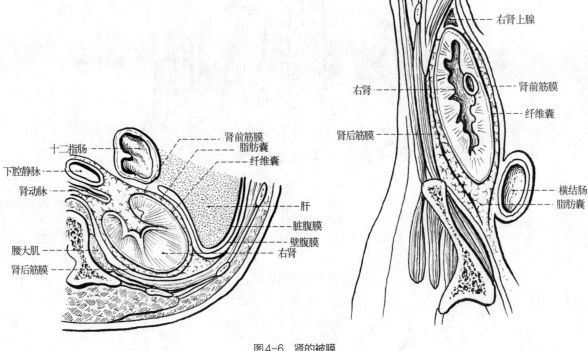

图4-6　肾的被膜

（一）纤维囊

纤维囊为肾的固有膜，包裹在肾实质的表面，薄而坚韧，由致密结缔组织及少量弹力纤维构成。在正常状态下，此膜容易从肾表面剥离。但在某些病理状态时，由于其与肾实质粘连，则不易剥离。在肾部分切除或肾损伤时，要缝合此膜。

（二）脂肪囊

脂肪囊又称"肾床"，位于纤维囊的外面，为肾周围的囊状脂肪层，包裹肾和肾上腺。脂肪囊对肾有保护和支持作用。临床上的肾囊封闭（腰封），即将药液经腹后壁注入此囊内。

（三）肾筋膜

肾筋膜包于脂肪囊外面，分前、后两层。在肾上腺的上方和肾的外侧缘，前、后两层互相愈合，在肾的下方和内侧两层相互分离，下方两层间有输尿管通过，内侧两层间有进出肾的血管、神经和淋巴管通过，前层延至腹主动脉和下腔静脉的前面，与大血管周围的结缔组织及对侧肾筋膜前层相连续，后层与腰大肌筋膜相融合。如发生肾周围炎症或积脓时，脓液可沿肾筋膜向下方和内侧蔓延。由肾筋膜还发出许多结缔组织小束穿过脂肪囊与纤维囊相连，具有固定肾的作用。

肾正常位置的固定主要靠肾的被膜，其次取决于腹压、肾蒂、腹膜及邻近器官的承托。当肾的固定装置不健全时，肾可向下移位形成肾下垂或游走肾。

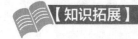【知识拓展】

肾移植

肾移植是将健康者的肾移植给有肾病变并丧失肾功能的患者，是治疗慢性肾衰竭的一种有效手段。肾移植因其供肾来源不同分为自体肾移植、同种肾移植和异种肾移植。肾移植是目前器官移植中最为成熟的一种手术。临床将移植的肾放在受体的盆腔内，髂窝部是移植肾放置的较理想部位。肾移植的病人需在手术后长期服用免疫抑制药物，因此，术后对病人其他疾病的预防、治疗和管理也是非常重要的环节。

第二节　输尿管

输尿管ureter是一对细长的肌性管道（为平滑肌），起自肾盂，终于膀胱，成人长25~30 cm，管径为0.5~1 cm（图4-3）。

一、输尿管的行程和毗邻

输尿管位于腹膜后方，沿腰大肌前面下降，行向内下方，在小骨盆入口处，右侧输尿管跨过右髂外动脉起始部的前方，左侧输尿管跨过左髂总动脉末端的前方。入盆腔后，输尿管的行程男女各异，男性沿骨盆侧壁弯曲向前，与输精管交叉后转向前内，而后达膀胱底；女性输尿管入盆腔后，行于子宫颈两侧，在距子宫颈约2 cm处，从子宫动脉的后下方经过，而后达膀胱底。在膀胱底外上角处，输尿管向前内下方斜穿膀胱壁，开口于膀胱底内面的输尿管口，此部称壁内段，长约1.5 cm（图4-7、图4-8、图4-9）。

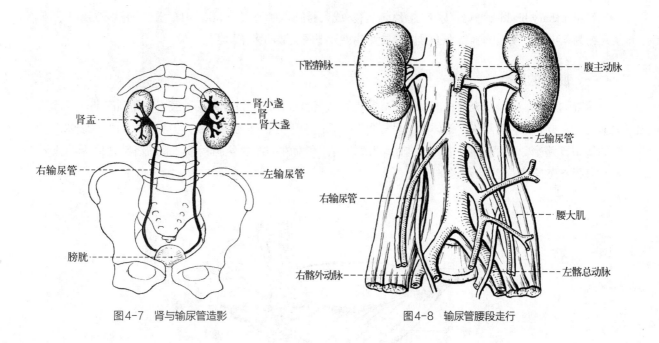

图4-7　肾与输尿管造影　　　　　　　　　图4-8　输尿管腰段走行

二、输尿管的狭窄

输尿管全长有三个生理性狭窄：第一个狭窄位于输尿管起始处，即肾盂与输尿管移行的部位（管径约2 mm）；第二个狭窄位于输尿管跨过髂血管处（管径约3 mm）；第三个狭窄在输尿管壁内段（管径为1~2 mm）。这些狭窄是尿路结石常滞留的部位，当输尿管堵塞时，可引起剧烈绞痛及尿路梗阻等病症。

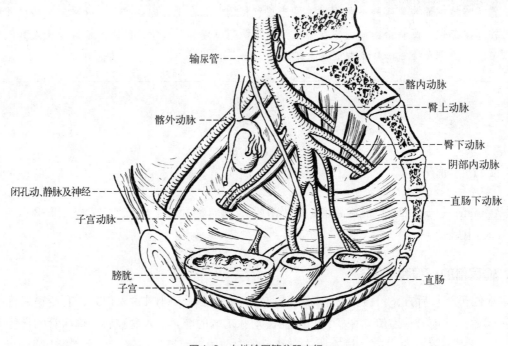

图4-9 女性输尿管盆段走行

第三节 膀胱

膀胱urinary bladder是贮存尿液的囊状器官。成人膀胱容量为300~500 mL，最大可达800 mL，新生儿约为50 mL。女性的容量小于男性，故女性每天排尿次数略多于男性。

一、膀胱的形态

膀胱的形状、大小依充盈程度而不同。空虚时，略呈锥体形，可分为尖、底、体和颈四部。锥体的尖朝向前上方，称为**膀胱尖**，锥体的底呈三角形，朝向后下方，称为**膀胱底**，尖和底之间为**膀胱体**，膀胱的最下部略窄，称**膀胱颈**，在男性与前列腺相接，在女性与尿生殖膈相接。膀胱各部之间无明显界限，当膀胱充盈时呈卵圆形（图4-10）。

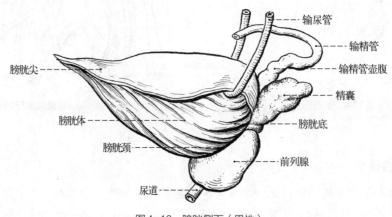

图4-10 膀胱侧面（男性）

二、膀胱的位置和毗邻

成人膀胱位于骨盆腔前部，耻骨联合后方。膀胱底后方，男性有精囊、输精管壶腹和直肠，女性有子宫和阴道；膀胱下方，男性邻接前列腺，女性邻接尿生殖膈（图4-11）。

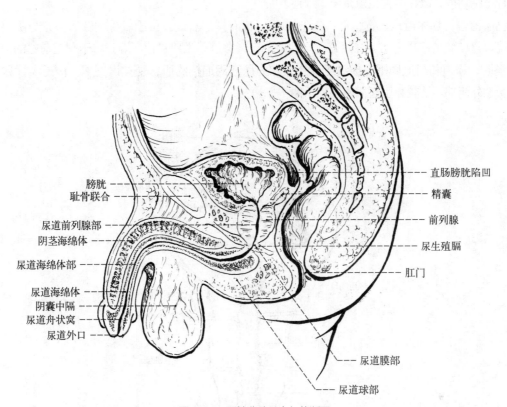

图4-11　男性盆腔正中矢状断面

膀胱空虚时，全部位于骨盆腔内，膀胱尖一般不超过耻骨联合上缘；膀胱高度充盈时，由腹前壁折向膀胱上面的腹膜上移，使膀胱前下壁直接与腹前壁相贴，膀胱尖高出耻骨联合上缘，此时可沿耻骨联合上缘经腹前壁行膀胱穿刺或膀胱手术，可以不经腹膜腔而直达膀胱，以避免伤及腹膜和污染腹腔。

三、膀胱壁的结构

膀胱壁从内向外由黏膜、黏膜下组织、肌层（为平滑肌）和外膜构成。当膀胱收缩时，黏膜聚集成许多皱襞。膀胱充盈时，皱襞即消失。在膀胱底的内面有一个三角形的区域，位于两个输尿管口和尿道内口三者连线之间，由于此区缺少黏膜下组织，其黏膜直接与肌层紧密结合，无论在膀胱充盈或空虚时，黏膜均保持平滑状态，称为**膀胱三角**。膀胱三角为肿瘤和膀胱结核的好发部位（图4-12）。

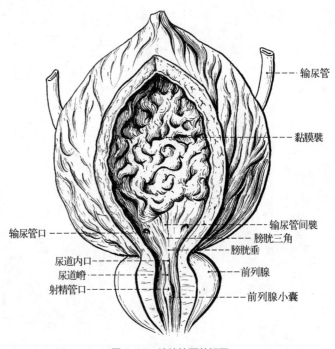

图4-12　膀胱的冠状切面

第四节　尿道

　　尿道urethra起于膀胱的尿道内口，止于尿道外口，是向体外排出尿液的管道。男性尿道除有排尿功能外还有排精功能，故在男性生殖系统中叙述。

　　女性尿道较男性尿道短、宽、直，长3~5 cm，仅有排尿功能。位于耻骨联合后下方与阴道前壁之间，上端起自膀胱的尿道内口，经阴道前方向前下行，穿过尿生殖膈，下端开口于阴道前庭的前部。穿尿生殖膈时，尿道和阴道周围有横纹肌环绕，称为尿道阴道括约肌，受意识支配。由于女性尿道较短直，故女性外阴部不洁较易引起尿路感染（图4-13）。

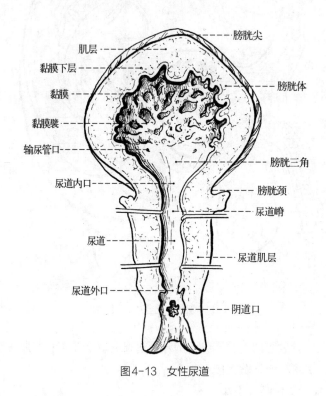

图4-13　女性尿道

（赵伟编写，李虹绘图）

第五章 生殖系统

一、生殖系统的组成

生殖系统genital system 包括男性生殖器和女性生殖器，它们都可分为内、外生殖器两部分。内生殖器由生殖腺、生殖管道和附属腺组成，外生殖器则以两性交配的器官为主。

男性的生殖腺是睾丸，生殖管道（输精管道）包括附睾、输精管、射精管和男性尿道，附属腺包括精囊、前列腺和尿道球腺；外生殖器包括阴囊和阴茎。睾丸产生精子和分泌男性激素。精子产生后先贮存于附睾内，当射精时经输精管、射精管和尿道排出体外。附属腺的分泌物与精子组成精液，并供给精子营养和有利于精子的活动。阴囊容纳睾丸和附睾，阴茎为男性交配器官（图5-1）。

女性的生殖腺是卵巢，生殖管道（输送管道）包括输卵管、子宫和阴道，附属腺为前庭大腺；外生殖器即女阴，包括阴阜、阴蒂、大阴唇、小阴唇等结构。卵巢产生卵子和分泌女性激素。卵巢产生的卵子成熟后，即突破卵巢表面排至腹膜腔，再经输卵管腹腔口进入输卵管，在输卵管内受精后移至子宫，植入子宫内膜发育成胎儿，分娩时，胎儿出子宫口，经阴道娩出。

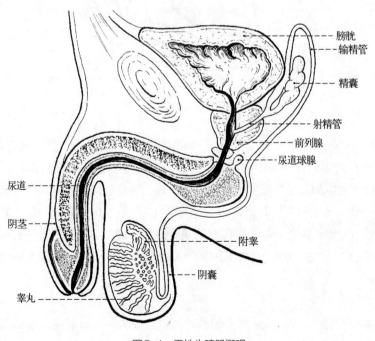

图5-1 男性生殖器概观

二、生殖系统的主要功能

生殖系统的主要功能是产生生殖细胞，繁衍后代，延续种族，分泌性激素以形成和维持第二性征。

第一节　男性生殖器

一、男性内生殖器

（一）睾丸

1. **睾丸的位置和形态**（图5-2）　**睾丸** testis 位于阴囊内，左右各一，一般左侧略低于右侧。睾丸呈扁卵圆形，表面光滑大部分被有浆膜，分内、外侧面，前、后缘和上、下端。前缘游离；后缘有血管、神经和淋巴管出入，并与附睾和输精管睾丸部相接触。上端被附睾头贴附；下端游离。内侧面较平坦；外侧面较隆凸。在性成熟期以前，睾丸发育缓慢；至性成熟期，发育迅速；老年人随性功能衰退而萎缩。

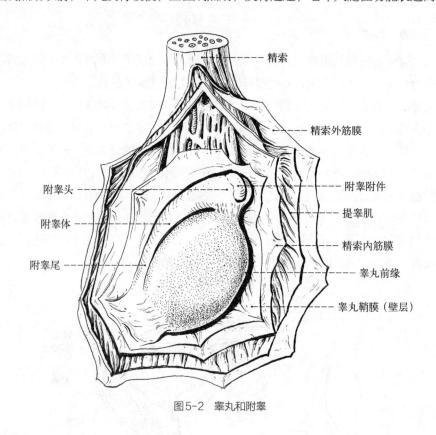

图5-2　睾丸和附睾

2. **睾丸的结构**（图5-3）　睾丸表面有一层坚厚而致密的纤维结缔组织膜，称**白膜**，包被整个睾丸。白膜坚韧而缺乏弹性，当睾丸急性炎症肿胀时，由于白膜的限制而产生剧烈疼痛。白膜在睾丸后缘增厚，突入睾丸内形成**睾丸纵隔**。从纵隔发出许多**睾丸小隔**，呈扇形伸入睾丸实质并与白膜相连，将睾丸实质分成100~200个锥体形的**睾丸小叶**。每一小叶内含有2~4条盘曲的**精曲小管**，其管壁上皮组织可产生精子，管腔之间的结缔组织内有分泌男性激素的**间质细胞**。精曲小管在接近睾丸纵隔处变成短而直的**精直小管**。精直小管进入睾丸纵隔后交织成**睾丸网**。由睾丸网发出12~15条**睾丸输出小管**，经睾丸后缘上部进入附睾头。

（二）附睾

附睾 epididymis 呈新月形，紧贴睾丸的上端和后缘。上端膨大为**附睾头**，中部扁圆为**附睾体**，下端细圆为**附睾尾**。附睾头由睾丸输出小管弯曲盘绕而成。各输出小管最终汇成一条**附睾管**，迂回盘绕，构成附睾体和附睾尾。附睾尾向后上折转移行为输精管（图5-2、图5-3）。

附睾为暂时储存精子的器官，并分泌附睾液营养精子，促进精子进一步成熟。附睾是结核的好发部位。

（三）输精管、射精管

1. **输精管** ductus deferens（图5-1、图5-3、图5-4）是附睾管的直接延续，全长约50 cm，管壁厚而管腔细小，肌层发达。活体触摸时，呈坚实的圆索状。

输精管按其行程可分为4部：①**睾丸部**，即输精管起始部，最短，起自附睾尾，沿睾丸后缘和附睾内侧上行至睾丸上端。②**精索部**，介于睾丸上端至腹股沟管浅环之间，位于精索的后内侧部；此部浅居皮下，又称**皮下部**，在活体上容易摸到，临床上输精管结扎术的常在此段进行。③**腹股沟管部**，位于腹股沟管的精索内。④**盆部**，为最长的一段，自腹股沟管深环处起始，沿盆腔侧壁弯向后内下，越过输尿管末端的前上方至膀胱底的后方，在此两侧输精管逐渐接近，并膨大形成**输精管壶腹**。输精管末端变细，在前列腺底处与精囊排泄管汇合成射精管。

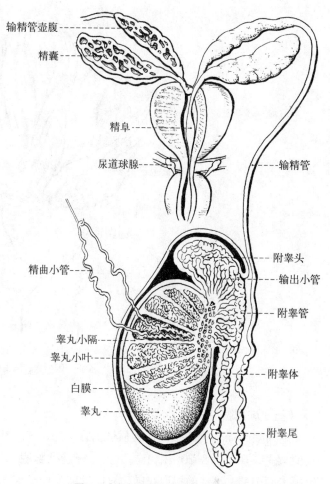

图5-3 睾丸和附睾的结构及排精径路

精索 spermatic cord是一对柔软的圆索状结构，由腹股沟管深环处延伸至睾丸上端，全长为11~15 cm。精索内主要有输精管、睾丸动脉、蔓状静脉丛、神经丛和淋巴管等。精索表面包有3层被膜，由外向内依次为精索外筋膜、提睾肌和精索内筋膜。

【知识拓展】

输精管结扎

在睾丸上端，输精管位于精索内各结构的后方，隐于阴囊皮下，体表可触知，硬如条索。临床上常在阴囊根部进行输精管结扎，以阻断精子的排出途径而达到绝育的目的，但不妨碍睾丸的内分泌功能，故术后男性第二性征和性功能不受影响。

2. **射精管** ejaculatory duct（图5-5）由输精管末端与精囊排泄管汇合而成，长约2 cm，向前下斜穿前列腺实质，开口于尿道前列腺部。

（四）精囊

精囊 seminal vesicle又称**精囊腺**，是一对长椭圆形的囊状器官，表面凹凸不平。位于膀胱底后方，输精管壶腹的下外侧。精囊由迂曲的管道组成，其排泄管与输精管壶腹末端合成射精管（图5-4）。精囊的分泌物参与精液的组成。

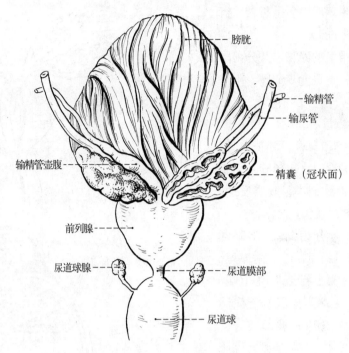

图5-4 膀胱、前列腺、精囊和尿道球腺（后面）

膀胱

输精管

输尿管

精囊（冠状面）

输精管壶腹

前列腺

尿道球腺

尿道膜部

尿道球

（五）前列腺

前列腺 prostate 是不成对的实质性器官（图5-4、图5-5），位于膀胱与尿生殖膈之间。其大小、形状似栗子，质量为8~20 g，上端宽大，称**前列腺底**，与膀胱颈相接。下端尖细称**前列腺尖**，与尿生殖膈上面相邻。男性的尿道在前列腺底近前缘处穿入前列腺实质，行向前下于前列腺尖穿出。前列腺排泄管开口于尿道前列腺部后壁。尖与底之间的部分称**前列腺体**。在体后面平坦，紧贴直肠，正中线上有一纵行浅沟，称**前列腺沟**。活体直肠指诊可触及前列腺和前列腺沟，前列腺肥大时，前列腺沟消失。

前列腺由腺组织、平滑肌和结缔组织构成，表面包有筋膜鞘，称**前列腺囊**。囊与前列腺之间有前列腺静脉丛。小儿前列腺甚小，腺组织不发育；性成熟期腺组织迅速增长；老年以后腺组织逐渐退化，而结缔组织增生，形成前列腺肥大，可压迫尿道，引起排尿困难甚至尿潴留。

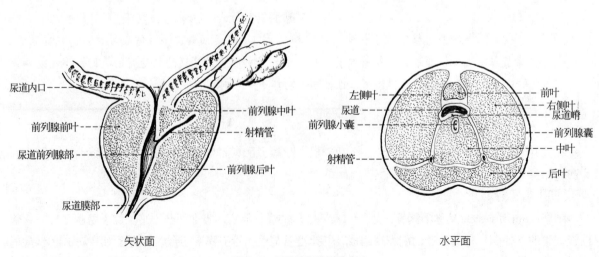

尿道内口

前列腺前叶

尿道前列腺部

尿道膜部

前列腺中叶

射精管

前列腺后叶

矢状面

左侧叶

尿道

前列腺小囊

射精管

前叶

右侧叶

尿道嵴

前列腺囊

中叶

后叶

水平面

图5-5 射精管和前列腺分叶

（六）尿道球腺

尿道球腺 bulbourethral gland 是一对豌豆大的球形腺体，位于尿道膜部的后外侧，包藏在会阴深横肌内。其排泄管细长，开口于尿道球部（图5-1、图5-3、图5-4）。

精液 semen 是由睾丸产生的精子和各附属腺、输精管道分泌的液体混合而成，呈乳白色，弱碱性，适于精子的生存和活动。正常成年男性，一次射精2~5 mL，含精子3亿~5亿个。

二、男性外生殖器

（一）阴囊

阴囊 scrotum 是位于阴茎后下方的囊袋状结构。阴囊壁由皮肤和肉膜组成（图5-6）。阴囊皮肤薄而柔软，有少量阴毛，富有伸缩性，色素沉着明显。**肉膜**为浅筋膜，内含有平滑肌纤维，可随外界温度的变化而舒缩，以调解阴囊内的温度，有利于精子的发育和生存。肉膜在正中线处向深处发出**阴囊中隔**，将阴囊分为左、右两腔，分别容纳两侧的睾丸、附睾及精索下部等。

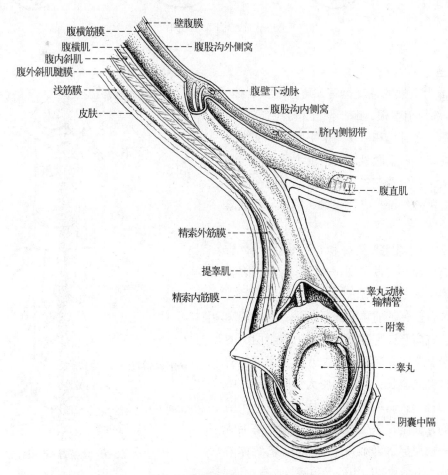

图5-6　阴囊的结构及其内容物模式图

睾丸下降（图5-7）：在胚胎初期，睾丸和附睾位于腹后壁、肾的下方。随着胚胎的生长，连接睾丸下端与阴囊的睾丸引带不断缩短，睾丸逐渐下降。至胚胎第3个月末，睾丸下降至髂窝；至第7个月达腹股沟管深环；第7~9个月时穿过腹股沟管，出生前后降入阴囊。当睾丸降至腹股沟管深环后，腹膜向阴囊内突出形成一个囊袋，称**腹膜鞘突**。睾丸和腹膜鞘突推顶腹前外侧壁各层下降至阴囊，形成腹股沟管以及包裹睾丸、附睾和精索的被膜。若出生后睾丸仍未降入阴囊而停滞于腹腔或腹股沟管等处，称**隐睾**。

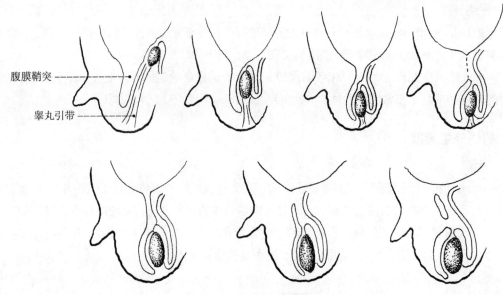

腹膜鞘突 ----

睾丸引带 ----

图5-7　睾丸下降示意图

（二）阴茎

阴茎penis为男性的性交器官，可分为头、体、根3部分。后部为**阴茎根**，藏于阴囊和会阴部皮肤的深面，附着于耻骨弓和尿生殖膈下面。中部为**阴茎体**，呈圆柱状，悬于耻骨联合的前下方。前端膨大，称**阴茎头**，其尖端有矢状位的**尿道外口**。阴茎头与体交界处的较细部分称**阴茎颈**，临床称**冠状沟**（图5-8）。

阴茎主要由2个阴茎海绵体和1个尿道海绵体构成，外面包有筋膜和皮肤（图5-8、图5-9）。**阴茎海绵体**为两端尖细的圆柱体，左、右各一，紧密并列，位于阴茎背侧；其前端嵌入阴茎头后面的凹窝内；后端左、右离开称**阴茎脚**，分别附着于两侧的耻骨下支和坐骨支。**尿道海绵体**位于阴茎海绵体的腹侧，尿道贯穿其全长；其前端膨大为阴茎头；中部呈细长的圆柱形；后端亦膨大称**尿道球**，位于两侧阴茎脚之间，固定在尿生殖膈下面。每个海绵体外面都包有一层坚厚的纤维膜，称**白膜**；海绵体内部由许多海绵体小梁和腔隙组成，腔隙与血管相通。当这些腔隙充血时，阴茎变粗变硬而勃起。

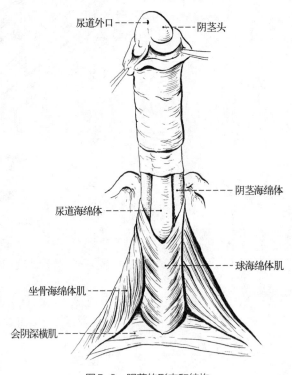

尿道外口 ---- ---- 阴茎头

阴茎海绵体 ----

尿道海绵体 ----

球海绵体肌 ----

坐骨海绵体肌 ----

会阴深横肌 ----

图5-8　阴茎的形态和结构

3个海绵体外面共同包有浅、深筋膜和皮肤。阴茎皮肤薄而柔软，富有伸展性。皮肤在阴茎颈处折叠形成双层游离的环形皱襞，包绕阴茎头，称**阴茎包皮**。包皮前端的游离缘围成的口称**包皮口**。包皮与阴茎头之间的腔隙称**包皮腔**。在阴茎头腹侧中线上，包皮与尿道外口连有一皮肤皱襞，称**包皮系带**；行包皮环切术时，注意勿伤及包皮系带，以免术后影响阴茎正常的勃起。阴茎浅筋膜不明显，无脂肪组织。阴茎的深筋膜在阴茎前端变薄并消失，在阴茎根处形成**阴茎悬韧带**，将阴茎悬吊于耻骨联合前面和白线。行阴茎延长术时需切断此韧带。

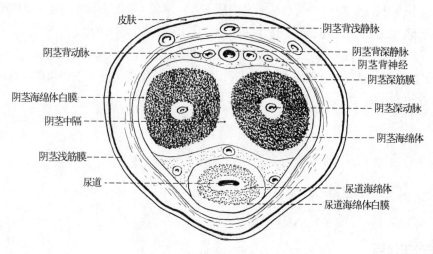

图5-9 阴茎中部横切面

阴茎背浅静脉
阴茎背深静脉
阴茎背神经
阴茎深筋膜
阴茎深动脉
阴茎海绵体
尿道海绵体
尿道海绵体白膜

皮肤
阴茎背动脉
阴茎海绵体白膜
阴茎中隔
阴茎浅筋膜
尿道

三、男性尿道

男性尿道 male urethra 兼有排尿和排精的功能。起于膀胱的尿道内口,终于阴茎头的尿道外口。成人尿道长16~22 cm,管径平均为0.5~0.7 cm(图5-10)。

(一)男性尿道的分部

男性尿道可分为三部,即前列腺部、膜部和海绵体部。临床上将前列腺部和膜部称**后尿道**,海绵体部称**前尿道**。

1. **前列腺部** prostatic part 是尿道穿过前列腺的部分,长约3cm,是尿道最宽、最易扩张的部分。其后壁上有一对细小的射精管开口和许多前列腺排泄管的开口。

2. **膜部** membranous part 为尿道穿过尿生殖膈的部分,长约1.5 cm,是尿道最短、最细的部分。其周围有**尿道膜部括约肌**(尿道括约肌)环绕,该肌属于骨骼肌,受意志支配,有控制排尿的功能。膜部位置比较固定,当骨盆骨折时,易损伤此部。

3. **海绵体部** cavernous part 为尿道穿过尿道海绵体的部分,长12~17 cm,是尿道最长的一段。此部在尿道球内扩大,称**尿道球部**,尿道球腺的导管开口于此部。阴茎头内的尿道扩大成**尿道舟状窝**。

(二)男性尿道的狭窄和弯曲

男性尿道全长粗细不一,有3个狭窄、3个膨大和2个弯曲(图5-1)。

3个狭窄分别位于尿道内口、尿道膜部和尿道外口,以尿道外口最窄。尿道结石常易嵌顿在这些狭窄部位。

3个膨大分别位于尿道前列腺部、尿道球部和尿道舟状窝。

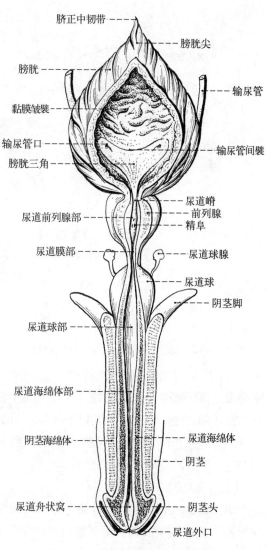

脐正中韧带
膀胱尖
膀胱
输尿管
黏膜皱襞
输尿管口
输尿管间襞
膀胱三角
尿道嵴
尿道前列腺部
前列腺
精阜
尿道膜部
尿道球腺
尿道球
阴茎脚
尿道球部
尿道海绵体部
阴茎海绵体
尿道海绵体
阴茎
尿道舟状窝
阴茎头
尿道外口

图5-10 膀胱和男性尿道(前面观)

当阴茎松软下垂时，尿道有2个弯曲，即凸向后下方的**耻骨下弯**和凸向前上方的**耻骨前弯**。耻骨下弯位于耻骨联合下方2 cm处，较恒定，由尿道前列腺部、膜部和海绵体部的起始段组成。耻骨前弯位于耻骨联合的前下方，在阴茎根与体之间，由尿道海绵体部组成；阴茎勃起或将阴茎向上提起时，此弯曲即可变直而消失。临床行膀胱镜检查或插导尿管时，应注意上述解剖特点，以免损伤尿道。

（柯晖编写，王维东绘图）

第二节 女性生殖器

一、女性内生殖器

（一）卵巢

卵巢ovary为女性生殖腺，是产生女性生殖细胞（卵子）和分泌女性激素的器官。卵巢的大小和形状随年龄的增长而有变化。幼年卵巢较小，表面光滑，性成熟期最大，以后由于排卵，表面留有瘢痕，故凹凸不平。35~40岁卵巢开始缩小，50岁左右随月经停止而逐渐萎缩（图5-11）。

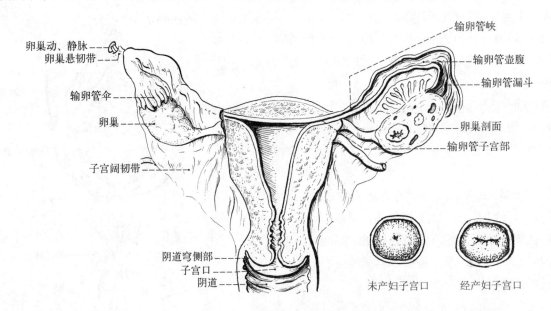

图5-11 女性内生殖器（冠状切面）

1. **卵巢形态** 为成对的实质性器官，呈扁卵圆形，分内、外侧两面，上、下两端和前、后两缘。外侧面贴于盆腔侧壁；内侧面朝向子宫；上端与输卵管末端相接触，借**卵巢悬韧带**与盆腔壁相连；下端借**卵巢固有韧带**连于子宫；后缘游离；前缘有系膜附着，并有血管、淋巴管和神经等出入。

2. **卵巢位置** 在盆腔内，位于髂内、外动脉起始部之间的夹角处，紧贴小骨盆侧壁的卵巢窝。

3. **卵巢的排卵方式** 卵巢表面破裂，卵子直接排至腹膜腔。青春期后，每月排卵一次，一次一般只排一个卵子，两侧卵巢交替排卵。

（二）输卵管

输卵管uterine tube是一对细长弯曲的肌性管道，长10~14 cm。其外侧端的**输卵管腹腔口**开口于腹膜腔，其内侧端的**输卵管子宫口**开口于子宫腔。女性腹膜腔经输卵管、子宫、阴道可与外界相通（图5-11、图5-14）。

1. **输卵管的位置**　位于子官底两侧和盆腔侧壁间，包裹在子宫阔韧带上缘内。

2. **输卵管的分部**　输卵管全长由内侧向外侧分为下列四部分：

（1）**输卵管子宫部** uterine part of uterine tube　为贯穿子宫壁的一段，很短，直径很细，约1 mm。内侧端有输卵管子宫口通子宫腔，外侧续连于输卵管峡。

（2）**输卵管峡** isthmus of uterine tube　短而狭窄，壁较厚，血管很少，输卵管结扎术多在此部进行。此段水平向外侧移行为输卵管壶腹部。

（3）**输卵管壶腹** ampulla of uterine tube　此段管腔膨大成壶腹状，行程弯曲，约占输卵管全长的2/3。卵子通常在此部受精，若受精卵未能移入子宫，而在输卵管内或腹腔内发育，即成为宫外孕。

（4）**输卵管漏斗** infundibulum of uterine tube　为输卵管的外侧端，管腔扩大成漏斗状，漏斗中央有输卵管腹腔口，与腹膜腔相通，卵子经腹腔口进入输卵管。漏斗的周缘为许多指状突起，称为**输卵管伞**，是识别输卵管的标志。

（三）子宫

子宫 uterus 是一壁厚的肌性器官，具有产生月经和孕育胎儿的作用。其形态、结构及位置随年龄、月经周期和妊娠情况而变化（图5-12）。

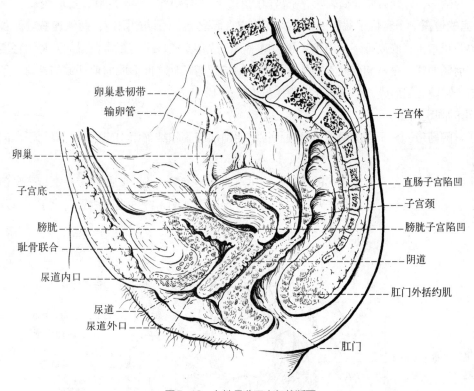

图5-12　女性骨盆正中矢状断面

1. **子宫的形态**　成年未孕的子宫，呈前后略扁、倒置的梨形。长7~9 cm，厚2~3 cm。

2. **子宫的分部**　子宫可分为三部（图5-13），上端在两侧输卵管子宫口以上的圆凸部分称为**子宫底**；子宫下端的狭窄部分称为**子宫颈**；底与颈之间的部分称为**子宫体**。子宫颈下1/3部伸入阴道内，称**子宫颈阴道部**；在阴道以上的部分称**子宫颈阴道上部**；在子宫颈与子宫体交界处稍狭细，称**子宫峡**，非妊娠期长仅1 cm，妊娠期间子宫峡逐渐伸展变长至7~11 cm，成为妊娠子宫下段，产科常经此处作剖腹取胎术。

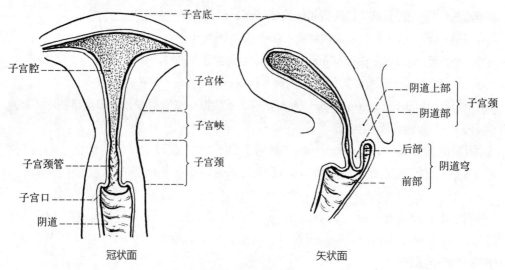

图5-13　子宫的分部

3. **子宫的内腔**　子宫的内腔较狭窄，在子宫体内的部分称**子宫腔**，呈前后扁的三角形，其基底向上，两侧通输卵管，尖向下通子宫颈管。位于子宫颈内的管腔称**子宫颈管**，下口通阴道，称**子宫口**。未产妇子宫口为圆形，分娩后变成横裂状。子宫口的前、后缘分别称**前唇**和**后唇**，后唇较长。

4. **子宫的位置**　子宫位于盆腔的中央，膀胱与直肠之间，下端通阴道，两侧连有输卵管、子宫阔韧带和卵巢。正常子宫底高度不超出小骨盆入口平面。成年女子，子宫正常位置的姿势为轻度的前倾前屈位。子宫前倾即整个子宫向前倾斜，是指子宫长轴与阴道长轴之间形成向前开放的直角；子宫前屈是指子宫体与子宫颈之间形成一个向前开放的钝角（图5-12）。

5. **子宫的固定装置**

（1）子宫阔韧带　在子宫的两侧，呈额状位。由两层腹膜和结缔组织构成。可限制子宫向侧方移位（图5-11）。

（2）子宫圆韧带　是一对长条形的圆索，由平滑肌和结缔组织构成。此韧带是维持子宫前倾的主要结构。它起于子宫外侧缘，输卵管子宫口的前下方。走向前外侧，经过腹股沟管，止于阴阜及大阴唇的皮下（图5-14）。

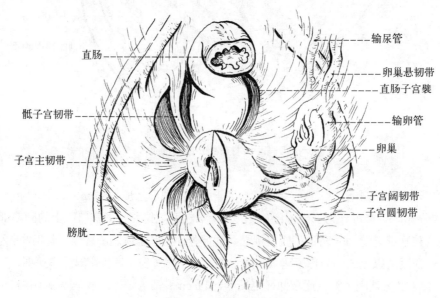

图5-14　子宫的固定装置

（3）子宫主韧带　由结缔组织和平滑肌构成，连于子宫颈两侧与骨盆壁之间，主要作用是固定子宫颈，防止子宫下垂。

（4）骶子宫韧带　有结缔组织和平滑肌构成，起于子宫颈后面，向后绕直肠，固定于骶骨前面。主要作用是维持子宫前屈位。

（四）阴道

<u>阴道</u>vagina为前后略扁的肌性管道，富于伸展性，是导入精液、排出月经和娩出胎儿的通路（图5-11、图5-12、图5-13）。阴道的上端较宽，围绕子宫颈的下部，两者之间的环状腔隙，称为**阴道穹**。阴道穹分前、后部及两侧部，后部最深，与直肠子宫陷凹紧密相邻，仅隔有阴道壁和一层腹膜。当直肠子宫陷凹有积液时，可经阴道后穹穿刺或引流。阴道的下端开口于阴道前庭，称**阴道口**。在处女，阴道口周缘有处女膜。

（五）前庭大腺

<u>前庭大腺</u>greater vestibular gland位于阴道口的两侧，左、右各一，形如豌豆，以细小的导管开口于阴道口与小阴唇之间的沟内，相当于小阴唇中1/3与后1/3交界处。该腺相当于男性的尿道球腺，分泌物有润滑阴道口的作用。

二、女性外生殖器

女性外生殖器又称**女阴**female pudendum，包括：阴阜、大阴唇、小阴唇和阴道前庭等（图5-15、图5-16）。

（一）阴阜

<u>阴阜</u>mons pubis为耻骨联合前面隆起的外阴部分，由皮肤及很厚的脂肪层所构成。青春期皮肤上开始生长阴毛，分布是尖端向下的三角形。

（二）大阴唇

<u>大阴唇</u>greater lip of pudendum为一对长圆形隆起的皮肤皱襞。前连阴阜，后连会阴；由阴阜起向下向后伸张开来，前面左、右大阴唇联合成为前联合，后面的两端会合成为后联合，后联合位于肛门前，但不如前联合明显。大阴唇外面长有阴毛。皮下为脂肪组织、弹性纤维及静脉丛，受伤后易成血肿。

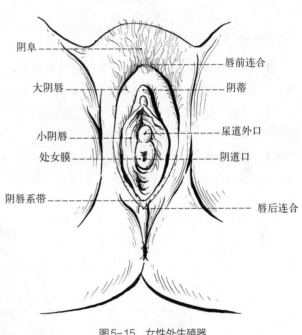

图5-15　女性外生殖器

（三）小阴唇

<u>小阴唇</u>lesser lip of pudendum是一对黏膜皱襞，在大阴唇的内侧，表面湿润。小阴唇的左右两侧的上端分叉相互联合，其上方的皮褶称为**阴蒂包皮**，下方的皮褶称为**阴蒂系带**，阴蒂就在他们的中间。小阴唇的下端在阴道口底下会合，称为**阴唇系带**。

（四）阴道前庭

<u>阴道前庭</u>vaginal vestibule是位于两侧小阴唇之间的裂隙，前部有尿道外口，后部有阴道口。阴道口由一个不完全封闭的黏膜遮盖，这黏膜叫处女膜。处女膜中间有一孔，经血即由此流出。

（五）阴蒂

<u>阴蒂</u>clitoris位于两侧小阴唇之间的顶端，由两个阴蒂海绵体构成，相当于男性的阴茎海绵体。有丰富的静脉丛，又有丰富的神经末梢，故感觉敏锐，受伤后易出血。

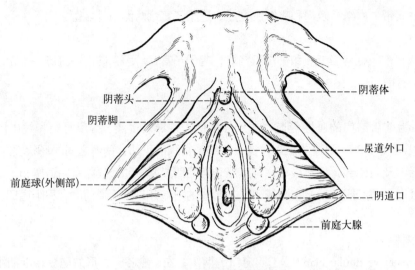

图5-16 阴蒂、前庭球和前庭大腺

（六）前庭球

前庭球 bulb of vestibule 相当于男性的尿道海绵体，呈蹄铁形，外侧部较大，位于大阴唇的皮下，中间部细小，在尿道外口与阴蒂体之间的皮下。

附一：女性乳房

乳房 mamma 为人类和哺乳动物所特有的器官，属于汗腺的特殊变形。人的乳房为成对的器官，男性的不发达，女性青春期后开始发育生长，妊娠和哺乳期的乳房有分泌活动，老年妇女乳房萎缩。

1. **位置** 位于前胸部，在胸大肌及其筋膜的表面。上起2、3肋，下至第6、7肋，内侧至胸骨旁线，外侧可达腋中线。成年未孕妇女的乳头平第4肋间隙或第5肋。

2. **形态**（图5-17） 成年女子尚未哺乳的乳房呈半球形，紧张而富有弹性。乳头为乳房中央的圆形突起，其表面有输乳管的开口。乳头周围有一圈颜色较深的区域，称为**乳晕**。

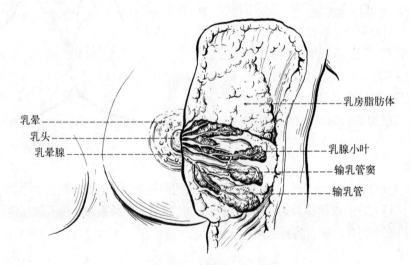

图5-17 成年女性乳房

3. **结构**（图5-18） 乳房由皮肤、乳腺组织和脂肪组织构成。

乳腺组织被脂肪组织分隔为15~20个乳腺叶，以乳头为中心呈放射状排列。每个腺叶有一条排泄管，称为**输乳管**，输乳管由每个腺叶中各乳腺小叶的导管汇合而成，开口于乳头。临床进行乳房浅部脓肿切开手术时，应尽量采用放射状切口，以免损伤乳腺叶和输乳管。

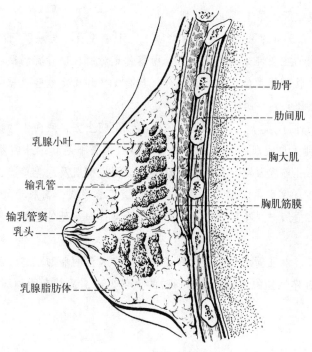

肋骨
肋间肌
胸大肌
胸肌筋膜

乳腺小叶
输乳管
输乳管窦
乳头

乳腺脂肪体

图5-18　女性乳房矢状面

附二：会阴

会阴（图5-19）有广义和狭义之分。广义的会阴是指封闭骨盆下口的全部软组织。此区呈菱形，其境界：前为耻骨联合下缘，后为尾骨尖，两侧为耻骨、坐骨和骶结节韧带。由两坐骨结节之间的连线可将会阴分为前、后两部：前部为尿生殖三角，男性有尿道通过，女性有阴道和尿道穿过；后部为肛门三角，有肛管通过。会阴深层的主要结构为尿生殖膈和盆膈，两膈共同封闭整个骨盆下口。狭义的会阴是指肛门和外生殖器之间的软组织，产妇分娩时要保护此区，以免造成会阴撕裂。

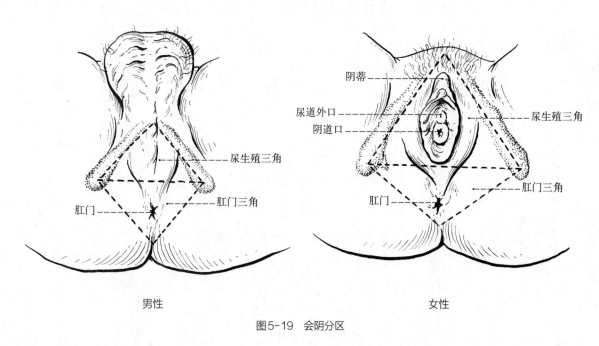

尿生殖三角
肛门　　　肛门三角
男性

阴蒂
尿道外口　　　　尿生殖三角
阴道口
肛门　　　肛门三角
女性

图5-19　会阴分区

1. **尿生殖膈**　由尿生殖膈上筋膜、尿生殖膈下筋膜和其间的会阴深横肌共同构成。尿生殖膈在男性有尿道膜部穿过，女子有尿道和阴道穿过。在男性，围绕尿道膜部的横纹肌是尿道膜部括约肌；在女性，围绕尿道和阴道的横纹肌是尿道阴道括约肌。

2. **盆膈** 是封闭肛门三角的深层结构。由盆膈上、下筋膜及二层筋膜间的肛提肌构成。其中央有肛管通过。肛提肌为盆膈的主要部分，是骨骼肌，由髂骨尾骨肌、耻骨直肠肌、耻骨尾肌共同组成。左右两侧肛提肌连合成漏斗状封闭骨盆下口的大部分，具有支托和固定盆腔脏器的作用，并能协助肛门外括约肌紧缩肛门。在女性还有缩小阴道口的作用。

3. **坐骨直肠窝（坐骨肛门窝）** 位于肛管两侧，略似尖朝上方，底向下的楔形腔隙。其内侧壁的下部为肛门外括约肌，上部为肛提肌、尾骨肌及覆盖它们的盆膈下筋膜；外侧壁的下部为坐骨结节内侧面，上部为闭孔内肌、闭孔筋膜及深会阴筋膜；前壁为会阴浅横肌及尿生殖膈；后壁为臀大肌下缘及其筋膜和深部的骶结节韧带。窝尖由盆膈下筋膜与闭孔筋膜汇合而成，窝底为肛门两侧的浅筋膜及皮肤。坐骨直肠窝向前延伸至肛提肌与尿生殖膈之间，形成前隐窝；向后延伸至臀大肌、骶结节韧带与尾骨肌之间，形成后隐窝。

坐骨直肠窝内除血管、淋巴管、淋巴结及神经外，尚有大量的脂肪组织，称坐骨直肠窝脂体。排便时利于肛管扩张，并具有弹性垫的作用。窝内脂肪的血供欠佳，又邻直肠和肛管，是污染较多的部位，感染时容易形成脓肿或瘘管。

（陈伟燕编写，王维东绘图）

第六章 循环系统

循环系统为一套密闭的管道系统，包括心血管系统和淋巴系统两部分。循环系统的主要功能是将消化管吸收的营养物质、肺吸入的氧和内分泌腺分泌的激素运到全身各器官、组织和细胞，并将它们代谢产生的二氧化碳和其他废物运往肺、肾和皮肤排出体外，以保证机体新陈代谢的正常进行，维持机体内环境的相对稳定以及实现机体防御等。

第一节　心血管系统

一、总论

（一）心血管系统的组成

心血管系统由心、动脉、静脉和毛细血管组成。

1. **心 heart**　是心血管系统的动力器官，通过节律性的收缩，像水泵一样把从静脉吸入的血液不断地推送到动脉。

2. **动脉 artery**　是运送血液离开心的管道，在行程中不断分支，愈分愈细，最后移行为毛细血管。动脉因承受的压力较大，故管壁较厚。

3. **静脉 vein**　是引导血液返回心的管道，起于毛细血管，在回心途中逐渐汇合变粗，最后注入心房。管壁较薄，管腔较大，管腔内可有静脉瓣，防止静脉倒流。

4. **毛细血管 capillary**　是连接动脉与静脉间的微血管，分布广泛，几乎遍及全身（软骨、角膜、晶状体、毛发、指甲和牙釉质除外）。毛细血管的壁极薄，是血液与组织细胞间进行物质交换的场所。

（二）血液循环的径路

血液由心射出，经动脉、毛细血管和静脉，再返回心，周而复始，形成血液循环（图6-1）。可分为体循环和肺循环两部分，这两个循环是同步进行的。

1. **体循环（大循环）systemic circulation**　左心室收缩时，由左心室射出的动脉血注入主动脉，经各级动脉分支到达全身的毛细血管，血液在此与周围的组织细胞进行物质交换，把动脉血带来的营养物质、激素和氧送给组织细胞，同时带走其新陈代谢产生的二氧化碳和其他废物，此时鲜红的动脉血变成暗红的静脉血。再经小静脉、中静脉，最后经上、下腔静脉和冠状窦返回右心房，这个称体循环。

体循环的特点：是行程长，流经范围广，以动脉血营养全身各部，并将其代谢产物经静脉运回心。

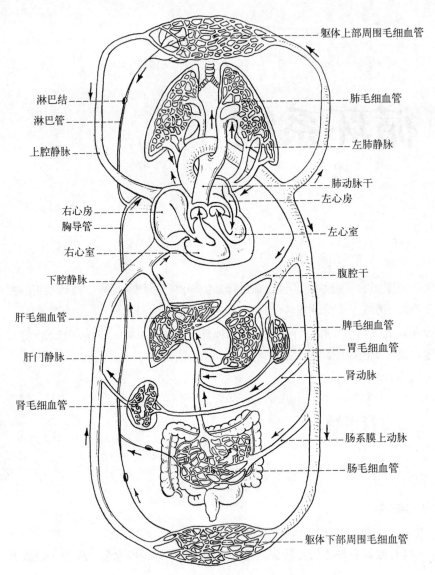

图6-1 血液循环示意图

躯体上部周围毛细血管

肺毛细血管

左肺静脉

肺动脉干

左心房

左心室

腹腔干

脾毛细血管

胃毛细血管

肾动脉

肠系膜上动脉

肠毛细血管

躯体下部周围毛细血管

淋巴结

淋巴管

上腔静脉

右心房

胸导管

右心室

下腔静脉

肝毛细血管

肝门静脉

肾毛细血管

2. **肺循环（小循环）pulmonary circulation**　由右心室射出的静脉血注入肺动脉，经肺动脉的各级分支到达肺泡周围的毛细血管网，在此进行气体交换，使静脉血变成含氧丰富的动脉血。然后经肺静脉返回左心房，这个称肺循环。

肺循环的特点：是行程短，只流向肺，主要功能是气体交换。

（三）血管吻合和侧支循环

1. **血管吻合**　人体的血管除经动脉—毛细血管—静脉相通连外，动脉与动脉之间，静脉与静脉之间甚至动脉与静脉之间，可借血管支（吻合支或交通支）彼此连结，形成<u>血管吻合 vascular anastomosis</u>（图6-2）。动脉间吻合有缩短循环时间和调节血流量的作用；静脉间吻合常在脏器周围或脏器壁内形成静脉丛，以保证在脏器扩大或腔壁受压时血流通畅；动静脉吻合具有缩短循环途径，调节局部血流量和体温的作用。

2. **侧支循环**　人体内有的血管主干在行程中发出与其平行的侧副支，发自主干不同部位的侧副支彼此吻合，称侧支吻合。正常状态下侧副支比较细小，但当主干阻塞时，侧副支逐渐增粗，血流可经扩大的侧副支吻合到达阻塞以后的血管主干，使血管受阻区的血液循环得到不同程度的代偿恢复。这种通过侧支建立的循环称<u>侧支循环 colleteral circulation</u> 或侧副循环。侧支循环的建立对于保证器官在病理状态下的血液供应有重要意义。

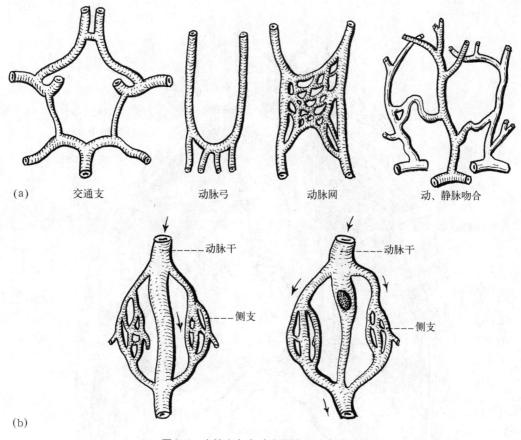

(a)	交通支	动脉弓	动脉网

动、静脉吻合

(b)

动脉干 —— 侧支

动脉干 —— 侧支

图6-2　血管吻合（a）与侧支循环（b）示意图

二、心

（一）心的位置

<u>心 heart</u> 是一个中空的肌性器官，位于胸腔中纵隔内，外面裹以心包，约2/3位于正中线的左侧，1/3位于正中线的右侧（图6-3）。

（二）心的体表投影

心在胸前的体表投影可用四点及其连线来确定（图6-4）。

1. **左上点**　在左侧第2肋软骨下缘，距胸骨左缘1.2 cm处。

2. **右上点**　在右侧第3肋软骨上缘，距胸骨右缘1.0 cm处。

3. **左下点**　在左侧第5肋间隙，距前正中线7~9 cm（或锁骨中线内侧1~2 cm处），为心尖部位。

4. **右下点**　在右侧第6胸肋关节处。

左上点、右上点的连线为心上界：左下点、右下点的连线为心下界；右上点、右下点间微突向右的连线为心右界；左上点、左下点间较突向左的连线为心左界。了解心界的正常位置，对临床诊断有实用意义。

（三）心的外形

心似倒置的圆锥形，大小稍大于本人的拳头。心可分为心尖、心底、两面和三缘（图6-5、图6-6）。

1. **心尖 cardiac apex**　朝向左前下方，位于左侧第5肋间隙，在锁骨中线内侧1~2 cm处。

2. **心底 cardiac base**　朝右后上方，与出入心的大血管干相连，是心比较固定的部分。

3. **两面**　心的胸肋面（前面）朝向前上方，大部分由右心室构成。膈面（下面）朝向后下方，大部分由左心室构成，贴着膈。

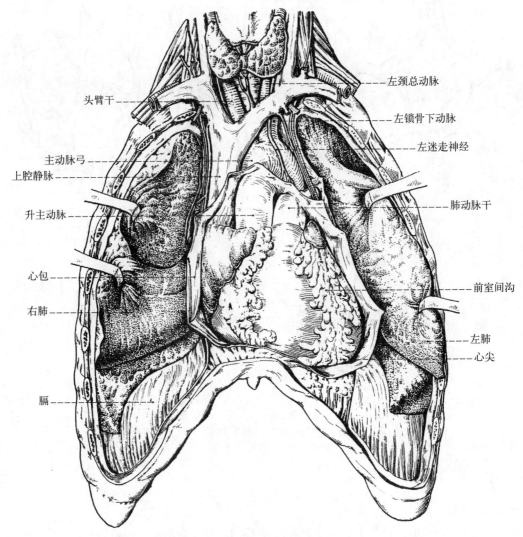

头臂干

左颈总动脉

左锁骨下动脉

左迷走神经

主动脉弓

上腔静脉

升主动脉

肺动脉干

心包

右肺

前室间沟

左肺

心尖

膈

图6-3 心的位置

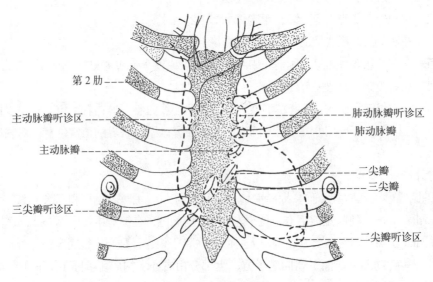

第 2 肋

主动脉瓣听诊区

肺动脉瓣听诊区

肺动脉瓣

主动脉瓣

二尖瓣

三尖瓣

三尖瓣听诊区

二尖瓣听诊区

图6-4 心的体表投影

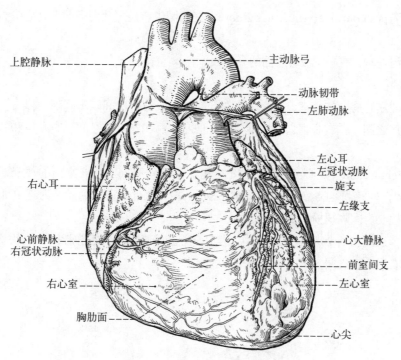

图6-5　心的外形和血管（前面观）

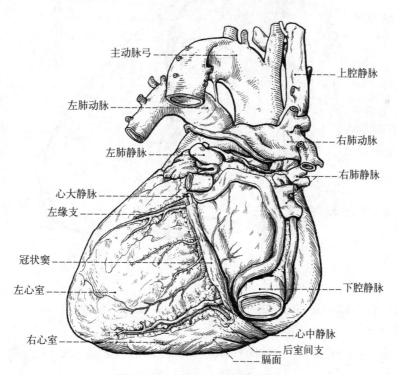

图6-6　心的外形和血管（后下面观）

4. **三缘**　心右缘垂直向下，由右心房构成。心左缘钝圆，主要由左心室及小部分左心耳构成，心下缘接近水平位，由右心室和心尖构成。

5. **心的表面有三条沟**

（1）<u>冠状沟</u> coronary sulcus　近心底处有略成环形的冠状沟。是心房和心室的分界线。

（2）<u>前室间沟</u> anterior interventricular groove　在胸肋面有从冠状沟向下到心尖右侧的浅沟，称为前室间沟。

（3）**后室间沟** posterior interventricular groove　在膈面也有从冠状沟向前下到心尖右侧的浅沟，称为后室间沟。

前、后室间沟是左、右心室在心表面的分界线。

（四）心的各腔

心有四腔，即左心房、左心室、右心房和右心室。左、右心房间以房间隔为界，左、右心室以室间隔为界。左右心房之间、左右心室之间均不相通。但左心房和左心室之间、右心房和右心室之间，均借房室口相交通。

1.　**右心房** right atrium　是心腔中最右侧的部分，右心房有向左前方突出的部分，称为**右心耳**。在房间隔的下部，有一卵圆形浅窝，称为**卵圆窝** fossa ovalis。此处最薄，为胎儿时期的卵圆孔于出生后闭合的遗迹，先天性心房间隔缺损多发生在此处。

右心房有三个入口和一个出口（图6-7）。入口是**上腔静脉口**、**下腔静脉口**和**冠状窦口**。冠状窦口位于下腔静脉口与右房室口之间。出口是**右房室口**。

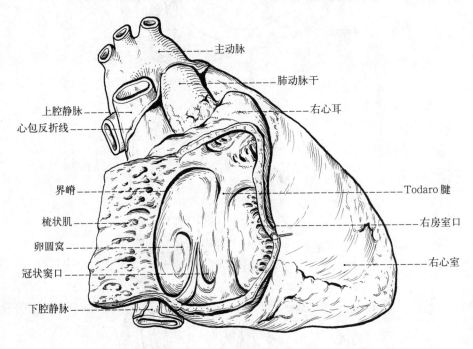

图6-7　右心房内部结构

2.　**右心室** right ventricle　在右心房的左前下方。右心室向左上方延伸的部分，形似倒置的漏斗，称为**动脉圆锥**（图6-8）。

右心室有一个出口和一个入口。入口即右心房的出口，即**右房室口**。出口是**肺动脉口**，位于动脉圆锥的上端。

在右房室口的周缘附有三片三角形的瓣膜，称为**右房室瓣** right atrioventricular valve，又称**三尖瓣** tricuspid valve，垂向心室。室壁上有突起的乳头肌，乳头肌尖端有数条腱索，分别连到相邻两个瓣膜的边缘。心室收缩时，房室瓣受血流推挤，封闭房室口，由于腱索的牵引，瓣膜不致翻向心房，可防止血液向心房倒流。

在肺动脉口的周缘附有三片半月形瓣膜，称**肺动脉瓣** pulmonary valve。当心室收缩时，血流冲开肺动脉瓣，进入肺动脉，当心室舒张时，瓣膜关闭。可防止血液倒流到心室。

3.　**左心房** left atrium　位于右心房的左后方，其向右前方突出的部分为**左心耳**。

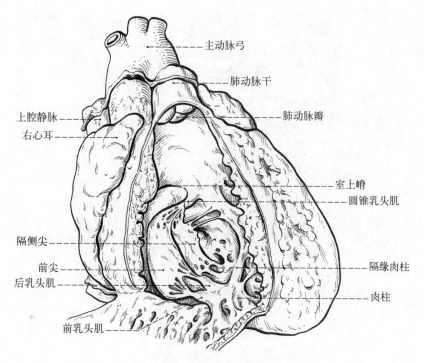

图6-8　右心室内部结构

左心房有四个入口和一个出口（图6-9、图6-10）。入口是四个**肺静脉口**，位于左心房后壁的两侧，左右各两个，出口为**左房室口**。

4.　**左心室** left ventricle　位于右心室的左后方。

左心室有一个入口和一个出口。入口即左心房的出口，即**左房室口**，出口是**主动脉口**。

左房室口周缘有**左房室瓣** left atrioventricular valve，又称**二尖瓣** bicuspid valve，其结构和作用同三尖瓣。主动脉口周缘有**主动脉瓣** aortic valve，其结构和作用同肺动脉瓣。

（五）心的构造

1.　**心壁的构造**　心壁主要由心内膜、心肌膜和心外膜构成，心壁的3层结构分别与血管壁的3层结构相对应。

（1）**心内膜** endocardium　是被覆于心腔内面的一层光滑的膜，心的各瓣膜是心内膜折叠构成。心的瓣膜是类风湿疾病易侵犯的部位，可使瓣膜变形和粘连等，从而在心脏收缩或舒张时引起瓣膜闭锁不

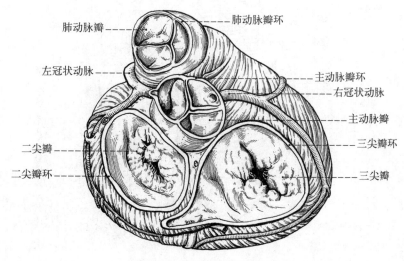

图6-9　心的瓣膜（上面观）

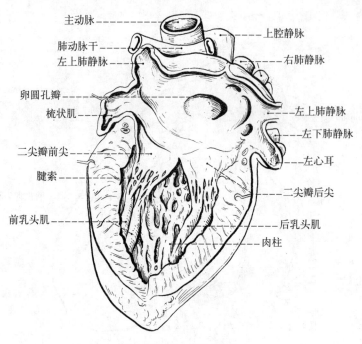

主动脉————
肺动脉干————
左上肺静脉————
卵圆孔瓣————
梳状肌————
二尖瓣前尖————
腱索————
前乳头肌————

————上腔静脉
————右肺静脉
————左上肺静脉
————左下肺静脉
————左心耳
————二尖瓣后尖
————后乳头肌
————肉柱

图6-10　左心房和左心室

全及瓣膜狭窄等病理变化。

（2）**心肌膜**myocardium　包括心房肌和心室肌两部分。心肌膜主要由心肌纤维构成。心房肌较薄，心室肌很厚，大致可分内纵、中环、外斜三层（图6-11）。心房肌和心室肌之间有心骨骼，心骨骼由致密结缔组织形成，它构成心的支架，心房肌和心室肌附着于心骨骼，因此二者不连续。

（3）**心外膜**epicardium　是心包膜的脏层，其结构为浆膜，由表面的间皮和深面的薄层结缔组织组成，心外膜中含有血管、神经与不定量的脂肪组织。

2. 房间隔和室间隔（图6-12）　房间隔位于左、右心房之间，由两层心内膜中间夹心房肌纤维和结缔组织构成，卵圆窝处最薄。室间隔位于左、右心室之间，可分为两部，其下方大部分是由心肌构成的肌部；上方紧靠主动脉口下方的一小部分缺乏肌质称膜部，此处是室间隔缺损的好发部位，室间隔缺损属于先天性心脏病之一。

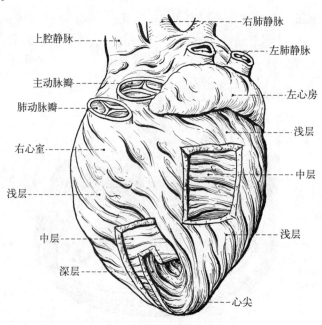

上腔静脉————
主动脉瓣————
肺动脉瓣————
右心室————
浅层————
中层————
深层————

————右肺静脉
————左肺静脉
————左心房
————浅层
————中层
————浅层
————心尖

图6-11　心肌膜

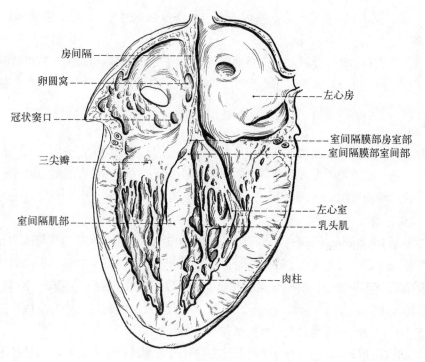

图6-12　房间隔和室间隔

（六）心传导系

心的传导系统位于心壁内，是心肌细胞特化而成。能产生兴奋和传递冲动，以维持心正常的节律性舒缩。心的传导系统包括窦房结、房室结、房室束及其分支（图6-13）。

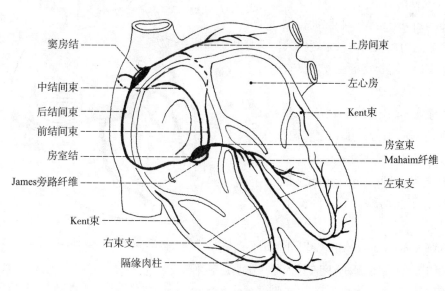

图6-13　心传导系模式图

1. **窦房结** sinuatrial node　　位于上腔静脉与右心耳之间的心外膜的深面，呈椭圆形，是心自动节律性兴奋的发源地，即心的正常起搏点。

2. **房室结** atrioventricular node　　位于房间隔下部右侧心内膜的深面，冠状窦口的前上方。房室结呈扁椭圆形，它发出房室束入室间隔。

3. **房室束** atrioventricular bundle　　又称**希氏**（His）束，从房室结发出后，在室间隔上部分为左脚（左束支）和右脚（右束支），分别沿室间隔左、右侧心内膜深面下行，到左、右心室。左脚下行中又分为前上支和后下支。左、右脚在左、右心室内逐渐分为许多细小的分支，最后形成**浦肯野**（Purkinje）**纤维网**（心内膜下支），与一般心肌相连。

　　心的自动节律性兴奋由窦房结开始，一方面传到心房肌，使心房收缩；另一方面传到房室结，再经房室束、左右束支、Purkinje纤维网，至心室肌，使心室也开始收缩，这样一先一后，使心不断有节律地跳动。

　　（七）心的血管

　　心的血液供应来自升主动脉发出的左、右冠状动脉；心的静脉血绝大部分经冠状窦汇入右心房，一部分直接流入右心房。心本身的血液循环属于体循环的一部分。尽管心仅占体重的约0.5%，而两条冠状动脉血流量竟占到心输出量的4%~5%。

　　1. 动脉

　　（1）**左冠状动脉** left coronary artery　　起于升主动脉的左侧，向左行于左心耳与肺动脉干之间，然后分为前室间支和旋支（图6-5）。**前室间支**也称前降支，沿前室间沟下行，末梢多数绕过心尖右侧，止于后室间沟并与后室间支末梢吻合，前室间支主要分布于左心室前壁、右心室前壁一小部分及室间隔的前2/3。**旋支**，也称左旋支，从左冠状动脉主干发出后，沿左侧冠状沟走行，绕心左缘至左心室膈面，旋支主要分布于左心房、左心室前壁、左心室侧壁和左心室后壁。

　　（2）**右冠状动脉** right coronary artery　　起于升主动脉的右侧，行于右心耳与肺动脉干之间，再沿冠状沟右侧走行至心的膈面，主要分为**后室间支和右旋支**（图6-5、图6-6）。右冠状动脉主要分布于右心房和右心室，还分布到室间隔后1/3。此外还发出至窦房结和房室结的分支。

　　2. **静脉**　　心的静脉血最后大部分由冠状窦汇集入右心房。冠状窦的主要属支有心大、中、小静脉。

　　冠状窦 coronary sinus位于心膈面，左心房与左心室之间的冠状沟内，末端注入右心房的冠状窦口，冠状窦的主要属支有（图6-5、图6-6、图6-14）：

　　（1）**心大静脉** great cardiac vein　　在前室间沟，伴前室间支上行，进入冠状沟，绕心左缘至心膈面注入冠状窦。

　　（2）**心中静脉** middle cardiac vein　　起于心尖部，伴右冠状动脉的后室间支上行，注入冠状窦。

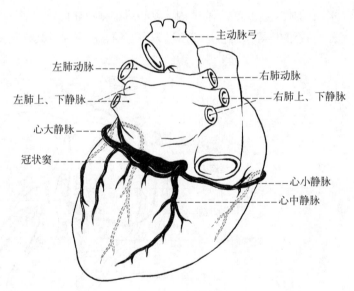

图6-14　心的静脉

　　（3）**心小静脉** small cardiac vein　　起于下缘，行至冠状沟内，伴右冠状动脉向左注入冠状窦或心中静脉。

　　（八）心包

　　心包 pericardium为包裹心和大血管根部的纤维浆膜囊，可分为纤维心包和浆膜心包两部分（图6-15）。

　　1. **纤维心包** fibrous pericardium　　为心包外层，是纤维结缔组织囊，上方与出入心的大血管外膜相移行，下方与膈中心腱愈合。

　　2. **浆膜心包** serous pericardium　　可分为脏、壁两层。脏层覆盖于心肌表面，即心外膜；壁层贴在纤维心包内面。脏、壁两层在出入心的大血管根部相互移行，两层之间的腔隙称**心包腔**，内有少量浆液，起润滑作用，可减少心搏动时的摩擦。

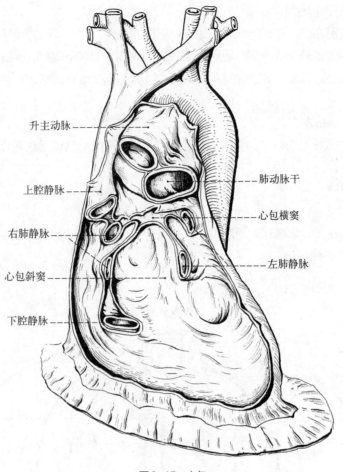

升主动脉

上腔静脉

右肺静脉

心包斜窦

下腔静脉

肺动脉干

心包横窦

左肺静脉

图6-15 心包

【知识拓展】

心内注射术

心内注射术是临床上抢救心搏骤停病人的一种复苏术。通常是将药物通过胸壁直接注入心室腔内。进行心内注射时多在左侧第4肋间隙，胸骨左缘旁0.5~1 cm处，从此处多刺入右心室；也可在第5肋间隙，胸骨左缘旁2~2.5 cm处，从此处多刺入左心室。由浅入深穿经结构依次为皮肤、浅筋膜、肋间肌、胸内筋膜、心包至心室腔。垂直刺入右心室的深度为3~4 cm，刺入左心室深度为4~5 cm。

（黄广琳编写，徐国成绘图）

三、肺循环的血管

（一）动脉

肺动脉干 pulmonary trunk 位于心包内，为一粗短的动脉干，起自右心室的肺动脉口，在升主动脉前方向左后上方斜行，至主动脉弓下方分为左、右肺动脉。

左肺动脉 left pulmonary artery 较短，在左主支气管前方横行到左肺门处分为上、下两支，分别进入左肺上、下叶。**右肺动脉** right pulmonary artery 比左肺动脉稍长，经升主动脉和下腔静脉后方横行向右，到右肺门处分为3支，分别进入右肺上、中、下叶。左、右肺动脉在肺内反复分支，与支气管的分支相伴行，最后在肺泡壁上形成毛细血管网。

在肺动脉干分叉处稍左侧，有一结缔组织短圆索连于主动脉弓下缘，称**动脉韧带**arterial ligament，是胚胎时期动脉导管闭锁后的遗迹（图6-5）。动脉导管在胎儿时期将肺动脉中血流导向主动脉，出生后不久即闭锁，如出生6个月后仍未闭锁，就成为动脉导管未闭，属于常见先天性心脏病的一种，可结扎予以治疗。

（二）静脉

肺静脉pulmonary vein 左右各一对，分别为左上、左下肺静脉和右上、右下肺静脉。这些静脉均起自肺门，向内行走，注入左心房后部的两侧。肺静脉将含氧量高的动脉血运送回心。

四、体循环的血管

（一）动脉

1. **主动脉**aorta arch　为体循环的动脉主干，按行程可分为升主动脉、主动脉弓和降主动脉三部分（图6-5、图6-16、图6-17）。

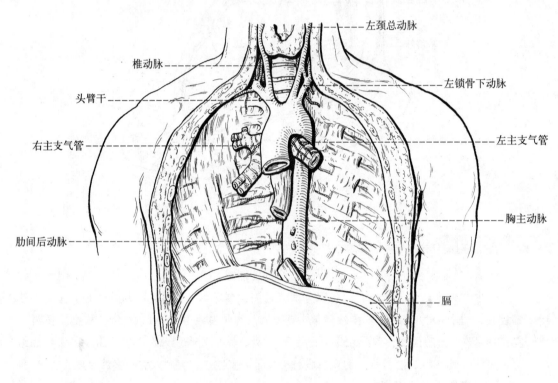

图6-16　胸主动脉及其分支

（1）**升主动脉**ascending aorta　起自左心室的主动脉口，位于上腔静脉和肺动脉干之间，向右上方斜行，至右侧第2胸肋关节后方移行为主动脉弓。升主动脉起始部发出左、右冠状动脉。

（2）**主动脉弓**aorta arch　接升主动脉，在胸骨柄后方呈向上的弓形弯向左后方，至第4胸椎体下缘水平移行为降主动脉。在主动脉弓的凸侧，由右向左依次发出头臂干、左颈总动脉和左锁骨下动脉三大分支。头臂干为一粗短动脉干，向右上斜行至右侧胸锁关节后方，分为右颈总动脉和右锁骨下动脉。

（3）**降主动脉**descending aorta　为主动脉最长的一段，续于主动脉弓，沿脊柱左前方下降，穿膈的主动脉裂孔至腹腔，至第4腰椎体下缘水平，分为左、右髂总动脉。以膈为界，降主动脉位于主动脉裂孔以上的部分称**胸主动脉**，位于主动脉裂孔以下的部分称**腹主动脉**。

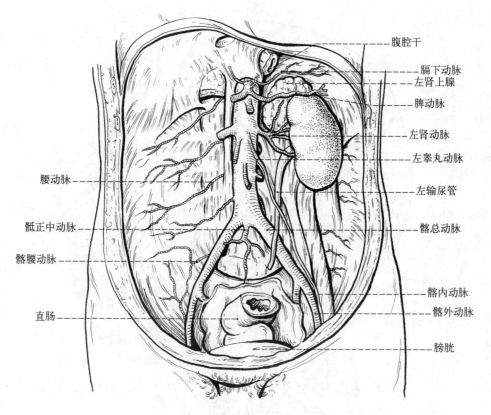

图6-17 腹主动脉及其分支

右侧标注（从上到下）：腹腔干、膈下动脉、左肾上腺、脾动脉、左肾动脉、左睾丸动脉、左输尿管、髂总动脉、髂内动脉、髂外动脉、膀胱

左侧标注（从上到下）：腰动脉、骶正中动脉、髂腰动脉、直肠

2. 头颈部的动脉

（1）**颈总动脉**common carotid artery 是头颈部的动脉主干，左右各一条。左侧发自主动脉弓，右侧起自头臂干。两侧颈总动脉均经胸锁关节后方，沿食管、气管和喉的两侧上升，至甲状软骨上缘水平分为颈内动脉和颈外动脉（图6-18）。颈总动脉的外侧有颈内静脉，两者之间的后方有迷走神经，三者共同被包裹在颈动脉鞘中。在颈总动脉分为颈内动脉和颈外动脉的分叉处，有两个重要结构，即颈动脉窦和颈动脉小球。

<u>颈动脉窦</u>carotid sinus为颈总动脉末端和颈内动脉起始部的膨大部分，壁内有特殊的感觉神经末梢，为压力感受器。当血压增高时，窦壁扩张，刺激压力感受器，可反射性地引起心跳减慢，末梢血管扩张，血压下降。

<u>颈动脉小球</u>carotid glomus是一个扁椭圆形小体，位于颈内动脉和颈外动脉分叉处的后方，借结缔组织连于动脉壁上。小球内含有化学感受器，能感受血液中二氧化碳和氧浓度的变化，当二氧化碳浓度升高时，可反射性促使呼吸加深加快。

（2）<u>颈外动脉</u>external carotid artery 自颈总动脉发出后，先行于颈内动脉内侧，后从其前方跨至其外侧，向上穿腮腺实质达下颌颈水平，分为颞浅动脉和上颌动脉两终支。颈外动脉分支营养颈部、头面部和脑膜等处（图6-18），其主要分支有：

1）<u>甲状腺上动脉</u>superior thyroid artery 自颈外动脉起始部发出，向前下方行至甲状腺侧叶的上端，分支营养甲状腺上部和喉。

2）<u>舌动脉</u>lingual artery 平舌骨水平起自颈外动脉，向前内上方行至口腔底，进入舌，分支营养舌、口底结构和腭扁桃体。

3）<u>面动脉</u>facial artery 在舌动脉稍上方起自颈外动脉，向前上经下颌下腺深面，于咬肌前缘处绕过下颌骨下缘至面部后，沿口角、鼻翼外侧迂曲上行到内眦，改名为**内眦动脉**。面动脉沿途分支分布于下

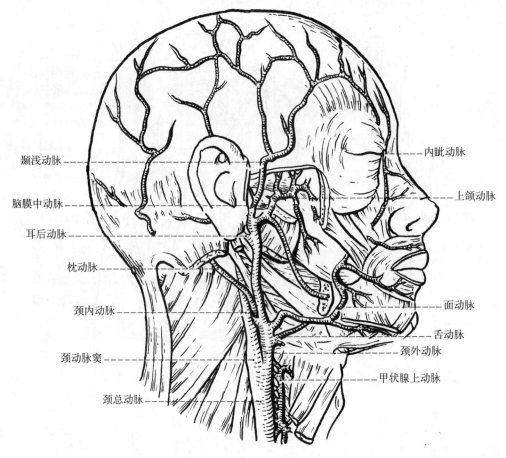

颞浅动脉 ————————

脑膜中动脉 ————————

耳后动脉 ————————

枕动脉 ————————

颈内动脉 ————————

颈动脉窦 ————————

颈总动脉 ————————

———— 内眦动脉

———— 上颌动脉

———— 面动脉

———— 舌动脉

———— 颈外动脉

———— 甲状腺上动脉

图6-18　颈总动脉及其分支

颌下腺、面部和腭扁桃体。面动脉在咬肌前缘绕下颌骨下缘处位置表浅，体表可摸到其搏动，当面部出血时，可在此处压迫止血。

4）**颞浅动脉** superficial temporal artery　为颈外动脉终支之一，在外耳门前方跨颧弓根部至颞部，分支供应腮腺和颞、顶、额部软组织。颞浅动脉行经外耳门前方处位置表浅，体表可以摸到其搏动，该处是临床上常用的压迫止血点和摸脉点。

5）**上颌动脉** maxillary artery　为颈外动脉的另一终支，在下颌颈水平发出后，向前内行达上颌骨后面，沿途分支分布于上、下颌牙和鼻腔、腭、颊、咀嚼肌等处。上颌动脉的主要分支有**脑膜中动脉**，该分支向上穿棘孔进入颅腔，随即分为前、后两支供应硬脑膜。其前支在翼点内面紧贴骨面上行，当翼点处骨折时该动脉易受损伤，形成硬膜外血肿。

（3）**颈内动脉** internal carotid artery　由颈总动脉发出后，向上经颅底颈动脉管进入颅腔（图6-21），分支营养脑和视器（详见第九章第七节）。

（4）**锁骨下动脉** subclavian artery　左侧起自主动脉弓，右侧起自头臂干，分别沿肺尖内侧出胸廓上口到颈根部。斜越胸膜顶前上方，穿斜角肌间隙向外，横过第1肋上面，在第1肋外缘移行为腋动脉。锁骨下动脉的主要分支（图6-19）有：

1）**椎动脉** vertebral artery　在前斜角肌内侧起自锁骨下动脉，向上穿第6~1颈椎横突孔，再经枕骨大孔入颅，分支供应脊髓和脑（详见第九章第七节）。

2）**胸廓内动脉** internal thoracic artery　在椎动脉起点处的相对侧发出，向下入胸腔，沿胸骨外侧缘约1.2 cm，贴第1~7肋软骨后面下行，行程中分支供应胸前壁、心包等处。其末支继续向下越肋弓内面穿膈至腹前壁，改名为**腹壁上动脉**，分支营养膈和腹直肌。

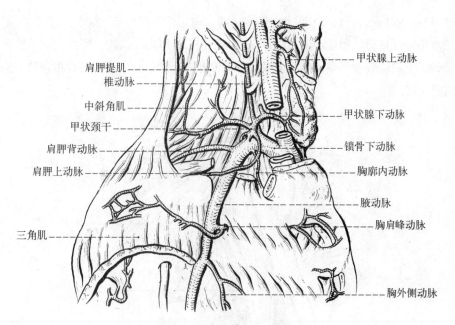

图6-19 锁骨下动脉及其分支

3）<u>甲状颈干</u> thyrocervical trunk 为一粗短干，于椎动脉的外侧起于锁骨下动脉，其主要分支有营养甲状腺的**甲状腺下动脉**等。

3. 上肢的动脉

（1）<u>腋动脉</u> axillary artery 由锁骨下动脉经第1肋外缘直接移行而来（图6-20），在腋窝深部下降，到背阔肌下缘延伸为肱动脉。腋动脉的分支分布于肩关节、胸肌、背阔肌和乳房等。

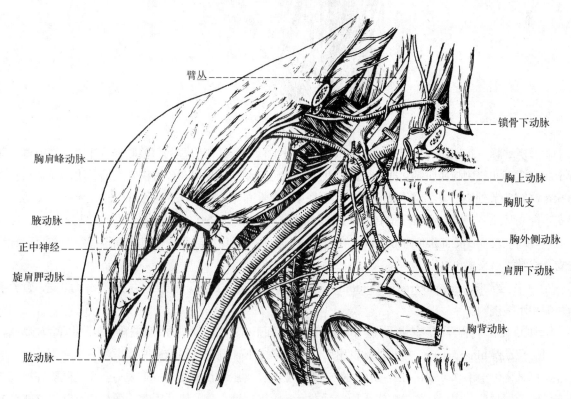

图6-20 腋动脉及其分支

（2）**肱动脉** brachial artery　是腋动脉的直接延续，与正中神经伴行，沿肱二头肌内侧沟下降至肘窝，平桡骨颈水平分成尺动脉和桡动脉（图6-21）。在肱二头肌内侧沟内，可触及肱动脉的搏动，以肘窝内上方肱二头肌腱内侧最为明显，是测量血压时听诊部位。当前臂大出血时，可在肱二头肌内侧沟将肱动脉压向肱骨止血。

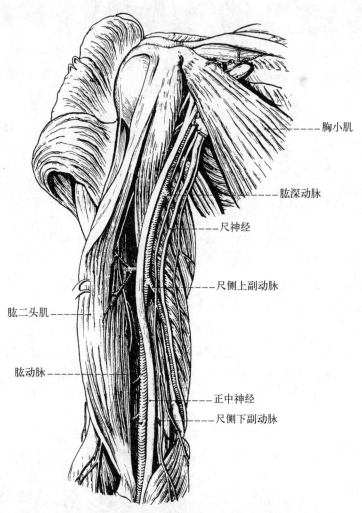

胸小肌

肱深动脉

尺神经

尺侧上副动脉

肱二头肌

肱动脉

正中神经

尺侧下副动脉

图6-21　肱动脉及其分支

（3）**桡动脉** radial artery　自肱动脉发出，与桡骨平行下降，在前臂上部被肱桡肌掩盖，在前臂下部行于肱桡肌腱和桡侧腕屈肌腱之间，位置表浅，可摸到搏动（图6-22），为临床上最常用的摸脉点。桡动脉在桡腕关节处绕桡骨茎突远侧至手背，再经第1掌骨间隙入手掌深面（图6-23），末端与尺动脉掌深支吻合成掌深弓。桡动脉在行程中除分支营养前臂桡侧肌肉、桡骨外，还发出以下主要分支：

1）**掌浅支** superficial palmar branch　在桡腕关节处发出，穿鱼际肌或沿其表面至手掌，与尺动脉终支吻合成掌浅弓（图6-24）。

2）**拇主要动脉** principal artery of thumb　在第1掌骨间隙内由桡动脉发出，立即再分为3支，营养拇指两侧和示指桡侧。

桡动脉可出现行程异常，其主干在臂中部绕到桡骨背面下行，中医学中的"反关脉"即为此异常桡动脉。

（4）**尺动脉** ulnar artery　自肱动脉发出后，先斜向内下，再在尺侧腕屈肌和指浅屈肌之间下行，最后经豌豆骨桡侧至手掌（图6-22、图6-24）。其终支与桡动脉掌浅支吻合成掌浅弓。尺动脉除在行程中分支供应前臂尺侧肌肉、尺骨外，进入手掌后发出掌深支，穿小鱼际肌至手掌深面与桡动脉终支吻合成掌深弓（图6-24）。

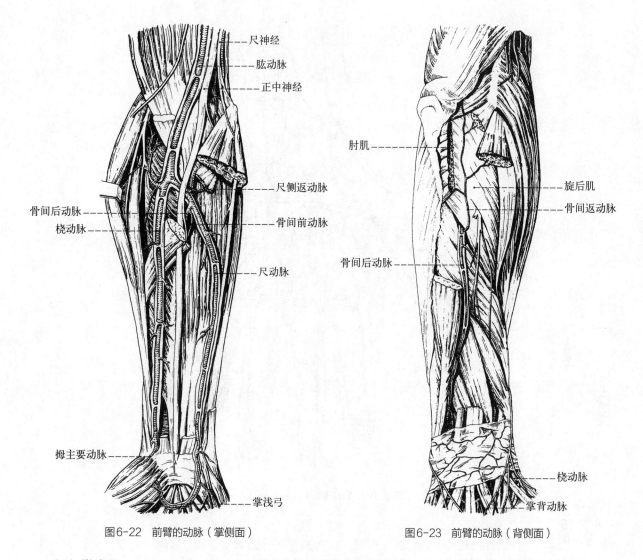

图6-22　前臂的动脉（掌侧面）　　　　　　　　图6-23　前臂的动脉（背侧面）

（5）**掌浅弓** superficial palmar arch　由尺动脉终支和桡动脉掌浅支吻合而成，位于屈指肌腱浅面。掌浅弓凸侧缘发出3条**指掌侧总动脉**和1条**小指尺掌侧动脉**。前者下行至掌指关节附近，每支再分为2条**指掌侧固有动脉**，分别营养第2~5指相对缘，后者营养小指掌面尺侧缘（图6-23）。

（6）**掌深弓** deep palmar arch　由桡动脉终支和尺动脉掌深支吻合而成，位于屈指肌腱深面。掌深弓凸侧发出3条**掌心动脉**，行至掌指关节附近分别与指掌侧总动脉吻合（图6-24）。

4. 胸部的动脉　胸部的动脉主干为胸主动脉 thoracic aorta，为主动脉弓的直接延续，于后纵隔内下行，渐由脊柱左侧转向脊柱前方，穿膈的主动脉裂孔后移行为腹主动脉（图6-16）。胸主动脉的分支有壁支和脏支两类。

（1）壁支　有9对**肋间后动脉** posterior intercostal artery 走行于第3~11肋间隙相应的肋沟内，还有1对**肋下动脉**沿第12肋下缘走行。第1、第2肋间隙内的肋间后动脉来自锁骨下动脉的分支。壁支主要分布于胸壁和腹壁上部。

（2）脏支　包括支气管支、食管支、心包支等细小分支，营养同名器官。

5. 腹部的动脉　腹部的动脉主干是**腹主动脉** abdominal aorta，在主动脉裂孔处接胸主动脉，沿脊柱前方下降，右侧有下腔静脉伴行，至第4腰椎体下缘水平，分为左、右髂总动脉（图6-17）。腹主动脉的分支有壁支和脏支两类。

（1）壁支　主要有腰动脉（4对）、膈下动脉、骶正中动脉等，分布于腹后壁、脊髓、膈和盆腔后壁等处。

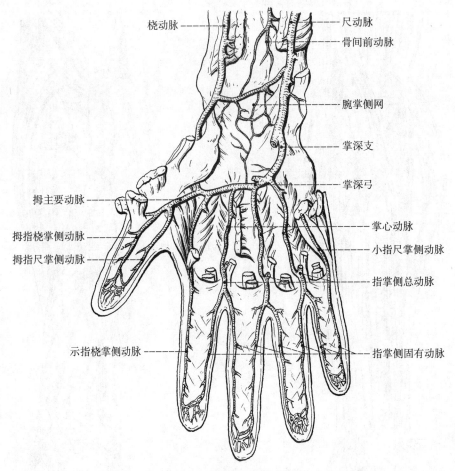

桡动脉

尺动脉

骨间前动脉

腕掌侧网

掌深支

掌深弓

拇主要动脉

掌心动脉

小指尺掌侧动脉

拇指桡掌侧动脉

拇指尺掌侧动脉

指掌侧总动脉

示指桡掌侧动脉

指掌侧固有动脉

图6-24　手的动脉（掌侧面深层）

（2）脏支　分成对脏支和不成对脏支两种。成对脏支有肾上腺中动脉、肾动脉、睾丸动脉（男性）或卵巢动脉（女性）；不成对脏支有腹腔干、肠系膜上动脉和肠系膜下动脉。

1）**肾上腺中动脉** middle suprarenal artery　约平第1腰椎高度起自腹主动脉，分布到肾上腺。

2）**肾动脉** renal artery　约平第1腰椎体下缘起自腹主动脉侧壁，横行向外，至肾门分为4~5支入肾（图6-17）。

3）**睾丸动脉** testicular artery　细而长，在肾动脉起始处稍下方起自腹主动脉前壁，沿腰大肌表面斜行向外下，经腹环进入腹股沟管，参与组成精索，营养睾丸和附睾（图6-17）。该动脉在女性为卵巢动脉 ovarian artery，经卵巢悬韧带降入盆腔，营养卵巢和输卵管。

4）**腹腔干** celiac trunk　为一粗短的动脉干，在主动脉裂孔稍下方起自腹主动脉前壁，旋即分为胃左动脉、肝总动脉和脾动脉3支（图6-25、图6-26），分布到胃、肝、胆囊、脾、胰、十二指肠和食管腹部。

① **胃左动脉** left gastric artery　较细，先向左上方行至贲门，再沿胃小弯向右行，最后与胃右动脉吻合，沿途分支营养食管腹部、贲门和胃小弯附近胃壁。

② **肝总动脉** common hepatic artery　向右行，进入肝十二指肠韧带后，分为肝固有动脉和胃十二指肠动脉两支。

肝固有动脉 proper hepatic artery 继续在肝十二指肠韧带内沿胆总管左侧上行，至肝门附近分为左支、右支入肝。在肝固有动脉起始部还发出**胃右动脉**，经幽门上方进入胃小弯左行，与胃左动脉吻合。肝固有动脉右支在进入肝门前还发出**胆囊动脉**分布到胆囊。

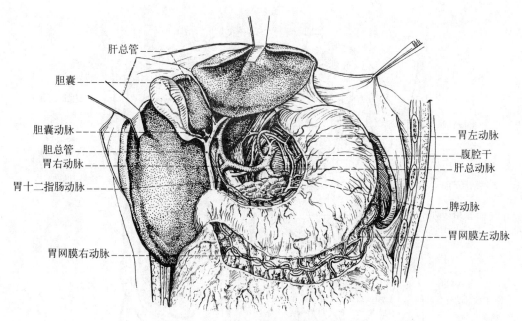

图6-25　腹腔干及其分支（胃前面）

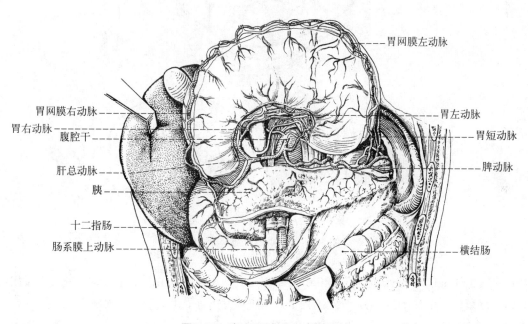

图6-26　腹腔干及其分支（胃后面）

胃十二指肠动脉 gastroduodenal artery 经幽门后方至幽门下缘分为**胃网膜右动脉**和**胰十二指肠上动脉**。前者沿胃大弯左行，沿途分支营养胃大弯侧胃壁和大网膜，末端与胃网膜左动脉吻合；后者行于十二指肠降部和胰头之间，分支营养胰头和十二指肠。

③ **脾动脉** splenic artery　较粗大，沿胰上缘向左行，到脾门处分数支入脾。行程中分支供应胰体和胰尾。在进入脾门前还发出胃网膜左动脉和胃短动脉等（图6-26）。

胃网膜左动脉沿胃大弯向右行，末端与胃网膜右动脉吻合。**胃短动脉**有3~5支，经脾胃韧带至胃底。

5）**肠系膜上动脉** superior mesenteric artery　在腹腔干稍下方，约平第1腰椎高度起自腹主动脉前壁，经胰头和十二指肠水平部之间进入肠系膜根，分支营养十二指肠、空肠、回肠、盲肠、阑尾、升结肠和横结肠（图6-27）。其主要分支有：

① **胰十二指肠下动脉**　分支营养胰和十二指肠，并与胰十二指肠上动脉吻合。

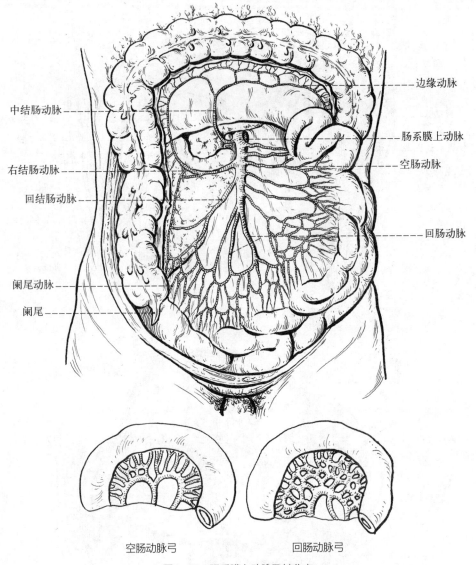

中结肠动脉

右结肠动脉

回结肠动脉

阑尾动脉

阑尾

边缘动脉

肠系膜上动脉

空肠动脉

回肠动脉

空肠动脉弓　　　　　　回肠动脉弓

图6-27　肠系膜上动脉及其分支

　　② 空肠动脉jejunal artery和回肠动脉ileal artery　共有13~18支，由肠系膜上动脉左侧壁发出，行于肠系膜内，反复分支并吻合成多级动脉弓，由最后一级弓发出直支进入肠壁，营养空、回肠。

　　③ 回结肠动脉ileocolic artery　为肠系膜上动脉的终支，斜向右下行至盲肠附近，分数支营养回肠末端、盲肠、阑尾和升结肠，其中至阑尾的分支称阑尾动脉appendicular artery，该分支经回肠末端的后方进入阑尾系膜游离缘，分支营养阑尾（图6-28）。

　　④ 右结肠动脉right colic artery　在回结肠动脉上方起自肠系膜上动脉的右侧，右行分支营养升结肠，并与回结肠动脉和中结肠动脉吻合。

　　⑤ 中结肠动脉middle colic artery　起自肠系膜上动脉上段右侧，行于横结肠系膜内，分支营养横结肠，并与左、右结肠动脉吻合。

　　6）肠系膜下动脉inferior mesenteric artery　约在第3腰椎水平起自腹主动脉前壁，沿腹后壁行向左下，分支分布于降结肠、乙状结肠和直肠上部（图6-29）。其主要分支有：

　　① 左结肠动脉left colic artery　横行向左，至降结肠附近分支营养降结肠，并与中结肠动和乙状结肠动脉吻合。

　　② 乙状结肠动脉sigmoid artery　有2~3支，斜向左下，进入乙状结肠系膜内，分支营养乙状结肠，

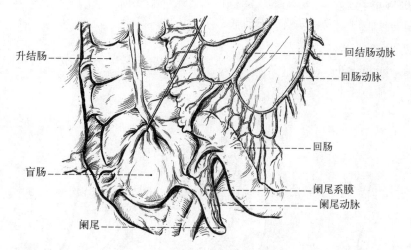

升结肠
回结肠动脉
回肠动脉
回肠
盲肠
阑尾系膜
阑尾动脉
阑尾

图6-28 回结肠动脉及其分支（胃后面）

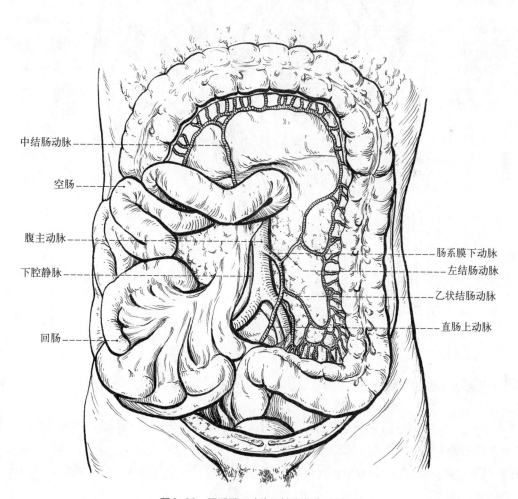

中结肠动脉
空肠
腹主动脉
下腔静脉
回肠
肠系膜下动脉
左结肠动脉
乙状结肠动脉
直肠上动脉

图6-29 肠系膜下动脉及其分支（胃后面）

并与左结肠动脉吻合。

③ **直肠上动脉** superior rectal artery　为肠系膜下动脉的直接延续，经乙状结肠系膜降入盆腔，行于直肠后面，分支营养直肠上部，并与直肠下动脉吻合。

6. 盆部的动脉

（1）**髂总动脉** common iliac artery　左右各一，自腹主动脉发出后，沿腰大肌内侧斜向外下方，至骶髂关节处分为髂内动脉和髂外动脉（图6-30）。

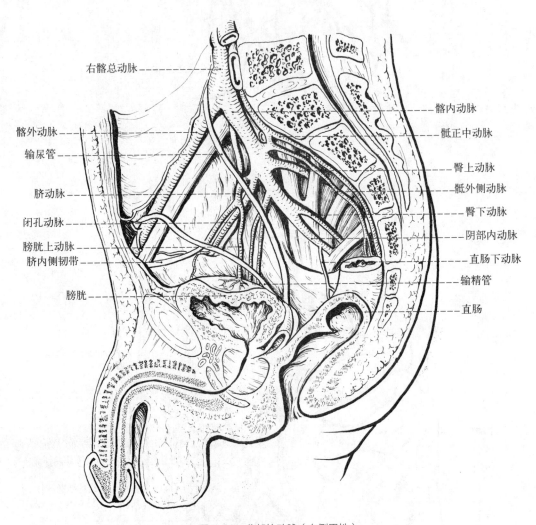

右髂总动脉

髂外动脉
输尿管

脐动脉

闭孔动脉

膀胱上动脉
脐内侧韧带

膀胱

髂内动脉
骶正中动脉
臀上动脉
骶外侧动脉
臀下动脉
阴部内动脉
直肠下动脉
输精管
直肠

图6-30　盆部的动脉（右侧男性）

（2）**髂内动脉** internal iliac artery　为一短干，斜向内下降入盆腔，分为脏支和壁支，营养盆腔脏器和盆壁。

1）脏支　主要包括直肠下动脉、子宫动脉和阴部内动脉，营养直肠、膀胱、子宫、输卵管、卵巢、会阴和外生殖器等（图6-30、图6-31）。

① **直肠下动脉** inferior rectal artery　分布到直肠下部、肛管、前列腺（阴道）等处，并与直肠上动脉和肛动脉吻合。

② **子宫动脉** uterine artery　自髂内动脉发出后，沿盆腔侧壁下行，进入子宫阔韧带，在子宫颈外侧约2 cm处从前上方跨过输尿管，再沿子宫两侧迂曲上行，分支营养子宫、输卵管、卵巢，并与卵巢动脉吻合（图6-31）。在行子宫切除术结扎子宫动脉时，要注意该动脉与输尿管的关系，以免误伤输尿管。

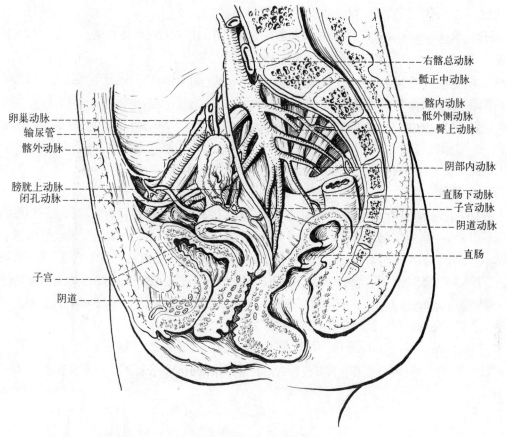

卵巢动脉

输尿管

髂外动脉

膀胱上动脉
闭孔动脉

子宫

阴道

右髂总动脉

骶正中动脉

髂内动脉
骶外侧动脉
臀上动脉

阴部内动脉

直肠下动脉
子宫动脉
阴道动脉

直肠

图6-31 盆部的动脉（右侧女性）

③ <u>阴部内动脉</u> internal pudendal artery 经梨状肌下孔出盆腔，再经坐骨小孔入坐骨肛门窝，发出分支营养肛门、会阴和外生殖器等（图6-32）。

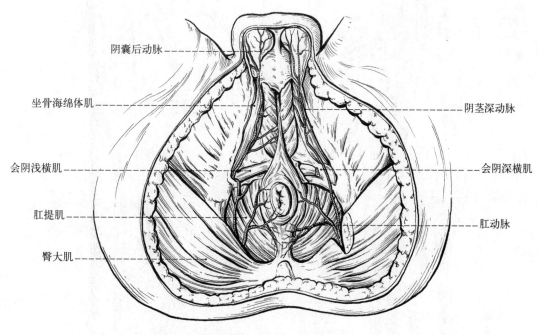

阴囊后动脉

坐骨海绵体肌

会阴浅横肌

肛提肌

臀大肌

阴茎深动脉

会阴深横肌

肛动脉

图6-32 会阴部的动脉（男性）

2）壁支　主要有闭孔动脉、臀上动脉和臀下动脉（图6-31）。

① **闭孔动脉** obturator artery　沿骨盆侧壁前行，穿闭孔膜出骨盆至大腿内侧，分支营养大腿内侧群肌和髋关节。

② **臀上动脉** superior gluteal artery 和**臀下动脉** inferior gluteal artery　分别经梨状肌上孔和梨状肌下孔出盆腔到臀部，分支营养臀肌和髋关节等。

（3）**髂外动脉** external iliac artery　自髂总动脉发出后，沿腰大肌内侧缘下降，经腹股沟韧带中点深面入股三角，移行为股动脉。髂外动脉在腹股沟韧带稍上方发出**腹壁下动脉**，经腹股沟管深环内侧上行，进入腹直肌鞘，营养腹直肌，并与腹壁上动脉吻合（图6-31）。

7.　下肢的动脉

（1）**股动脉** femoral artery　在腹股沟韧带中点深面直接由髂外动脉移行而来。在股三角底部，其内侧有股静脉，外侧有股神经与之伴行，向下经收肌管下降入腘窝，移行为腘动脉。股动脉的主要分支有**股深动脉**，该分支自股动脉起始部下方2~5 cm处发出，分支营养大腿诸肌（图6-33）。在腹股沟韧带中点稍下方，股动脉位置表浅，可摸到其搏动，当下肢出血时，可在此处将股动脉压向耻骨上支进行止血。

（2）**腘动脉** popliteal artery　由股动脉直接移行而来，在腘窝深面下降（图6-34），至腘窝下角处分为胫前动脉和胫后动脉。腘动脉的分支主要供应膝关节及附近诸肌。

（3）**胫前动脉** anterior tibial artery　为腘动脉的终支之一（图6-34、图6-35），经小腿骨间膜穿至小腿前群肌深面下行，至距小腿关节前方移行为足背动脉。胫前动脉在行程中分支营养小腿前群肌。

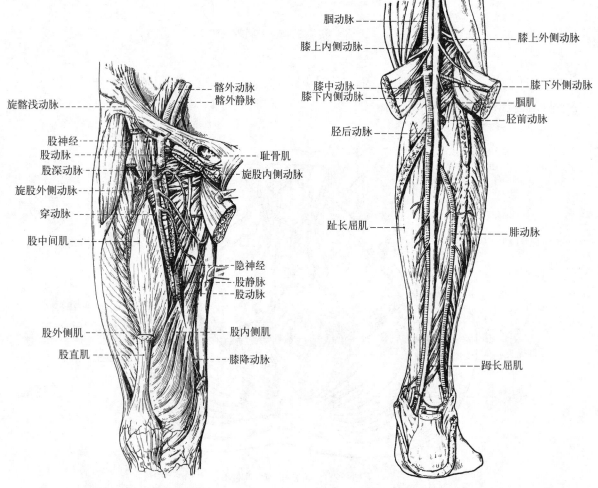

图6-33　股动脉及其分支　　　　　图6-34　小腿的动脉（右侧后面）

（4）**足背动脉** dorsal artery of foot　在距小腿关节前方，经跚长伸肌腱和趾长伸肌腱之间前行，沿途分支营养足背、足趾等处（图6-35）。足背动脉在距小腿关节前方，跚长伸肌腱外侧位置表浅，可摸到其搏动，中医称跗阳脉。

（5）**胫后动脉** posterior tibial artery　为腘动脉的另一终支，在小腿后群浅、深层肌间下行（图6-34），经内踝后方入足底，分为**足底内侧动脉**和**足底外侧动脉**（图6-36）。胫后动脉在行程中分支营养小腿后群肌、外侧群肌和足底结构。

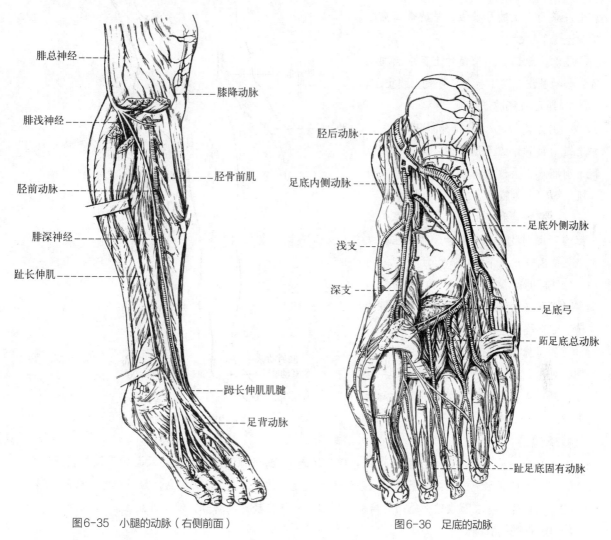

图6-35　小腿的动脉（右侧前面）　　　　　　图6-36　足底的动脉

附：全身主要动脉的体表投影、摸脉点和止血部位（图6-37）

1. 颈总动脉和颈外动脉

（1）**体表投影**　取下颌角和乳突尖连线的中点，由此点至胸锁关节引一连线，为这两条动脉的体表投影线。又以甲状软骨上缘为界，下方为颈总动脉，上方为颈外动脉的体表投影线。

（2）**摸脉点和止血部位**　于环状软骨侧方胸锁乳突肌前缘可摸到颈总动脉的搏动，将动脉向后压迫于第6颈椎横突上，可使一侧头部止血。

2. 面动脉

（1）**体表投影**　自咬肌下端前缘至眼内眦的连线。

（2）**摸脉点和止血部位**　在咬肌前缘下颌骨下缘处，可摸到搏动。将面动脉压向下颌骨，可使眼裂以下面部止血。

3. 颞浅动脉

摸脉点和止血部位：在外耳门前方，颧弓后端可摸到颞浅动脉的搏动，压迫该处可使颞部和头顶部止血。

4. 锁骨下动脉

（1）体表投影　从胸锁关节到锁骨中点引一条凸向上的弓状线，弓的最高点距锁骨上缘1.5 cm。

（2）止血部位　于锁骨上窝中点向下压，将动脉压在第1肋上，可使上肢止血。

5. 腋动脉和肱动脉

（1）体表投影　上肢外展90°，手掌向上，由锁骨中点至肱骨内、外上髁中点稍下引一线，为这两条动脉的投影线。背阔肌下缘以上为腋动脉，以下为肱动脉。

（2）摸脉点和止血部位　在肱二头肌内侧沟可摸到肱动脉的搏动，将其压向肱骨，可使压迫点以下的上肢止血。

6. 桡动脉

（1）体表投影　自肱骨内、外上髁中点稍下方至桡骨茎突的连线。

（2）摸脉点　在腕上方桡侧腕屈肌腱外侧，可摸到搏动，为主要摸脉点。中医在此切脉，以行脉诊，此处也是计数脉搏的部位。

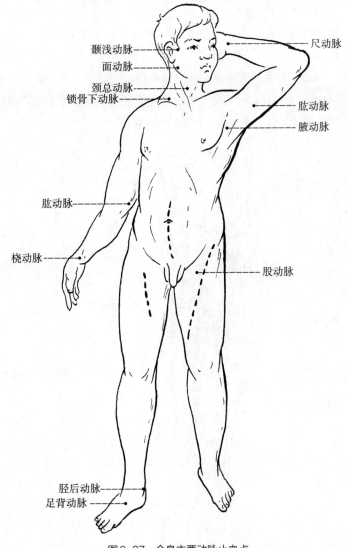

图6-37　全身主要动脉止血点

7. 尺动脉

（1）体表投影　自肱骨内上髁至豌豆骨桡侧缘连一线，该线的下2/3段为尺动脉下段的投影。自肱骨内、外上髁中点稍下方，向内下方引一条线至上述连线的上、中1/3交接点，为尺动脉上段的投影。

（2）止血部位　在腕横纹两端同时向深部压迫，可压住桡、尺动脉，使手部止血。

8. 指掌侧固有动脉

止血部位：在手指根部两侧压向指骨，可使手指止血。

9. 股动脉

（1）体表投影　大腿外展外旋，自腹股沟中点至股骨内侧髁上方连一线，该线的上2/3为股动脉的投影。

（2）摸脉点和止血部位　在腹股沟中点稍下方可摸到股动脉搏动。把股动脉压向耻骨上支，可使下肢止血。

10. 腘动脉

止血部位：在腘窝中加垫，屈膝包扎，可压迫腘动脉，使小腿和足部止血。

11. 胫前动脉和足背动脉

（1）体表投影　自胫骨粗隆和腓骨头连线中点起，经足背内、外踝中点，至第1跖骨间隙近侧部连一线，此线在距小腿关节以上为胫前动脉，距小腿关节以下为足背动脉的投影。

（2）摸脉点和止血部位　足背动脉在姆长伸肌腱外侧可摸到搏动，向深部压迫可减轻足部出血。

12. 胫后动脉

（1）体表投影　自腘窝下方至内踝与跟结节连线中点的连线。

（2）摸脉点和止血部位　在内踝和跟结节之间可摸到搏动。将该动脉压向深部，可减轻足底出血。

（李新华编写，徐国成绘图）

（二）静脉

静脉起自毛细血管，逐级汇合，最后汇合成大静脉注入心房，其特点是：①管壁薄，管腔大。②管壁内有静脉瓣（图6-38），四肢较多，尤以下肢最多，可防止血液逆流，保证血液向心流动。头颈部静脉无静脉瓣。③可分浅、深静脉。浅静脉位于皮下，注入深静脉。深静脉与同名动脉伴行。

体循环的静脉包括上腔静脉系、下腔静脉系和心静脉系（图6-39）。

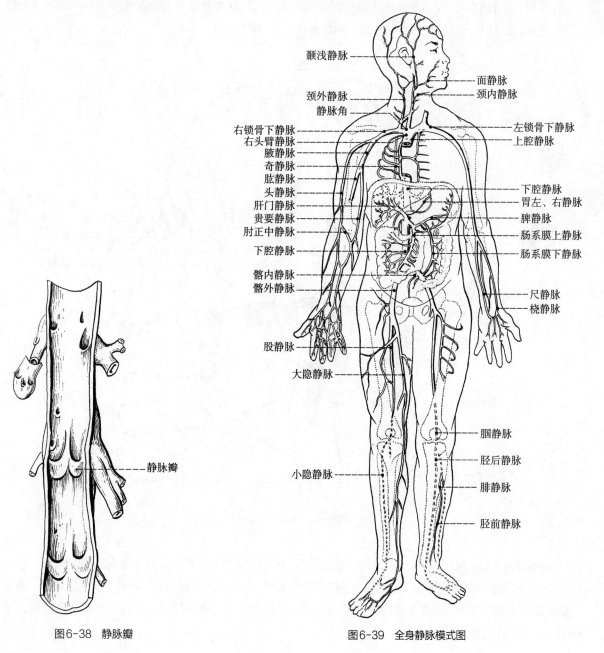

图6-38　静脉瓣　　　　图6-39　全身静脉模式图

1. **上腔静脉系** 由上腔静脉及其各级属支组成，收纳头颈部、上肢、胸部（心除外）的静脉血。

上腔静脉 superior vena cava 是收纳上半身静脉血的主干，由左、右头臂静脉在右侧第1胸肋关节的后方汇合而成，沿升主动脉的右侧垂直下降，平右侧第3胸肋关节处，注入右心房。在注入右心房之前，尚有奇静脉汇入（图6-39）。

头臂静脉 brachiocephalic vein 左右各一，是收纳头颈部及上肢静脉血的主干，由颈内静脉和锁骨下静脉在同侧的胸锁关节后方汇合而成。两静脉汇合处形成的夹角称**静脉角** venous angle，是淋巴导管的注入处。

（1）头颈部的静脉（图6-40）主要有颈内静脉、颈外静脉和锁骨下静脉等。

1）**颈内静脉** internal jugular vein 在颈静脉孔处续于乙状窦，在颈动脉鞘内沿颈内动脉、颈总动脉的外侧下降，至同侧胸锁关节的后方与锁骨下静脉汇合，形成头臂静脉，其收纳范围相当于颈总动脉的分布范围，有颅内属支和颅外属支两种。

颅内属支：通过硬脑膜窦收集脑、脑膜等部位的静脉血，经颈静脉孔入颈内静脉。

颅外属支：收纳咽、舌、甲状腺、面部和颈部的静脉血。这些静脉一部分直接注入颈内静脉，一部分先汇合成面静脉、下颌后静脉，再注入颈内静脉（图6-40）。

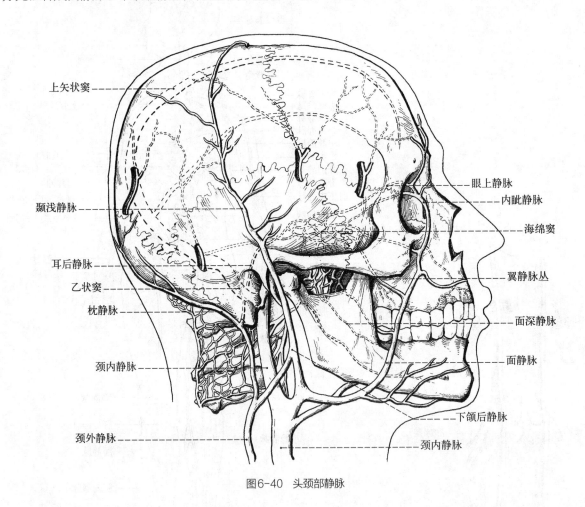

图6-40 头颈部静脉

面静脉 facial vein 起自内眦静脉，伴面动脉下行，至下颌角下方与下颌后静脉前支汇成一短干，注入颈内静脉。面静脉经内眦静脉、眼静脉与颅内海绵窦相通，又因缺少静脉瓣，故在面部，尤其是鼻根至两侧口角之间的三角形区内发生感染时，切忌挤压，以防细菌经上述途径进入颅内，引起颅内感染，故该三角称面部的"危险三角"。

下颌后静脉retromandibular vein由颞浅静脉和上颌静脉在腮腺内汇合而成。在下颌角高度分前、后两支，前支与面静脉汇合后注入颈内静脉；后支与耳后静脉、枕静脉等汇合成颈外静脉。

2）**颈外静脉external jugular vein**　由下颌后静脉的后支与耳后静脉、枕静脉等汇合而成，在胸锁乳突肌表面下行注入锁骨下静脉。颈外静脉浅居于皮下，属于浅静脉。右心衰竭的患者，上腔静脉压升高，可见颈外静脉怒张。由于颈外静脉的位置浅表，也是临床上儿科常用的采血、输液或注射药物的部位（图6-40）。

3）**锁骨下静脉subclavian vein**　由腋静脉越过第1肋外缘后延续而成，向内横过第1肋上面至胸锁关节的后方与颈内静脉汇成头臂静脉（图6-39）。锁骨下静脉主要收纳上肢、颈部浅层的静脉血。

（2）上肢的静脉　分深、浅两种，富有静脉瓣，深、浅静脉间有丰富的吻合。

1）上肢的深静脉　与同名的动脉伴行，臂以下的动脉有两条同名静脉伴行，到腋窝处合成一条腋静脉。腋静脉位于腋动脉前内侧，收纳上肢深、浅静脉血，在第1肋外缘延续成锁骨下静脉。

2）上肢的浅静脉　位于皮下，手背的浅静脉形成手背静脉网，再向上汇合成尺侧的贵要静脉和桡侧的头静脉（图6-41）。

① **贵要静脉basilic vein**　起自手背静脉网的尺侧部，转至前臂前面，沿前臂尺侧、肱二头肌内侧沟上行至臂中点，穿过深筋膜，注入肱静脉或腋静脉。收纳手背和前臂尺侧的浅静脉血。

② **头静脉cephalic vein**　起自手背静脉网的桡侧部，转至前臂前面，沿前臂桡侧、肱二头肌外侧沟上行，经三角肌和胸大肌之间，穿过深筋膜，注入腋静脉或锁骨下静脉。收纳手背、前臂桡侧的浅静脉血。

③ **肘正中静脉median cubital vein**　位于肘窝皮下，一般为一条，起自头静脉，斜向内上方连于贵要静脉，但该静脉变异较多。临床上常在此进行采血、输液或注射药物等。

（3）胸部的静脉　主要有胸廓内静脉和奇静脉等。

1）**胸廓内静脉internal thoracic vein**　由腹壁上静脉向上延续而成，与同名动脉伴行，向上注入头臂静脉，收纳同名动脉分布区的静脉血。

2）**奇静脉azygos vein**　由右腰升静脉向上穿过膈延续而成，沿椎体右侧上升，至第4、5胸椎高度向前跨越右肺根上方注入上腔静脉。奇静脉收纳右肋间后静脉、半奇静脉、食管静脉、支气管静脉等（图6-42）。

① **半奇静脉hemiazygos vein**　由左腰升静脉向上穿过膈延续而成，沿椎体左侧上升至第9胸椎高度，向右横过脊柱前方注入奇静脉。半奇静脉收纳左侧下部的肋间后静脉和副半奇静脉。

② **副半奇静脉accessory hemiazygos vein**　收纳左侧上部的肋间后静脉的血，沿椎体左侧下行，注入半奇静脉或跨过椎体前方向右注入奇静脉。

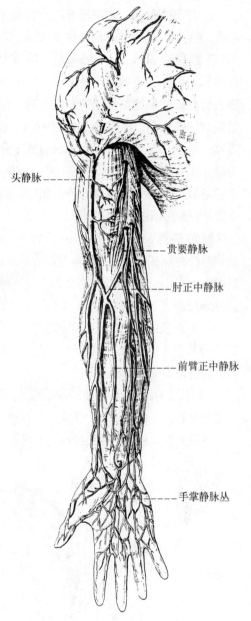

头静脉————

————贵要静脉

————肘正中静脉

————前臂正中静脉

————手掌静脉丛

图6-41　上肢的浅静脉

2. 下腔静脉系 由下腔静脉及其属支组成，收纳腹部、盆部和下肢的静脉血。

下腔静脉inferior vena cava是人体最大的静脉，由左、右髂总静脉在第5腰椎高度汇合而成，沿腹主动脉的右侧上升，穿过膈的腔静脉孔，注入右心房（图6-43）。除左、右髂总静脉外，下腔静脉的属支分为壁支和脏支。壁支有4对腰静脉，每侧4条腰静脉之间有纵行的腰升静脉相连。脏支收纳腹腔脏器的静脉血。

髂总静脉common iliac vein由髂内静脉和髂外静脉在骶髂关节的前方汇合而成，斜向内上方，至第5腰椎体右侧，左、右髂总静脉汇合成下腔静脉（图6-43）。

（1）下肢的静脉 下肢的静脉均有丰富的静脉瓣，分为深、浅两种，深、浅静脉之间有许多交通支吻合。

1）下肢的深静脉 下肢的深静脉与同

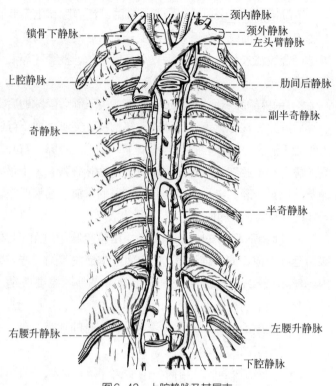

图6-42 上腔静脉及其属支

名动脉伴行，在膝部以下一条动脉有两条同名静脉伴行，上行至腘窝汇合成为一条腘静脉。腘静脉向上延续成股静脉，股静脉经腹股沟韧带深面延续成髂外静脉。

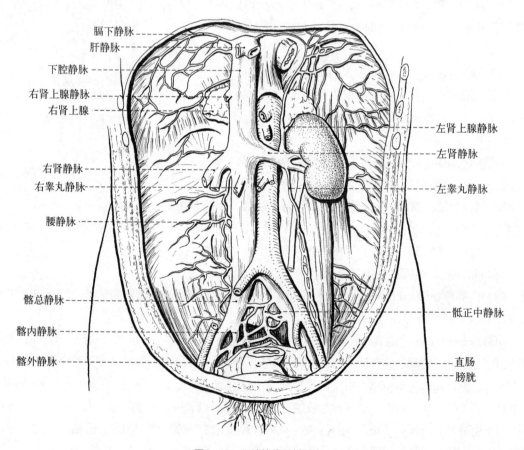

图6-43 下腔静脉及其属支

2）下肢的浅静脉　足背的皮下静脉汇合成足背静脉弓，由弓的两侧端向上分别延续成大隐静脉和小隐静脉（图6-44、图6-45）。

① **大隐静脉** great saphenous vein　起自足背静脉弓的内侧端，经内踝前方，沿小腿内侧上行，经股骨内侧髁的后方，沿大腿内侧面上行，至耻骨结节外下方3~4 cm处，穿深筋膜，注入股静脉。大隐静脉在内踝前方位置浅表而恒定，临床上常在此作静脉穿刺或切开输液。

② **小隐静脉** small saphenous vein　起自足背静脉弓的外侧端，经外踝的后方沿小腿后面中线上行，至腘窝中点穿深筋膜注入腘静脉。

（2）盆部的静脉　主要有髂内静脉和髂外静脉等（图6-46）。

1）**髂内静脉** internal iliac vein　其属支有壁支和脏支两种。

① 壁支　与同名动脉伴行，收纳同名动脉分布区的静脉血。

② 脏支　主要有**直肠下静脉**、**阴部内静脉**和**子宫静脉**，它们分别起自直肠静脉丛、阴部静脉丛、子宫阴道静脉丛。各静脉丛均位于脏器的周围，直肠静脉丛上部的静脉血经直肠上静脉注入肠系膜下静脉；直肠静脉丛下部的静脉血经直肠下静脉注入髂内静脉；肛管的静脉血经肛静脉、阴部内静脉注入髂内静脉。

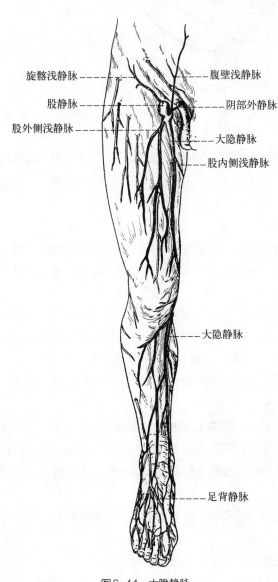

旋髂浅静脉 —— 腹壁浅静脉

股静脉 —— 阴部外静脉

股外侧浅静脉 —— 大隐静脉

股内侧浅静脉

—— 大隐静脉

—— 足背静脉

图6-44　大隐静脉

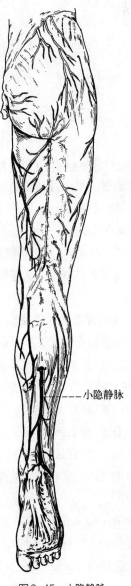

—— 小隐静脉

图6-45　小隐静脉

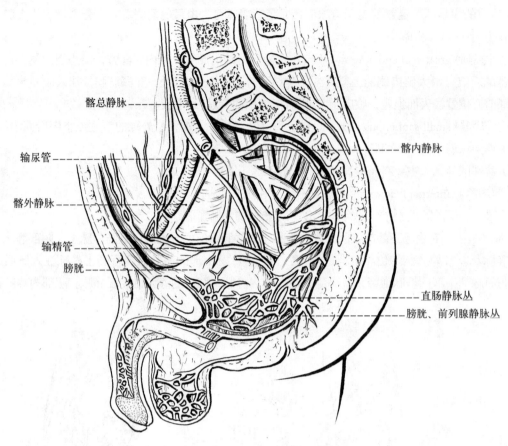

髂总静脉

输尿管

髂外静脉

输精管

膀胱

髂内静脉

直肠静脉丛

膀胱、前列腺静脉丛

图6-46 盆部的静脉

2）**髂外静脉** external iliac vein　为股静脉经腹股沟韧带深面向上延续而成，行向内上与髂内静脉汇合成髂总静脉。髂外静脉接纳腹壁下静脉等。

（3）腹部的静脉

1）腹前壁的静脉　包括浅静脉和深静脉两种。

腹前壁的浅静脉：①**胸腹壁静脉** thoracoepigastric vein 由腹前壁脐以上浅静脉向上汇合而成，向外上方行至腋窝注入腋静脉。②**腹壁浅静脉** superficial epigastric vein 由脐以下浅静脉汇合而成，向外下注入大隐静脉。

腹前壁的深静脉：①**腹壁上静脉** superior epigastric vein 与同名动脉伴行，向上延续为胸廓内静脉，注入头臂静脉。②**腹壁下静脉** inferior epigastric vein 与同名动脉伴行，向外下注入髂外静脉。

2）腹腔脏器的静脉　腹腔脏器的静脉可分为成对的静脉和不成对的静脉两种。

① 成对的静脉　为来自腹腔成对脏器的静脉，都直接或间接注入下腔静脉。包括睾丸静脉（或卵巢静脉）、肾静脉和肾上腺静脉（图6-43）。

睾丸静脉 testicular vein 起自睾丸和附睾，呈蔓状缠绕睾丸动脉，称**蔓状静脉丛**，向上逐渐汇合成1条睾丸静脉，右侧以锐角直接注入下腔静脉，左侧以直角注入左肾静脉。左睾丸静脉的注入形式是男性精索静脉曲张多发生在左侧的原因之一。在女性为**卵巢静脉** ovarian vein，起自卵巢静脉丛，其回流途径与男性相同。

肾静脉 renal vein 起自肾门，经肾动脉前方横行向内侧注入下腔静脉。因下腔静脉偏右，故左肾静脉较右肾静脉长，跨越腹主动脉的前面。

肾上腺静脉 suprarenal vein 右侧直接注入下腔静脉，左侧注入左肾静脉。

② 不成对的静脉　来自腹腔不成对脏器（肝除外）的静脉不直接注入下腔静脉，而是先汇合成肝门

静脉，经肝门入肝，在肝内移行为肝血窦，与肝固有动脉的血液混合，再汇合成2~3条肝静脉注入下腔静脉。

（4）肝门静脉系　是由肝门静脉及其属支组成的。收纳腹腔不成对脏器如胃、小肠、大肠（至直肠中部）、胆囊、胰和脾等的静脉血。

1）**肝门静脉**hepatic portal vein　是一条粗短的静脉干，长6~8 cm，由肠系膜上静脉和脾静脉在胰头的后方汇合而成，向右上方进入肝十二指肠韧带内，经胆总管和肝固有动脉的后方到达肝门，分左、右两支分别进入肝的左、右叶。

2）肝门静脉的主要属支（图6-47）

① **肠系膜上静脉**superior mesenteric vein　伴行于同名动脉的右侧向上行，在胰头的后方与脾静脉汇合成肝门静脉，收纳范围与肠系膜上动脉分布范围相同。

② **脾静脉**splenic vein　与脾动脉伴行向右，在胰头后方与肠系膜上静脉汇合成肝门静脉，收纳范围与同名动脉分布范围相同，通常还收纳肠系膜下静脉的静脉血。

③ **肠系膜下静脉**inferior mesenteric vein　大体上与同名动脉伴行，收纳同名动脉分布区内的静脉血，注入脾静脉。

④ **胃左静脉（胃冠状静脉）**left gastric vein　收纳食管腹部、胃贲门、胃小弯左侧的静脉血，注入肝门静脉。

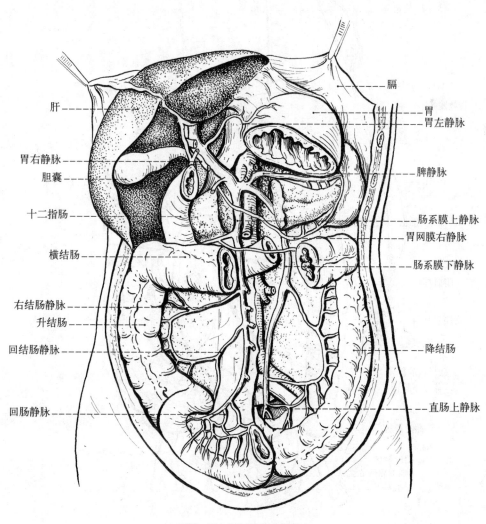

图6-47　肝门静脉及其属支

⑤ **胃右静脉** right gastric vein 与同名动脉伴行，向右汇入肝门静脉。注入前接受**幽门前静脉**的静脉血，该静脉是手术中识别幽门的标志。

⑥ **附脐静脉** paraumbilical vein 为数条细小的静脉，起自脐周静脉网，沿肝圆韧带走行，注入肝门静脉。

3）肝门静脉的侧支循环 当肝门静脉的血液回流受阻（如肝硬化）时，肝门静脉的血液可经肝门静脉与上腔静脉和下腔静脉之间的吻合支，流回右心房，这种循环称肝门静脉的侧支循环。正常情况下肝门静脉与上、下腔静脉之间的吻合支很小，血流量很少，但当肝门静脉回流受阻，压力增高时，这些吻合支高度扩张，血流量增加，起疏导作用。

肝门静脉的侧支循环主要有以下三条途径（图6-48）：

① 通过食管静脉丛 肝门静脉→胃左静脉→食管静脉丛→食管静脉→奇静脉→上腔静脉。如肝门静脉血流受阻，经上述回流途径引起食管下段的黏膜下静脉高度曲张，一旦破裂，会引起急性上消化道出血（呕血）。

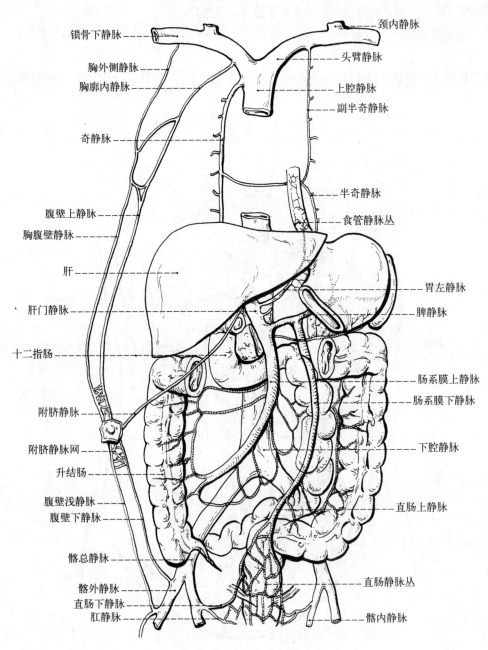

图6-48 肝门静脉与上、下腔静脉的吻合

② 通过直肠静脉丛 肝门静脉→脾静脉→肠系膜下静脉→直肠上静脉→直肠静脉丛→直肠下静脉、肛静脉→髂内静脉→髂总静脉→下腔静脉。由于大量血液经上述途径回流，可引起直肠静脉丛曲张（痔），如破裂可引起便血。

③ 通过脐周静脉网 肝门静脉→附脐静脉→脐周静脉网→再通过上、下两条途径回流：

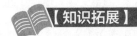

向上 {
胸腹壁静脉→腋静脉→锁骨下静脉→头臂静脉→上腔静脉
腹壁上静脉→胸廓内静脉 ———————
}

向下 {
腹壁浅静脉→大隐静脉→股静脉→髂外静脉→髂总静脉→下腔静脉
腹壁下静脉 ———————
}

（高书亮编写，徐国成绘图）

【知识拓展】

下肢静脉曲张

　　下肢静脉曲张是一种常见的血管疾病，发病原因多见于瓣膜存在缺陷、管壁的压力升高等。长期站立、重体力劳动等后天因素均导致血管管壁的压力增大，易出现静脉曲张。主要表现为下肢浅静脉处于伸长、蜿蜒而呈曲张状态，静脉壁发生营养障碍和退行性病变，血管中层的肌纤维和弹力纤维萎缩变性，被结缔组织代替，部分静脉壁呈囊性扩张，或者因结缔组织增生而增厚，导致血管呈结节状改变。下肢静脉曲张分为单纯性和继发性两类，前者系指病变位于大隐静脉、小隐静脉；后者系指病变是深静脉血栓形成或深静脉瓣膜功能不全的结果。目前下肢静脉曲张的治疗方法包括非手术治疗和外科手术治疗。非手术治疗使用弹力袜，使曲张静脉变瘪；手术治疗主要采用大隐静脉高位结扎剥脱术。近年来，微创手术成为治疗大隐静脉曲张的发展方向，主要术式包括腔内激光治疗、TriVex系统静脉旋切术等。

第二节 淋巴系统

　　淋巴系统由淋巴管道、淋巴组织和淋巴器官组成（图6-49）。淋巴系统内含有淋巴液，简称为淋巴。机体组织中组织液与细胞进行物质交换后，大部分经毛细血管静脉端吸收进入静脉，小部分进入毛细淋巴管，形成淋巴。淋巴沿淋巴管道和淋巴结向心流动，最后流入静脉。因此，淋巴系统是心血管系统的静脉辅助回流系统，协助静脉回流组织液。此外，淋巴器官和淋巴组织具有产生淋巴细胞，过滤淋巴和进行免疫应答的功能。

一、淋巴管道

（一）毛细淋巴管

　　毛细淋巴管 lymphatic capillary 以膨大的盲端起始，彼此互相吻合构成毛细淋巴管网，然后汇集成淋巴管。毛细淋巴管由很薄的内皮细胞构成，内皮细胞之间的间隙较大，基膜不完整。因此，毛细淋巴管的通透性较大，蛋白质、细胞碎片、异物、细菌和肿瘤细胞等容易进入毛细淋巴管。毛细淋巴管分布于人体大部分组织中，但上皮、角膜、晶状体、软骨、脑和脊髓等处不具有毛细淋巴管。

（二）淋巴管

淋巴管 lymphatic vessel 由毛细淋巴管吻合而成，管壁结构与静脉相似。淋巴管内有很多瓣膜，具有防止淋巴液逆流的功能。淋巴管分浅淋巴管和深淋巴管两类。浅淋巴管位于浅筋膜内，与浅静脉伴行。深淋巴管位于深筋膜深面，多与神经血管伴行。浅、深淋巴管之间存在丰富的交通（图6-50）。临床上淋巴管可被感染产生炎症。按解剖位置的关系，可分浅、深两种。浅层急性淋巴管炎，按淋巴管向心性走向，在体表面常出现一条或多条"红线"。

（三）淋巴干

淋巴干 lymphatic trunk 由淋巴管汇合而成，共有9条，分别是左、右颈干；左、右锁骨下干；左、右支气管纵隔干；左、右腰干和一条肠干。左、右颈干收集头颈部的淋巴；左、右锁骨下干收集上肢和脐以上胸腹壁浅层的淋巴；左、右支气管纵隔干收集胸腔器官和脐以上胸、腹壁深层的淋巴；左、右腰干收集下肢、盆部、腹后壁及腹腔成对脏器的淋巴；**肠干**收集腹腔内消化器官的淋巴（图6-50）。

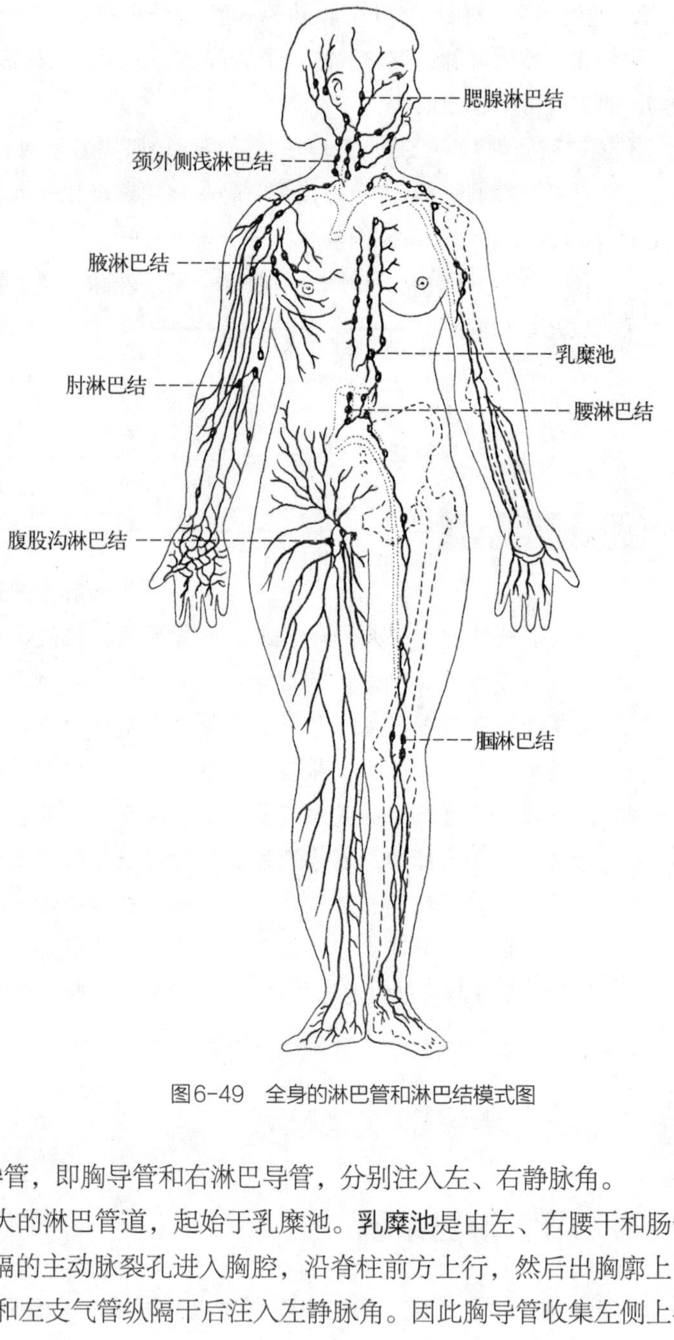

图6-49 全身的淋巴管和淋巴结模式图

（四）淋巴导管

全身9条淋巴干最后汇合成2条淋巴导管，即胸导管和右淋巴导管，分别注入左、右静脉角。

1. **胸导管** thoracic duct 是全身最粗大的淋巴管道，起始于乳糜池。**乳糜池**是由左、右腰干和肠干在第1腰椎前方汇合而成。胸导管向上穿膈的主动脉裂孔进入胸腔，沿脊柱前方上行，然后出胸廓上口至左侧颈根部，接收左颈干、左锁骨下干和左支气管纵隔干后注入左静脉角。因此胸导管收集左侧上半身和全部下半身的淋巴（图6-50、图6-51）。

2. **右淋巴导管** right lymphatic duct 位于右颈根部，为一短干，由右颈干、右锁骨下干和右支气管纵隔干汇合而成，注入右静脉角。右淋巴导管收集右侧上半身的淋巴（图6-50、图6-51）。

二、淋巴结

淋巴结 lymph node 为大小不一的圆形或椭圆形灰红色小体，一侧隆凸，另一侧凹陷。每一淋巴结连接数条淋巴管，与淋巴结凸侧相连的淋巴管称**输入淋巴管**，数目较多。与淋巴结凹陷侧相连的淋巴管称**输出淋巴管**。一个淋巴结的输入淋巴管可由毛细淋巴管汇合而成，也可来自前一个淋巴结的淋巴输出管。一个淋巴结的输出淋巴管可成为另一个淋巴结的输入淋巴管，也可以与其他淋巴输出管汇合形成淋巴干。淋巴结多成群分布，数目不恒定。淋巴结的主要功能是滤过淋巴、产生淋巴细胞和进行免疫应答。

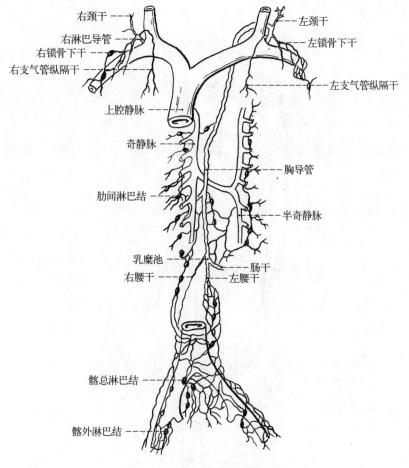

图6-50 淋巴干和淋巴导管模式图

当淋巴液流经淋巴结时，其中的细菌、病毒等抗原物质可被淋巴窦腔内的巨噬细胞及时清除，正常淋巴结对细菌的滤过清除率可达99%以上。淋巴结是人体进行免疫应答的重要场所，病原体等抗原物质进入淋巴结后，可刺激淋巴结中的T细胞和B细胞分化成效应性T淋巴细胞和浆细胞，分别参与细胞免疫应答与体液免疫应答（图6-52）。

三、人体主要部位的淋巴结位置

（一）头颈部的淋巴结

头颈部的淋巴结主要环形排列在头、颈部交界处，纵向排列在颈部静脉周围分为头部淋巴结和颈部淋巴结（图6-53、图6-54）。

1. **头部淋巴结** 主要引流头面部淋巴，输出淋巴管直接或间接注入颈外侧深淋巴结。主要的淋巴结有：**下颌下淋巴结**位于下颌下腺的附近和下颌下腺实质内，引流面部和口腔器官的淋巴。**颏下淋巴结**位于颏下部，引流舌尖、下唇中部和颏部的淋巴（图6-53、54）。

2. **颈部淋巴结** 颈部的淋巴结分布在颈前区和颈外侧区，主要的淋巴结有：

（1）**颈外侧浅淋巴结** superficial lateral cervical lymph node 沿颈外静脉排列，引流颈外侧浅层结构的淋巴，其输出淋巴管注入颈外侧深淋巴结。

（2）**颈外侧深淋巴结** deep lateral cervical lymph node 主要沿颈内静脉排列，其中沿颈横血管分布的淋巴结称**锁骨上淋巴结**，左侧锁骨上淋巴结又称Virchow淋巴结。患胸、腹、盆部的肿瘤时，癌细胞可经胸导管转移至该淋巴结，常可在锁骨上触摸到肿大的淋巴结。颈外侧深淋巴结其输出淋巴管合成颈干，左侧注入胸导管，右侧注入右淋巴导管（图6-53、图6-54）。

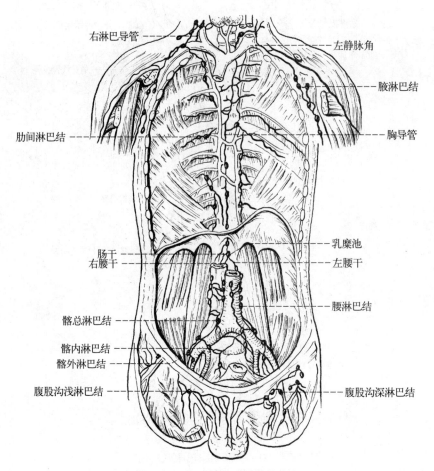

右淋巴导管 — — 左静脉角

— — 腋淋巴结

肋间淋巴结 — — 胸导管

肠干
右腰干 — — 乳糜池
— — 左腰干

— — 腰淋巴结

髂总淋巴结 — —

髂内淋巴结 — —
髂外淋巴结 — —

腹股沟浅淋巴结 — — 腹股沟深淋巴结

图6-51 淋巴导管及腹盆部淋巴结

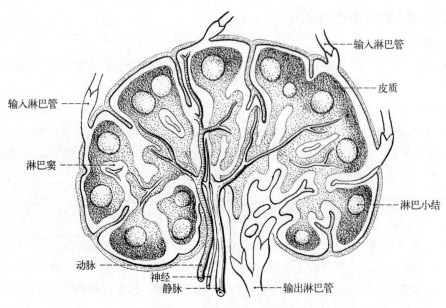

— — 输入淋巴管

— — 皮质

输入淋巴管 — —

淋巴窦 — —

— — 淋巴小结

动脉 — —

神经 — —
静脉 — — — — 输出淋巴管

图6-52 淋巴结的结构模式图

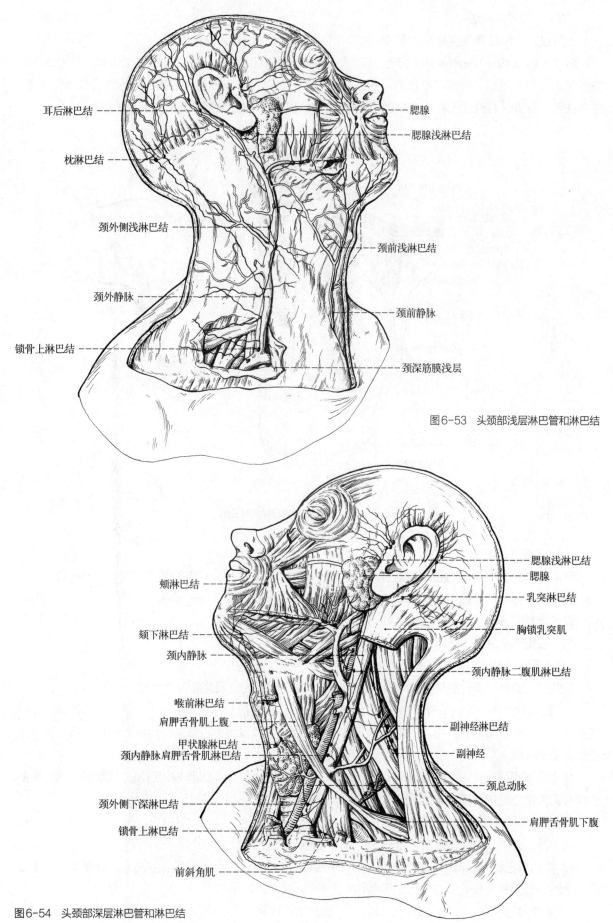

耳后淋巴结

枕淋巴结

颈外侧浅淋巴结

颈外静脉

锁骨上淋巴结

腮腺

腮腺浅淋巴结

颈前浅淋巴结

颈前静脉

颈深筋膜浅层

图6-53　头颈部浅层淋巴管和淋巴结

颊淋巴结

颏下淋巴结

颈内静脉

喉前淋巴结

肩胛舌骨肌上腹

甲状腺淋巴结
颈内静脉肩胛舌骨肌淋巴结

颈外侧下深淋巴结

锁骨上淋巴结

前斜角肌

腮腺浅淋巴结

腮腺

乳突淋巴结

胸锁乳突肌

颈内静脉二腹肌淋巴结

副神经淋巴结

副神经

颈总动脉

肩胛舌骨肌下腹

图6-54　头颈部深层淋巴管和淋巴结

（二）上肢的淋巴结

上肢浅、深淋巴管分别与浅静脉和深血管伴行，直接或间接注入腋淋巴结。

腋淋巴结 axillary lymph node 位于腋窝疏松结缔组织内，沿血管排列，按位置分为5群。分别是胸肌淋巴结、外侧淋巴结、肩胛下淋巴结、中央淋巴结和尖淋巴结。腋淋巴结的输出淋巴管合成锁骨下干，左侧注入胸导管，右侧注入右淋巴导管。腋淋巴结收纳来自上肢、胸壁和乳房的淋巴（图6-55）。

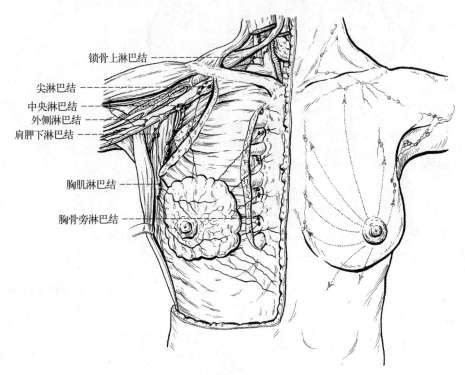

锁骨上淋巴结
尖淋巴结
中央淋巴结
外侧淋巴结
肩胛下淋巴结
胸肌淋巴结
胸骨旁淋巴结

图6-55　腋窝、乳腺的淋巴管和淋巴结

（三）胸部的淋巴结

胸部淋巴结位于胸壁内和胸腔器官周围（图6-56），主要有：①**支气管肺淋巴结** bronchopulmonary lymph node 又称肺门淋巴结。②**气管支气管淋巴结** tracheobronchial lymph node 位于气管杈的上、下方。③**气管旁淋巴结** paratracheal lymph node 沿气管两侧排列。气管旁淋巴结的输出淋巴管构成支气管纵隔干。左、右支气管纵隔干分别注入胸导管和右淋巴导管。

（四）下肢的淋巴结

下肢浅、深淋巴管分别与浅静脉和深血管伴行，直接或间接注入腹股沟淋巴结。

1. **腹股沟浅淋巴结** superficial inguinal lymph node　位于腹股沟韧带下方及大隐静脉末端周围。收纳腹前外侧壁下部、臀部、会阴、子宫底和下肢浅淋巴管。腹股沟浅淋巴结的输出淋巴管注入腹股沟深淋巴结（图6-51）。

2. **腹股沟深淋巴结** deep inguinal lymph node　位于股静脉周围和股管内，引流大腿深部结构、会阴和腹股沟浅淋巴结的淋巴，其输出淋巴管注入髂外淋巴结（图6-51）。

（五）盆部的淋巴结

盆部淋巴结沿盆腔血管排列（图6-51、图6-57）。

1. **髂内淋巴结** internal iliac lymph node　沿髂内血管的分支和属支排列，收纳大部分盆壁、盆腔脏器、会阴、臀部和大腿后部的淋巴，其输出淋巴管注入髂总淋巴结。

2. **髂外淋巴结** external iliac lymph node　沿髂外血管排列，引流腹前壁下部、盆腔前部器官的淋巴，

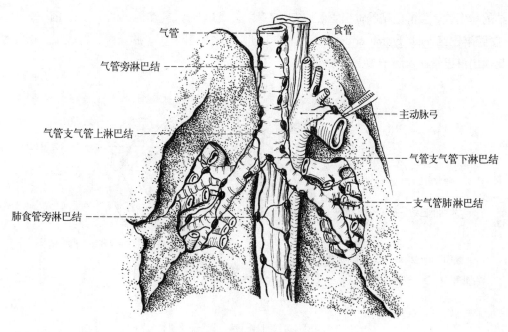

气管 —— 食管

气管旁淋巴结 ——

—— 主动脉弓

气管支气管上淋巴结 ——

—— 气管支气管下淋巴结

—— 支气管肺淋巴结

肺食管旁淋巴结 ——

图6-56　胸腔器官的淋巴结

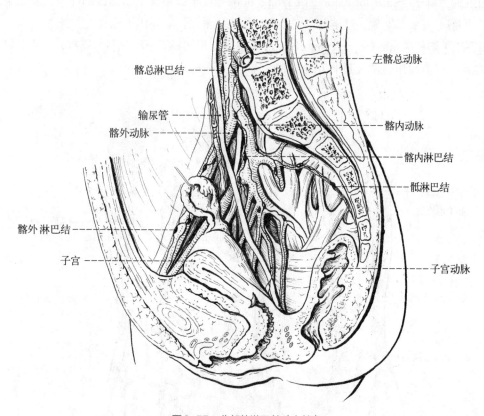

髂总淋巴结 —— —— 左髂总动脉

输尿管 ——

髂外动脉 —— —— 髂内动脉

—— 髂内淋巴结

—— 骶淋巴结

髂外淋巴结 ——

子宫 —— —— 子宫动脉

图6-57　盆部的淋巴结（女性）

并收纳腹股沟浅、深淋巴结的输出淋巴管，其输出淋巴管注入髂总淋巴结。

3. **髂总淋巴结**common iliac lymph node　沿髂总血管排列，收纳髂内淋巴结和髂外淋巴结的输出淋巴管，其输出淋巴管注入腰淋巴结。

（六）腹部的淋巴结

1. **腰淋巴结**lumbar lymph node　位于下腔静脉和腹主动脉周围，收纳腹后壁、腹腔成对器官及髂总淋巴结的输出管。腰淋巴结的输出管汇成左、右腰干，参与合成乳糜池（图6-50、图6-51）。

2. **腹腔淋巴结**celiac lymph node　位于腹腔干周围，收纳肝、胆、胰、脾、胃、十二指肠等器官的淋巴，其输出淋巴管注入肠干（图6-58）。

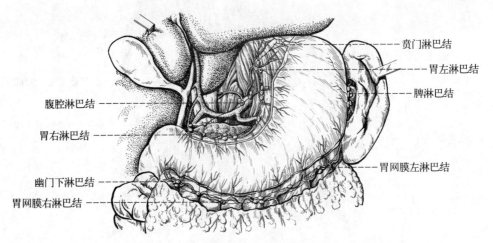

图6-58　腹部的淋巴结（腹腔干周围）

3. **肠系膜上淋巴结**superior mesenteric lymph node　位于肠系膜上动脉根部周围，收集十二指肠下部、空肠、回肠、盲肠和阑尾、升结肠、横结肠及胰头的淋巴，其输出淋巴管注入肠干。

4. **肠系膜下淋巴结**inferior mesenteric lymph node　位于肠系膜下动脉根部周围，收集自结肠左曲至直肠上部的淋巴，其输出管注入肠干（图6-59）。

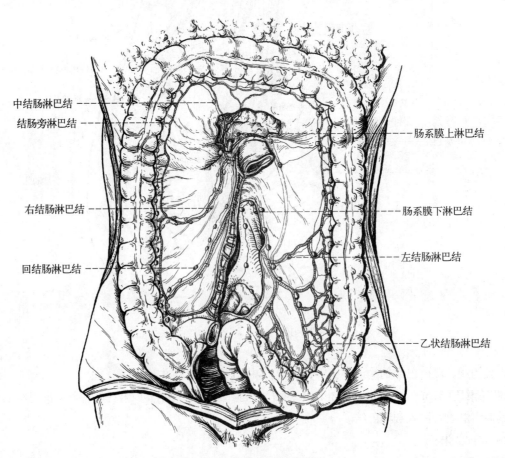

图6-59　大肠的淋巴管和淋巴结

四、脾

（一）脾的位置和形态

脾 spleen 是人体最大的淋巴器官，位于左季肋区，第9~11肋深面，其长轴与第10肋一致，正常情况下脾在左肋弓下不能触及。

脾呈椭圆形，为暗红色，质软而脆，受暴力打击时易破裂。可分为膈、脏面，上、下缘和前、后端。膈面隆凸光滑，朝向外上，与膈相贴。脏面凹陷，中央有**脾门**，是血管和神经出入之处。上缘较锐利，有2~3个切迹，称**脾切迹**，为触诊脾的标志。下缘较钝，朝向后下方。前端较宽阔，朝向前外下方，后端钝圆，朝向后内上方（图6-60）。

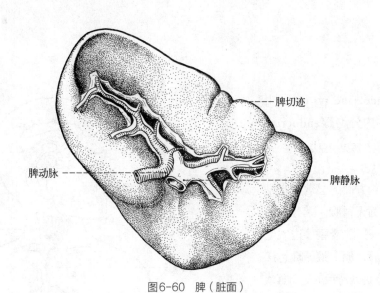

脾动脉 — — — — — — — — — — — — — — — 脾静脉
— — 脾切迹

图6-60　脾（脏面）

（二）脾的主要功能

脾具有滤血、储血、造血和免疫功能，可吞噬清除血液中的异物、病菌和衰老、死亡的血细胞。人脾可储血约40 mL，主要储于血窦内。脾是胚胎早期的造血器官，脾内的淋巴组织含有T细胞和B细胞，还有一些NK细胞等，它们都参与机体的免疫应答。脾是体内产生抗体最多的器官。

（王媛媛编写，徐国成绘图）

第七章　内分泌系统

内分泌系统endocrine system是由存在于全身各部的**内分泌腺**endocrine gland和**内分泌组织**endocrine tissue组成。

内分泌腺在结构方面的显著特点是无管排泄，故又称为**无管腺**。其分泌的物质称**激素**hormone，激素直接进入毛细血管和毛细淋巴管，随血液循环运送到全身各处，作用于远处特定的靶器官或靶组织而发挥作用。内分泌系统按内分泌腺存在的形式，可分为两大类：①内分泌腺：为形态结构独立存在、肉眼可见的器官，如甲状腺、甲状旁腺、肾上腺、垂体、胸腺和松果体等（图7-1）。②内分泌组织：指分散在其他器官内内分泌细胞团块，如卵巢中的卵泡和黄体、睾丸的间质细胞、胰腺中的胰岛等。内分泌腺有丰富的血供和内脏神经分布，其结构和功能活动有显著的年龄变化。

内分泌系统与神经系统关系密切，相互配合，共同调节机体的新陈代谢、生长发育和生殖等功能，维持机体内环境的相对稳定，是机体内重要的功能调节系统。本章只介绍内分泌腺。

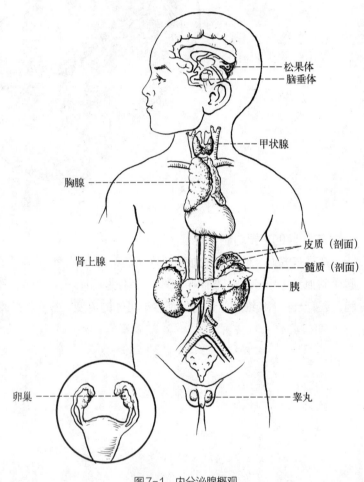

图7-1　内分泌腺概观

松果体
脑垂体
甲状腺
胸腺
皮质（剖面）
髓质（剖面）
胰
肾上腺
卵巢
睾丸

一、垂体

垂体hypophysis（图7-2）是不成对的器官，呈椭圆形，色灰红，位于垂体窝内，借垂体柄和下丘脑相连，是机体内最重要的内分泌腺，可以分泌多种激素，调控其他多种内分泌腺。垂体可分为腺垂体和神经垂体两部分。**腺垂体**包括远侧部、结节部和中间部，其来自胚胎口凹顶的上皮囊，由许多腺细胞组成；**神经垂体**包括神经部和漏斗，由下丘脑延伸发育而来。

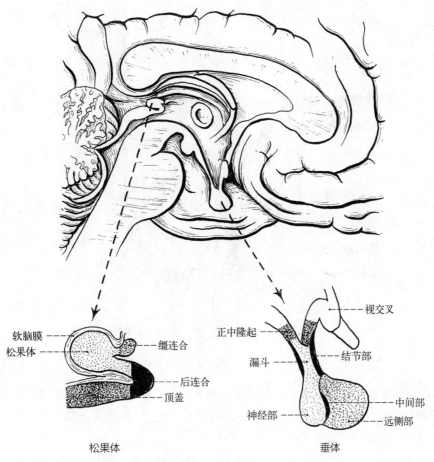

图7-2　垂体和松果体

软脑膜
松果体
缰连合
后连合
顶盖

松果体

视交叉
正中隆起
漏斗
结节部
神经部
中间部
远侧部

垂体

　　远侧部和结节部合称为**垂体前叶**，能分泌生长激素、促甲状腺激素、促肾上腺皮质激素和促性腺激素，其中生长激素可促进骨和软组织生长，如果骨骼发育成熟后分泌异常则可引起肢端肥大症。后面三种激素分别促进甲状腺、肾上腺皮质和性腺的分泌活动。中间部和神经部组成**垂体后叶**。神经垂体将下丘脑分泌的加压素（抗利尿素）和催产素进行储存和释放。加压素作用于肾，增加对水的重吸收，减少水分随尿排出；催产素可促进子宫收缩和乳腺泌乳的功能。

【知识拓展】

鞍区解剖与疾病

　　鞍区的主要结构有蝶鞍、垂体、鞍隔、视神经与视交叉、海绵窦、脑底动脉环、蝶窦。发生在鞍区的病变很多，最常见的是肿瘤，其次为血管病、炎症和囊肿等。当鞍区组织结构发生病变时，如垂体、海绵窦、脑膜、脑动脉、神经或骨组织等，它们对鞍区的某些组织和邻近结构造成推移、压迫、侵蚀、破坏等影响，从而出现相应临床征象和综合征。鞍区病变常引起垂体内分泌发生异常改变。

二、甲状腺

　　甲状腺thyroid gland（图7-3）呈"H"形，位于颈前部，分为左、右两个侧叶，中间以峡部相连，是人体内最大的内分泌腺。侧叶贴于喉和气管上部的侧面，上至甲状软骨中部，下达第6气管软骨环。

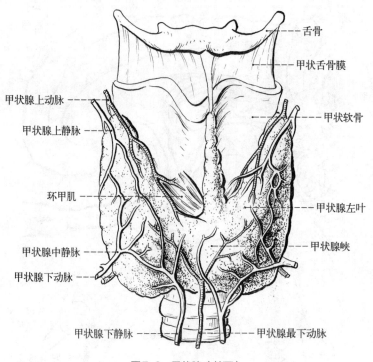

图7-3 甲状腺（前面）

上动脉 — 甲状腺上动脉
甲状腺上静脉
环甲肌
甲状腺中静脉
甲状腺下动脉
甲状腺下静脉 — 甲状腺最下动脉
舌骨
甲状舌骨膜
甲状软骨
甲状腺左叶
甲状腺峡

峡部多位于第2~4气管软骨环的前面。有时自甲状腺峡向上伸出一锥状叶。甲状腺表面有纤维囊包裹，囊外还有颈筋膜包绕。甲状腺借筋膜形成的韧带固定于喉软骨上，因此甲状腺可随喉的吞咽动作而上下移动。

甲状腺分泌甲状腺素，调节机体的新陈代谢，对骨骼和神经系统的发育有重要的作用。甲状腺素分泌过剩时，可引起突眼性甲状腺肿。分泌不足时，成人易患黏液性水肿，小儿患呆小症。

三、甲状旁腺

甲状旁腺parathyroid gland（图7-4）呈扁椭圆形，上下各一对，大小似黄豆，棕黄色。上一对多位于甲状腺侧叶后缘的上、中1/3交界处，下一对常位于甲状腺下动脉附近。甲状旁腺有时位于鞘外或埋入甲状腺组织中，从而使手术时寻找困难。

甲状旁腺分泌甲状旁腺素，调节机体内钙和磷的代谢，维持血钙平衡。甲状腺手术时，注意保留甲状旁腺，以防血钙浓度减低，出现手足抽搐，甚至死亡。

四、肾上腺

肾上腺suprarenal gland（图7-5）是成对器官，位于腹膜之后，在肾的上方，与肾共同包被于肾筋膜内。右侧肾上腺呈三角形，左侧肾上腺近似半月形。

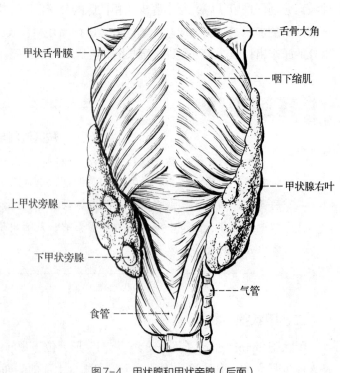

甲状舌骨膜
上甲状旁腺
下甲状旁腺
食管
舌骨大角
咽下缩肌
甲状腺右叶
气管

图7-4 甲状腺和甲状旁腺（后面）

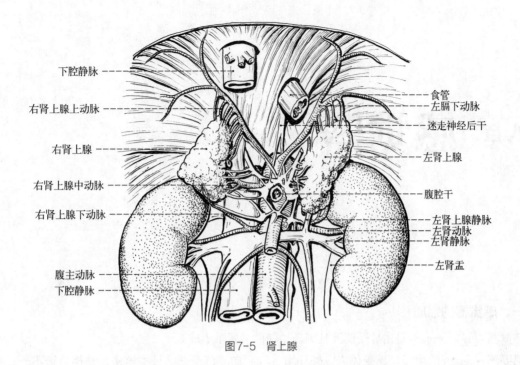

图7-5 肾上腺

肾上腺分为皮质和髓质两部分。皮质可分泌调节体内水盐代谢的盐皮质激素、调节糖代谢的糖皮质激素和影响性行为及第二性征的性激素。髓质分泌肾上腺素和去甲肾上腺素，能使心跳加快、心收缩力加强、小动脉收缩，从而使血压升高。

五、松果体

松果体 pineal body（图7-2）呈淡红色椭圆形小体，位于上丘的上方。儿童时期较发达，7岁后开始退化，成年后逐渐钙化，X线平片上可见钙化阴影，临床上可作为颅内的定位标志。松果体可合成和分泌褪黑激素，有抑制性腺发育等作用。

六、胸腺

胸腺 thymus（图7-6）位于上纵隔的前部，胸骨柄的后方，多呈扁条状，质软，分大小不对称的左、右两叶。胸腺在幼儿时期较发达，青春期最大，成年后逐渐被脂肪结缔组织所代替。

胸腺属于淋巴器官，兼有内分泌功能。其分泌的胸腺素能刺激机体产生淋巴细胞，并促使原始淋巴细胞转化为具有免疫能力的T淋巴细胞，参与机体的免疫应答反应。亦可分泌促胸腺生成素，诱导T细胞分化成熟，增强细胞的免疫应答能力。

（唐莹编写，徐国成绘图）

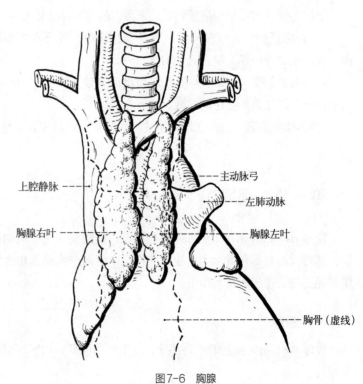

图7-6 胸腺

第八章　感觉器

一、感觉器的组成

感觉器 sensory organs 是由感受器及其副器（辅助装置）组成。

感受器 receptor 的功能是感受体内、外环境各种刺激。感受器的种类繁多，结构简繁不一。有的感受器结构简单，如位于皮肤内的痛觉感受器仅仅是游离的神经末梢。有些感受器则极为复杂，具有各种对感受器起保护作用和使感受器的功能充分发挥的副器，称为特殊感受器，即感觉器，如视器和前庭蜗器等。

二、感觉器的功能

感觉器的功能是接受各种类型的刺激，并将相应刺激转变为神经冲动，这些神经冲动经过特定的神经传导通路传到大脑皮质的一定部位，产生特定感觉，从而建立机体与内、外界环境间的联系。感受器是机体探索世界，认识世界的基础。

根据感受器的部位和接受刺激的来源，通常把感受器分为三类：

1. **外感受器**　分布在皮肤、嗅黏膜、味蕾、视器和听器等处，感受来自外界环境的刺激，如痛、温、触、压、光、声、嗅、味等刺激。

2. **内感受器**　分布在内脏器官和血管等处，接受来自体内环境的刺激，如压力、渗透压、温度、离子和化合物浓度的变化等刺激。

3. **本体感受器**　分布在肌、肌腱、关节和前庭器等处，接受机体运动和平衡变化时所产生的刺激。

第一节　视器

视器 visual organ 由眼球和眼副器组成，能接受可见光的刺激，并将只感受的光波刺激转变为神经冲动，通过视神经等传导至大脑皮质的视觉中枢而产生视觉和视觉反射。眼副器位于眼球周围或附近，对眼球起支持、保护和运动作用。

一、眼球

眼球 eye ball 为视器的主要部分，位于眶的前部，由眼球壁和眼球内容物组成。其后端借视神经与间脑相连。

（一）眼球壁

眼球壁从外向内依次分为眼球纤维膜、眼球血管膜和视网膜（图8-1）。

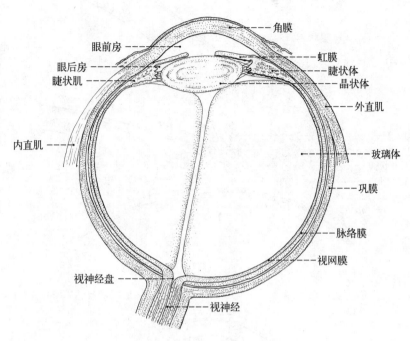

图8-1 眼球的水平切面（右侧）

1. **眼球纤维膜** 即外膜，由坚韧的致密结缔组织构成，具有维持眼球形态和保护眼球内容物的作用，可分为角膜和巩膜两部分。

（1）**角膜cornea** 位于眼球正前方，占纤维膜的前1/6，无色透明，有屈光作用。角膜内无血管和淋巴管，但有丰富的感觉神经末梢，故感觉敏锐。

（2）**巩膜sclera** 占纤维膜的后5/6，乳白色，不透明。厚而坚韧，有保护眼球内容物的作用。在角膜和巩膜交界处的深面有一环形的**巩膜静脉窦**，为房水回流的通道。巩膜后方有视神经穿出，并与视神经的鞘膜相延续。

2. **眼球血管膜** 即中膜，位于眼球纤维膜深面，由前向后依次分为虹膜、睫状体和脉络膜，含有丰富的血管和色素细胞。

（1）**虹膜iris**（图8-1、图8-2） 位于血管膜的最前部，为一圆盘状薄膜，中央有圆形的瞳孔。虹膜内有两种排列方向不同的平滑肌：一种环绕于瞳孔周围，收缩时使瞳孔缩小，减少强光的刺激，称**瞳孔括约肌**，受副交感神经支配；另一种以瞳孔为中心，呈放射状排列，收缩时使瞳孔开大，让更多的光线通过，称**瞳孔开大肌**，受交感神经支配。虹膜的颜色因人种不同有较大的差异，黄种人虹膜色素较多，故呈棕黑色。

（2）**睫状体ciliary body**（图8-2） 位于巩膜与角膜移行部的内面，虹膜后外方的环形增厚部分。其后部平坦光滑，称**睫状环**；前部有许多向内突出的皱襞，称**睫状突**。睫状突借**睫状小带**与晶状体相连。睫状体内有平滑肌，称**睫状肌**，由副交感神经支配。睫状肌的收缩和舒张，可通过睫状小带调节晶状体的曲度。睫状体具有产生房水和参与调节视力的作用。

（3）**脉络膜choroid** 占血管膜的后2/3，贴于巩膜内面，前端连于睫状体，后部有视神经穿过。其富有血管和色素细胞，外面与巩膜疏松相连，内面与视网膜的色素上皮层紧密相贴，具有营养视网膜和吸收眼内分散光线的作用。

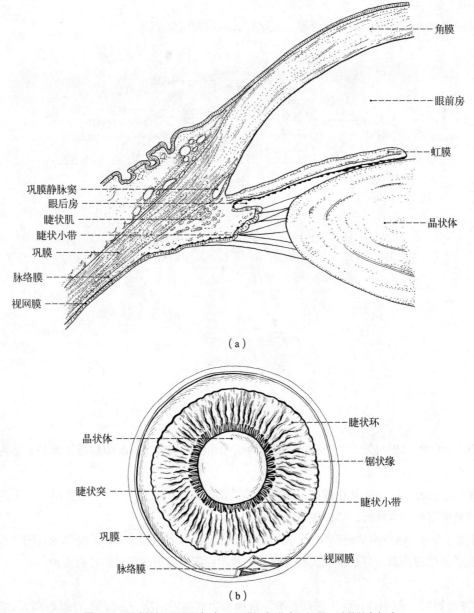

图8-2　眼球前部后面观（a）及巩膜、角膜（示虹膜、睫状体）（b）

3. **视网膜retina**　即内膜，位于眼球壁的最内层，可分为虹膜部、睫状体部和视部三部分。虹膜部和睫状体部贴附于虹膜和睫状体的内面，无感光作用，称为**视网膜盲部**；视网膜视部贴附在脉络膜内面，有感光作用。一般所说的视网膜即指视网膜视部而言。视网膜的后部称**眼底**。在眼底的鼻侧，有一圆盘状的隆起，称**视神经盘optic disc**。此处无感光细胞，又称**生理盲点**。在视神经盘的颞侧约3.5 mm处，有一黄色区域，称**黄斑macula lutea**。其中央凹陷，称**中央凹**，此区有密集的感光细胞，是感光最敏锐处（图8-3）。

视网膜的视部组织结构复杂，一般分为内、外两层（图8-4）：外层为色素细胞层，由色素上皮构成，紧贴脉络膜，无感光功能；内层为神经细胞层，含有3层细胞：①外层为**视锥细胞**和**视杆细胞**，它们是感光细胞。②中层为**双极细胞**，将感光细胞的神经冲动传导至神经节细胞。③内层为**神经节细胞**，节细胞的轴突构成视神经。视网膜内、外两层之间连结疏松，在病理情况下两层分离，便形成视网膜剥离症。

（二）眼球内容物

眼球内容物包括房水、晶状体和玻璃体（图8-1）。这些结构与角膜一样无色透明，共同组成眼的屈光系统。它们都无血管而透明。对维持正常视力具有重要作用。

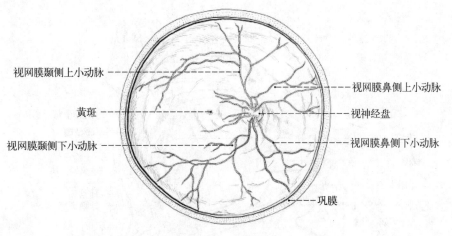

视网膜颞侧上小动脉

黄斑

视网膜颞侧下小动脉

视网膜鼻侧上小动脉

视神经盘

视网膜鼻侧下小动脉

巩膜

图8-3　右侧眼底

1. **房水** aqueous humor　为无色透明的液体，充满于眼球房。眼球房是角膜和晶状体之间的空隙，被虹膜分隔为眼球前房和眼球后房，二者借瞳孔相通。房水由睫状体产生，进入眼球后房，经瞳孔至眼球前房，然后经虹膜角膜角汇入巩膜静脉窦，最后经过巩膜静脉窦回流至眼静脉。房水除有屈光作用外，还有营养角膜和晶状体以及维持眼内压的作用。

2. **晶状体** lens（图8-1）　为富有弹性的双凸透镜状透明体，位于虹膜和玻璃体之间，周围以睫状小带与睫状体相连。在眼的屈光系统中，晶状体是调节屈光的最重要结构。当视近物时，睫状肌收缩，睫状小带放松，晶状体因其本身的高弹性而变凸，曲度增大，屈光能力增强，从而使物像能聚焦于视网膜上。视远物时，则与之相反。晶状体若因疾病或损伤而变混浊，称白内障。

3. **玻璃体** vitreous body　为无色透明的胶状物质，充满于晶状体和视网膜之间，具有屈光和支撑视网膜的作用。如果玻璃体支撑作用减弱，则易导致视网膜剥离。若玻璃体发生混浊，可造成不同程度的视力障碍。

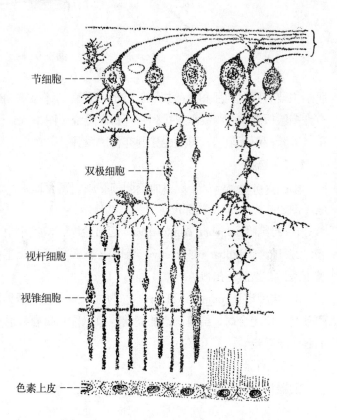

节细胞

双极细胞

视杆细胞

视锥细胞

色素上皮

图8-4　视网膜的组织结构（示意图）

二、眼副器

眼副器 accessory organs of eye 包括眼睑、结膜、泪器和眼球外肌等，具有保护和运动眼球等作用。

（一）眼睑

眼睑 eyelid 俗称眼皮，是眼球的保护屏障，可分为上睑和下睑。上、下睑之间的裂隙称为**睑裂**。睑裂的外侧角和内侧角分别称为**外眦**和**内眦**。睑的游离缘上生长有睫毛。睫毛根部有**睫毛腺**，此腺如发生急性炎症，俗称麦粒肿，是眼科的常见病之一。

眼睑由浅入深可分为皮肤、皮下组织、肌层、睑板和结膜等5层。眼睑的皮肤细薄，皮下组织疏松。

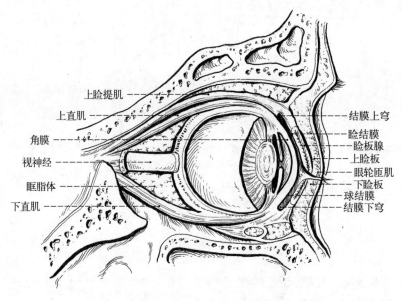

上睑提肌
上直肌
角膜
视神经
眶脂体
下直肌

结膜上穹
睑结膜
睑板腺
上睑板
眼轮匝肌
下睑板
球结膜
结膜下穹

图8-5　眼睑

肌层主要为眼轮匝肌和上睑提肌。**睑板**由致密结缔组织构成，呈半月形，可分上睑板和下睑板。睑板内有许多**睑板腺**与睑缘成垂直排列并开口于睑缘（图8-5）。睑板腺分泌物有润滑睑缘和防止泪液外流的作用。若睑板腺管阻塞，可发生囊肿亦称霰粒肿。

（二）结膜

结膜 conjunctiva 是一层薄而透明的黏膜，富有血管，表面光滑，覆盖于上、下眼睑和巩膜前部的表面（图8-5）。按其所在部位可分为三部分：

1. **睑结膜** palpebral conjunctiva　起自睑缘，覆盖于上、下睑内面，与睑板紧密连结。

2. **球结膜** bulbar conjunctiva　覆盖于巩膜前面，止于角膜缘。球结膜与巩膜连结疏松，易发生球结膜下水肿与结膜下出血。

3. **结膜穹隆** conjunctival fornix　为位于睑结膜与球结膜之间的相移行部分，分别形成**结膜上穹**和**结膜下穹**。睑闭合时，结膜形成的囊状腔隙，称**结膜囊**，通过睑裂与外界相通。沙眼和结膜炎是临床常见的眼科结膜疾病。

（三）泪器

泪器 lacrimal apparatus 由泪腺和泪道构成（图8-6）。

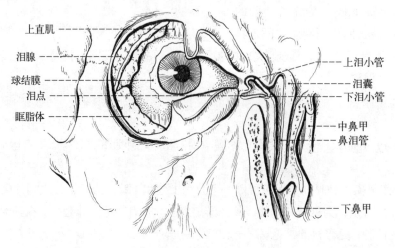

上直肌
泪腺
球结膜
泪点
眶脂体

上泪小管
泪囊
下泪小管
中鼻甲
鼻泪管
下鼻甲

图8-6　泪器（右侧）

1. <u>泪腺 lacrimal gland</u>　位于眶上壁前外侧的泪腺窝，有分泌泪液的功能。其排泄小管开口于结膜上穹。其分泌的泪液具有冲洗结膜囊内异物、维持眼球表面洁净、保持角膜湿润、抑制细菌繁殖等作用。

2. <u>泪道 lacrimal duct</u>　包括泪点、泪小管、泪囊和鼻泪管。

（1）<u>泪点 lacrimal punctum</u>　在上、下睑缘内侧端各有一小孔，为泪小管的开口，是泪道的起始部位。

（2）<u>泪小管 lacrimal ductile</u>　连接泪点与泪囊的小管，分上泪小管和下泪小管。每一泪小管最初分别向上、下走行，然后近乎直角转向内，即上泪小管向内下，下泪小管向内上，共同开口于泪囊。

（3）<u>泪囊 lacrimal sac</u>　位于泪囊窝，为一膜性囊。上端为盲端，在内眦上方，下端移行为鼻泪管。

（4）<u>鼻泪管 nasolacrimal duct</u>　是接续泪囊下端的膜性管道，长约1.2 cm，上部位于骨性鼻泪管内，下部在鼻腔侧壁的黏膜内，向下开口于下鼻道的外侧壁。

（四）眼球外肌

<u>眼球外肌 extraocular muscles</u>是视器的运动装置，包括运动眼球的肌和运动眼睑的肌，均属骨骼肌（图8-7、图8-8）。

运动眼球的肌有四块直肌和两块斜肌，直肌是**上直肌**、**下直肌**、**内直肌**、**外直肌**，共同起自视神经管周围的总腱环，沿眼球壁向前行，各肌分别止于巩膜的上、下、内、外。上直肌可使瞳孔转向上内；下直肌使瞳孔转向下内；内直肌使瞳转向内侧；外直肌使瞳孔转向外侧。两条斜肌即**上斜肌**和**下斜肌**。上斜肌可使瞳孔转向下外；下斜肌使瞳孔转向上外。

眼球运动灵活多样，而且任何一种运作，都是两眼同时协调的作用。如向右侧视物时，是右眼的外直肌和左眼的内直肌同时收缩。当运动眼球的某一肌瘫痪而引起肌力不平衡时，则出现眼球偏斜，称斜视。

运动眼睑的肌有**上睑提肌**，起自视神经管的上方，在上直肌上方前行，止于上睑。其作用是提上睑，开大睑裂。

【知识拓展】

复视

上睑提肌瘫痪可导致上睑下垂。当运动眼球的某一肌麻痹而引起牵引力量不平衡时，在拮抗肌的作用下，眼球则向相反方向偏斜，称斜视。发生斜视后，同一物像不能准确投射到视网膜对应点上，大脑视觉区则不能将两眼传入的信息整合，使得同一物体被看成为分离的两个物体，这种现象称复视。

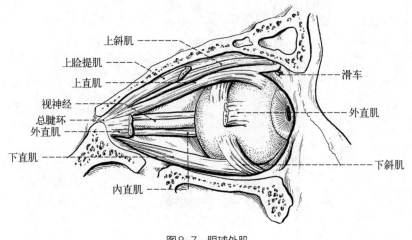

图8-7　眼球外肌

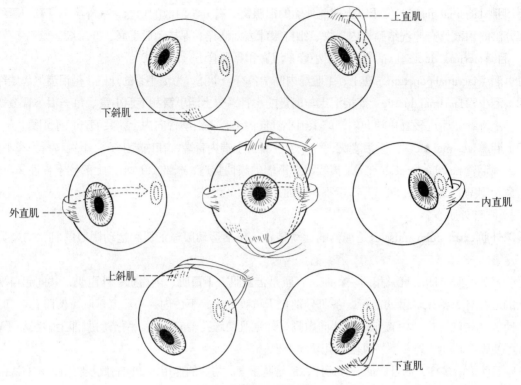

图8-8 眼球外肌的作用

三、眼的血管

眼的血液供应，主要来自颈内动脉的分支眼动脉（图8-9）。

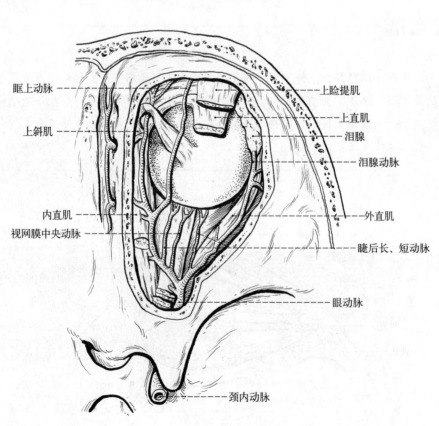

图8-9 眼的血管

（一）眼动脉

眼动脉ophthalmic artery自颈内动脉发出后，随视神经管入眶，先行于视神经外侧，然后转至其上方，沿上斜肌下面迂曲前行，至内眦附近终于额动脉。在眶内发出分支营养眼球、眼球外肌、泪腺和眼睑等，其主要分支为视网膜中央动脉。

视网膜中央动脉在眼球后方穿入视神经内，行于视神经中央，经视神经盘穿出，分成四支（图8-4），即视网膜鼻侧上、下小动脉和视网膜颞侧上、下小动脉，营养视网膜的内层。临床常用检眼镜直接观察此动脉，以帮助诊断某些疾病。

（二）眼静脉

眼静脉ophthalmic vein（图8-10）有**眼上静脉**和**眼下静脉**。收集包括眼球和眼副器的静脉血，向后经眶上裂进入颅腔注入海绵窦。眼静脉无瓣膜，向前与面部的面静脉有吻合，向后注入海绵窦。因此，面部感染处理不当时，有可能经此路侵入颅内，导致海绵窦血栓形成。

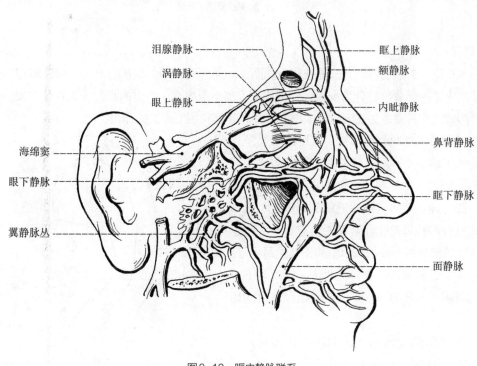

图8-10　眶内静脉联系

（马莉编写，韩秋生绘图）

第二节　前庭蜗器

前庭蜗器vestibulocochlear organ又称**耳**ear，包括外耳、中耳和内耳三部分（图8-11）。其中外耳和中耳是收集和传导声波的装置，内耳具有接受位觉刺激的感受器（前庭器）和接受声波刺激的感受器（蜗器）。

一、外耳

外耳external ear包括耳郭、外耳道和鼓膜三部分。

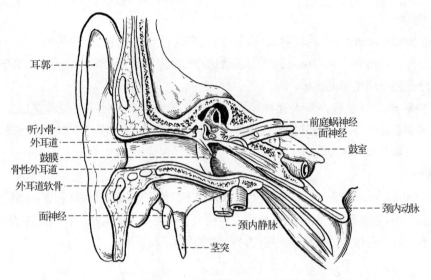

图8-11 前庭窝器全貌（右侧）

（一）耳郭

耳郭auricle位于头部的两侧，分前外和后内两面。前外面凹陷，靠前有一大孔称**外耳门**，向内通外耳道。耳郭的上方大部分以软骨为支架，外覆皮肤，皮下组织少。下方的小部分无软骨支架，仅以结缔组织和脂肪构成，称**耳垂**，为临床常用采血的部位。耳郭有收集声波的作用。

耳郭的边缘游离卷曲，称**耳轮**，以**耳轮脚**起于外耳门上方，其下端连于耳垂。耳轮前方有一与之平行的弓状隆起，称**对耳轮**，对耳轮上端分为**对耳轮上脚**和**对耳轮下脚**，两脚间的凹陷称**三角窝**。耳轮和对耳轮之间的弧形浅沟称**耳舟**。在对耳轮前方有一深凹称**耳甲**，它被耳轮脚分为上部的**耳甲艇**和下部的**耳甲腔**。耳甲腔前方的突起称**耳屏**。在耳屏对侧，对耳轮下端的突起称**对耳屏**。耳屏和对耳屏间的凹陷称**耳屏间切迹**（图8-12）。

耳郭的外形似倒置的胎儿，其形态结构与人体各部有一定对应关系，通过针刺耳郭上的穴位，可以治疗全身疾病，中医学以耳郭的形态作为耳穴定位的标志。

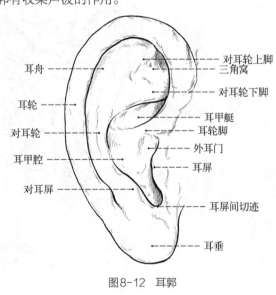

图8-12 耳郭

（二）外耳道

外耳道external acoustic meatus是外耳门至鼓膜之间的弯曲管道，成人长约2.5 cm，可分为外侧1/3的软骨部和内侧2/3的骨部。由于软骨部朝向后内上，可牵动，骨部弯向前内下，故作外耳道检查时，可将耳郭拉向后上方，使外耳道变直，观察鼓膜。而儿童的外耳道较短且平直，检查时应将耳郭拉向后下方。

外耳道的皮肤较薄，软骨部皮肤内含有毛囊、皮脂腺和耵聍腺，耵聍腺分泌黏稠的耵聍，干燥后形成痂块。外耳道的皮下组织少，皮肤与软骨膜及骨膜紧密相连，且神经分布丰富，故外耳道发生疖肿时疼痛剧烈。

（三）鼓膜

鼓膜tympanic membrane位于外耳道底和鼓室之间，为椭圆形半透明的薄膜，其位置向前外倾斜，与外耳道底成45°~50°**夹角**（图8-11）。

鼓膜的上1/4薄而松弛，呈淡红色，称**松弛部**；下3/4坚实紧张，呈灰白色，称**紧张部**。鼓膜的中心向内凹陷，称**鼓膜脐**，其前下方有一个三角形反光区，称**光锥**（图8-13）。

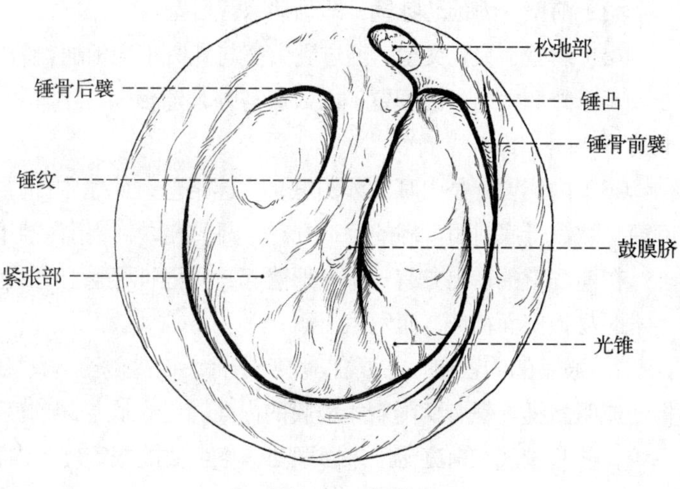

二、中耳

中耳middle ear主要包括鼓室、咽鼓管、乳突窦和乳突小房。位于外耳和内耳之间，是声波传导的主要部分（图8-11）。

图8-13　鼓膜

（一）鼓室

鼓室tympanic cavity是颞骨岩部内含气的不规则小腔，为中耳最主要的部分，位于鼓膜和内耳外侧壁之间，借鼓膜与外耳道分隔，通过前庭窗和蜗窗与内耳相连，并经咽鼓管通鼻咽部，经乳突窦与乳突小房相通。鼓室有6个壁，内有听小骨。

1. **鼓室的壁**（图8-14、图8-15）

（1）上壁　即**盖壁**，为一薄骨板与颅中窝相隔，故中耳疾病可能经此侵入颅腔。

（2）下壁　为**颈静脉壁**，借一薄骨板与颈内静脉起始部分隔。

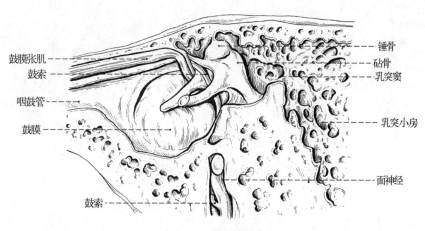

图8-14　鼓室外侧壁

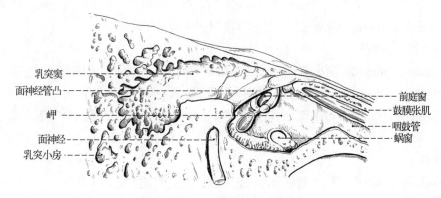

图8-15　鼓室内侧壁

（3）前壁 为**颈动脉壁**，即颈动脉管后壁。

（4）后壁 为**乳突壁**，通过乳突窦与乳突小房相通，故中耳炎可蔓延至乳突窦和乳突小房。

（5）外侧壁 为**鼓膜壁**，以鼓膜与外耳道相隔。中耳炎可并发鼓膜穿孔，常见穿孔部位在鼓膜紧张部的下半。

（6）内侧壁 是内耳的外侧壁，称**迷路壁**，此壁中部隆凸，称**岬**。岬的后上方有椭圆形的孔，称**前庭窗**，被镫骨底封闭。岬的后下方有一圆形孔，称**蜗窗**，封闭此窗的膜，称**第二鼓膜**。

在前庭窗的后上方有一个弓形隆起，称**面神经管凸**，内有面神经通过。面神经管的壁管甚薄，中耳手术时易损伤面神经，而发生面瘫。

2. **鼓室的内容物** 主要有3块听小骨，由外侧至内侧为**锤骨、砧骨和镫骨**（图8-16），三骨借关节相连成**听骨链**。锤骨柄附着于鼓膜的内面，镫骨底封闭前庭窗。当声波振动鼓膜时，通过听小骨的杠杆系统，使镫骨底在前庭窗上来回摆动，将声波的振动传入内耳。

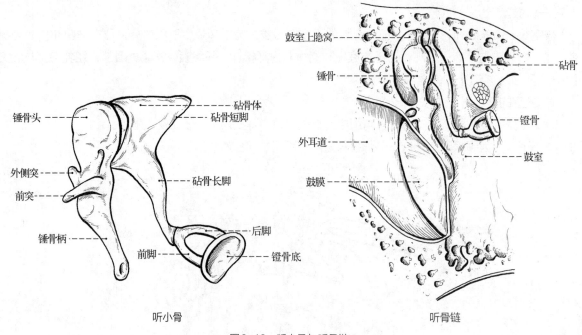

图8-16 听小骨与听骨链

（二）咽鼓管

咽鼓管auditory tube是连接鼓室和鼻咽部的管道（图8-11），可分为前内侧2/3的软骨部和后外侧1/3的骨部。咽鼓管以咽鼓管咽口开口于鼻咽部的侧壁，以咽鼓管鼓室口开口于鼓室的前壁。平时咽鼓管咽口处于关闭状态，仅在用力张口或吞咽时暂时开放，维持鼓膜内、外的压力平衡。由于小儿咽鼓管短而宽，近似水平位，故咽部感染可经咽鼓管侵入鼓室，引起中耳炎。

（三）乳突窦和乳突小房

乳突窦mastoid antrum和**乳突小房**mastoid cells是鼓室向后的延伸部。乳突窦是鼓室后上方的较大空隙，向前开口于鼓室，向后与乳突小房交通。乳突小房为颞骨乳突部内的许多含气小腔隙，腔内覆盖着黏膜，且与乳突窦和鼓室的黏膜相延续，故中耳炎症可经乳突窦侵入乳突小房而引起乳突炎（图8-14、图8-15）。

三、内耳

内耳internal ear又称**迷路**，位于颞骨岩部内，在鼓室和内耳道底之间（图8-11），结构复杂，为听觉和位置觉感受器的主要部分。迷路又分为骨迷路和膜迷路两部分，骨迷路为颞骨岩部内的骨性隧道，膜迷路是套在骨迷路中的膜性囊管。膜迷路中充满内淋巴，骨迷路和膜迷路间的间隙内充满外淋巴，内淋巴与外淋巴互不相通。

（一）骨迷路

骨迷路bony labyrinth由骨密质构成，沿颞骨岩部的长轴排列，由前内向后外可分为耳蜗、前庭和骨半规管三部分（图8-17）。三部分形状各异，互相相通。

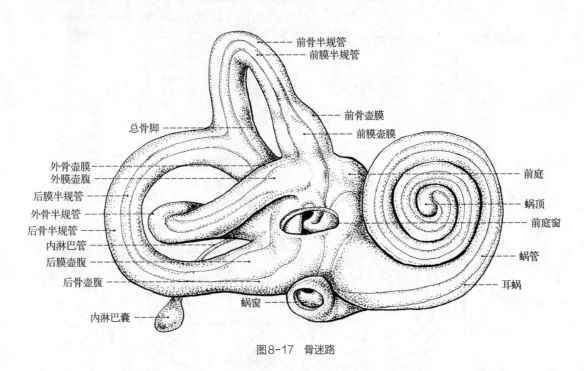

图8-17　骨迷路

1. **前庭**vestibule　是位于骨迷路中部，略似椭圆形的腔隙。前庭的前下方有一大孔通耳蜗，后上方有5个小孔通骨半规管。前庭的外侧壁即鼓室的内侧壁，有靠上方呈椭圆形的前庭窗和靠下方呈圆形的蜗窗。前庭的内侧壁即内耳道底，有神经穿入的许多小孔。

2. **骨半规管**bony semicircular canals　为位于前庭后外上方的3个呈"C"形互相垂直的骨管，分别称**前骨半规管**、**后骨半规管**和**外骨半规管**。每一骨半规管都有两个骨脚通前庭，一个骨脚上有膨大的**壶腹骨脚**，另一骨脚细小称**单骨脚**。前、后骨半规管的单骨脚合并成**总骨脚**，故3个骨半规管共有5个开口通前庭。

3. **耳蜗**cochlea　位于前庭的前下方，形似蜗牛壳。耳蜗的顶端称**蜗顶**，朝前外；底端称**蜗底**，朝后内。耳蜗由蜗螺旋管（骨螺旋管）围绕蜗轴旋转两圈半构成。蜗轴位于耳蜗中央，骨质疏松，有血管、神经穿行。自蜗轴发出的**骨螺旋板**突入蜗轴螺旋管内，与连于其外侧的膜迷路将蜗螺旋管分隔为上、下两半，上半靠蜗顶，称**前庭阶**，通向前庭窗；下半向蜗底，称**鼓阶**，通蜗窗。在蜗顶处，前庭阶和鼓阶借蜗孔彼此相通（图8-18）。

（二）膜迷路

膜迷路membranous labyrinth是套在骨迷路内的膜性囊管，囊管壁上有前庭器和蜗器。膜迷路包括椭圆囊、球囊、膜半规管和蜗管（图8-19），它们互相相通，腔内充满了内淋巴。

1. **椭圆囊**utricle**和球囊**saccule　均位于前庭内，椭圆囊在后上，球囊在前下。椭圆囊后壁有5个开口与膜半规管相通，前壁借椭圆球囊管通球囊。椭圆囊底部有**椭圆囊斑**，球囊前上壁有**球囊斑**。

2. **膜半规管**membranous semicircular duct　套在骨半规管内，形似骨半规管。在3个骨壶腹内也有3个膜壶腹，每个膜壶腹壁上各有一隆起的**壶腹嵴**。

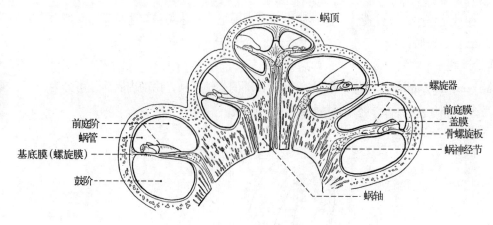

图8-18 耳蜗的构造

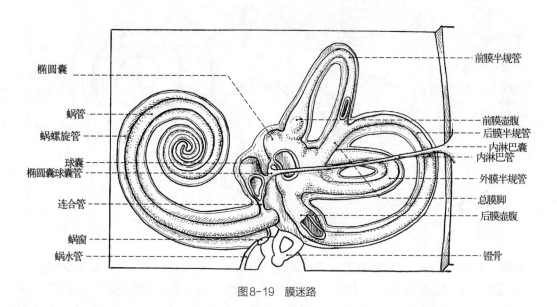

图8-19 膜迷路

椭圆囊斑、球囊斑和壶腹嵴都是位置觉感受器，合称**前庭器**。其中椭圆囊斑和球囊斑能感受直线加速或减速运动的刺激，壶腹嵴能感受旋转变速运动的刺激。

3. **蜗管** cochlear duct（图8-18、图8-19）在蜗螺旋管内。一端伸入前庭，借连合管与球囊相通，另一端在蜗顶，为盲端。在水平断面上，蜗管呈三角形，介于前庭阶和鼓阶之间。其上壁称**蜗管前庭壁**（又称**前庭膜**），分隔前庭阶和蜗管；下壁称**蜗管鼓壁**（又称**螺旋膜**或**基底膜**），与鼓阶相隔；外侧壁与蜗螺旋管外侧壁的骨膜紧密相连，含丰富的血管。螺旋膜上有**螺旋器** spiral organ（又称Corti器），是听觉感受器。

声波传至内耳有空气传导和骨传导两种途径，通常情况下以空气传导为主。

① 空气传导　声波→外耳道→鼓膜→听骨链→前庭窗→前庭阶外淋巴→蜗管的内淋巴→螺旋器→蜗神经→大脑皮质听觉中枢。如果鼓膜穿孔或中耳炎导致的听骨链粘连，鼓膜和听骨链不能振动，可以引起听力下降，但不会导致听觉完全丧失。因为听觉还可以有以下传导途径：声波→外耳道→鼓室→蜗窗（第二鼓膜）→鼓阶外淋巴→蜗管内淋巴→螺旋膜→蜗神经→大脑皮质听觉中枢。

② 骨传导　声波经颅骨传入内耳，振动耳蜗内淋巴，从而刺激螺旋器产生听觉。在正常情况下，骨传导的意义不大，但在听力检查中，对于传导性耳聋和神经性耳聋的鉴别具有极为重要的意义。

（颜贵明编写，韩秋生绘图）

第九章 神经系统

一、神经系统的主要功能

神经系统nervous system是由脑、脊髓以及与其相连的脑神经和脊神经组成，在机体各器官、各系统中处于主导地位。其基本功能为：

1. 神经系统调节和控制其他各系统的功能活动，使机体成为一个完整的统一体。例如，当参加体育运动时，随着骨骼肌的收缩，出现呼吸加快加深、心跳加速、出汗等一系列变化。这些都是在神经系统的统一调控下完成的。

2. 神经系统通过调整机体功能活动，使机体适应不断变化的外界环境，维持机体与外界环境的平衡。如气温低时，通过神经系统的调节，使周围小血管收缩，减少体内热量散发；气温高时，周围小血管扩张，增加体内热量的散发，以维持体温在正常水平。

3. 人类在长期的进化发展过程中，神经系统特别是大脑皮质得到了高度的发展，产生了语言和思维，人类不仅能被动地适应外界环境的变化，而且能主动地认识客观世界，改造客观世界，使自然界为人类服务，这是人类神经系统最主要的特点。

二、神经系统的区分

神经系统无论在结构和功能上都是一个不可分割的整体，为了学习方便，可从不同角度将其区分。

1. 按位置和功能区分　神经系统可分为中枢神经系统和周围神经系统（图9-1）。

（1）中枢神经系统central nervous system　包括脑和脊髓。脑位于颅腔内，脊髓位于椎管内。

（2）周围神经系统peripheral nervous system　包括与脑相连的12对脑神经和与脊髓相连的31对脊神经。

2. 按分布对象区分　神经系统可分为躯体神经系统somatic nervous system和内脏神经系统visceral nervous system。它们的中枢部都在脑和脊髓，周围部分别称躯体神经和内脏神经。

（1）躯体神经somatic nerve　含有躯体感觉和躯体运动神经，主要分布于皮肤和运动系统（骨、骨连结和骨骼肌），管理皮肤的感觉和运动器的感觉及运动。

（2）内脏神经visceral nerve　主要分布于内脏、心血管和腺体，管理它们的感觉和运动。含有内脏感觉（传入）神经和内脏运动（传出）神经，内脏运动神经又根据其功能分为交感神经和副交感神经。

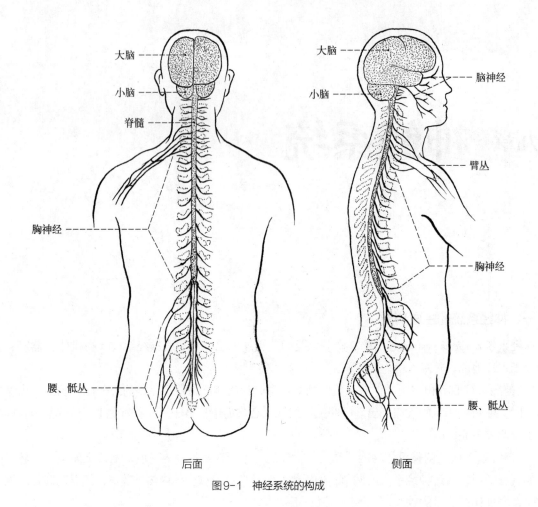

图9-1　神经系统的构成

三、神经系统的组成

神经系统主要由神经组织构成，神经组织由神经细胞和神经胶质细胞组成。

（一）神经细胞

神经细胞nerve cell又称**神经元neuron**，是神经系统结构和功能的基本单位，具有感受刺激和传导冲动的作用。

1. **神经元的构造**　每个神经元都是由胞体和突起两部分构成（图9-2）。

（1）胞体　大小不一，形态各异。但同其他细胞一样，由细胞膜、细胞核和细胞质组成。细胞质内除含有一般细胞器外，还有神经细胞所特有的**尼氏体Nissl body**和神经原纤维。尼氏体是由发达的粗面内质网和游离的核糖体组成，是合成蛋白质的场所。神经原纤维对神经细胞有支持作用，并与神经细胞内的物质运输有关。胞体是神经元的代谢和营养中心。

（2）突起　神经元的突起分为树突和轴突。

1）**树突dendrite**　有接受刺激和将冲动传入胞体的功能，有一条或多条。

2）**轴突axon**　功能是将冲动传出胞体，每个神经元只有一条。

2. **神经元的分类**

（1）根据突起的数目　分为假单极神经元、双极神经元和多极神经元（图9-3）。

1）**假单极神经元pseudounipolar neuron**　胞体在脑神经节或脊神经节内。由胞体发出一个突起，不远处分两支，一支至皮肤、运动系或内脏等处的感受器，称**周围突**；另一支进入脑或脊髓，称**中枢突**。脑神经节和脊神经节中的感觉神经元属于此类。

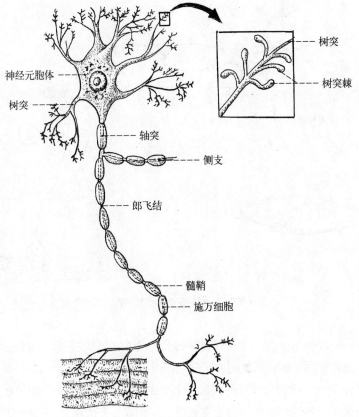

图9-2 神经元的构造

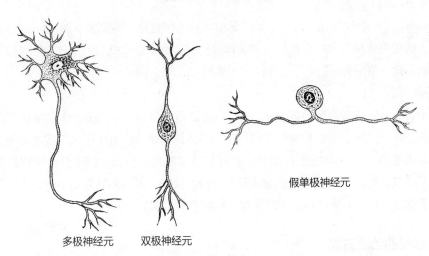

假单极神经元

多极神经元　　双极神经元

图9-3 神经元的类型

2）**双极神经元**bipolar neuron　由胞体的两端各发出一个突起，其中一个为树突，另一个为轴突。此类神经元存在于视网膜、鼻腔黏膜嗅区和前庭蜗器神经节内。

3）**多极神经元**multipolar neuron　有多个树突和一个轴突，胞体主要存在于脑和脊髓内，部分存在于内脏神经节内。

（2）根据神经元的功能　分为感觉神经元、运动神经元和联络神经元（图9-4）。

1）**感觉神经元**sensory neuron　也称**传入神经元**，能接受内、外界刺激并将刺激转变为神经冲动传入中枢。假单极神经元和双极神经元属于此类神经元。

2）**运动神经元**motor neuron　也称**传出神经元**，为多极神经元，能将神经冲动从中枢传到效应器（肌、腺体）。

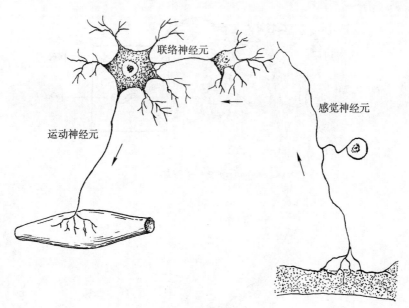

图9-4　神经元的分类和联系

3）**联络神经元**association neuron　也称**中间神经元**，为小型多极神经元，神经元的胞体和突起全在中枢内，位于感觉神经元和运动神经元之间，起联络作用。

3. **神经纤维**nerve fiber　神经元较长的突起（主要由轴突）及套在外面的鞘状结构（即髓鞘），称神经纤维。在中枢神经系统内的鞘状结构由少突胶质细胞构成，在周围神经系统的鞘状结构则是由神经膜细胞（也称施万细胞）构成。

4. **突触**synapse　一个神经元与另一个神经元相联系的接触点，称突触（图9-5）。最多见的突触方式是一个神经元的轴突末梢与另一个神经元的胞体或树突接触，分别成为轴－体突触和轴－树突触。此外，还有轴－轴、树－树突触等。

（二）神经胶质

神经胶质neuroglia又称**神经胶质细胞**neuroglial cell，是神经组织中的另一大类细胞，这类细胞没有传递冲动的功能，广泛分布于中枢神经系统和周围神经系统，是神经系统的间质或支持细胞。神经胶质细胞一般较小，但数量多，为神经元的10倍。神经胶质细胞也有突起，但不分树突和轴突。胞浆内无尼氏体和神经原纤维。神经胶质除对神经细胞具有支持、营养、保护和修复的功能外，还是许多神经递质的受体和离子通道，对调节神经系统活动起着十分重要的作用。

四、神经系统的活动方式

神经系统的功能活动十分复杂，但其基本活动方式是**反射**reflex。反射是神经系统对内、外环境的刺激所作出的反应。

反射活动的形态基础是**反射弧**reflex arc（图9-6）。最简单的反射弧只有感觉和运动两个神经元组成，如膝跳反射。一般的反射弧都在感觉和运动神经元之间有不同数目的中间神经元。一个反射弧所涉及的联络神经元越多，引起的反射越复杂。但无论反射多复杂，都由以下5个基本部分组成：感受器→传入神经→反射中枢→传出神经→效应器。反射弧中任何一个环节发生障碍，反射活动将减弱或消失。临床上常通过一些检查反射的方法协助诊断神经系统疾病。

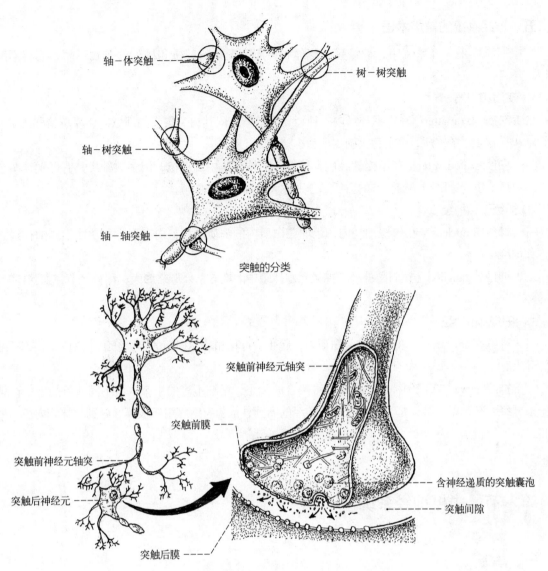

轴－体突触

树－树突触

轴－树突触

轴－轴突触

突触的分类

突触前神经元轴突

突触前膜

突触前神经元轴突

突触后神经元

含神经递质的突触囊泡

突触间隙

突触后膜

突触的构造

图9-5　突触

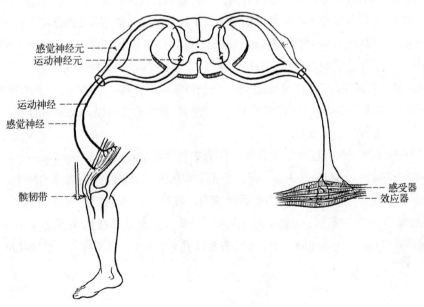

感觉神经元

运动神经元

运动神经

感觉神经

髌韧带

感受器

效应器

图9-6　反射弧

五、神经系统的常用术语

在中枢和周围神经系统中，神经元的胞体和突起因聚集的部位和排列的方式不同，而有不同的术语。

1. 灰质和白质

（1）**灰质** gray matter　在中枢神经内，神经元的胞体连同其树突集中的部位，色泽灰暗称灰质。位于大脑和小脑表层的灰质，分别称大脑皮质和小脑皮质。

（2）**白质** white matter　在中枢神经内，神经元的轴突集中的部位，因多数轴突具有髓鞘，颜色苍白，称白质。位于大脑和小脑深部的白质，分别称大脑髓质和小脑髓质。

2. 神经核和神经节

（1）**神经核** nucleus　在中枢神经内，包埋在白质内的灰质团块，内有形态和功能相同的神经元胞体，称神经核。

（2）**神经节** ganglion　在周围神经，神经元胞体集中的地方，外形略膨大，称神经节，如脑神经节、脊神经节等。

3. 纤维束和神经

（1）**纤维束** fiber tract　在中枢神经白质内，起止、行程和功能相同的神经纤维集聚成束，称纤维束或传导束。

（2）**神经** nerve　在周围神经，神经纤维集合成大小、粗细不等的集束，由不同数目的集束再集合成一条神经。在每条纤维、每个集束及整条神经的周围，都包有结缔组织被膜，分别称神经内膜、神经束膜和神经外膜。

第一节　中枢神经系统

一、脊髓

（一）脊髓的位置和外形

1. **脊髓的位置**　脊髓 spinal cord 位于椎管内，外包被膜，成人约长45 cm，最宽处的直径约1 cm，质量约为35 g。脊髓上端在枕骨大孔处与延髓相连。下端在成人一般平第1腰椎体下缘水平，新生儿平第3腰椎体。脊髓下端变细，称**脊髓圆锥** conus medullaris。脊髓圆锥末端向下延续为一根细丝，称为**终丝** filum terminale，止于尾骨后面的骨膜，有稳定脊髓的作用。终丝内无神经组织。

2. **脊髓的外形**　脊髓呈前后稍扁的圆柱形，全长粗细不等，有两个膨大，上方的称**颈膨大** cervical enlargement，自脊髓第4颈段至第1胸段的部分。下方的称**腰骶膨大** lumbosacral enlargement，自脊髓第2腰段至第3骶段（图9-7、图9-9）。

脊髓表面有6条纵沟，前面正中的沟较深，称为**前正中裂** anterior median fissure。后面正中的沟较浅，称为**后正中沟** posterior median sulcus。前、后正中两条纵沟把脊髓分为对称的两半。在前正中裂和后正中沟的两侧，分别有成对的**前外侧沟**和**后外侧沟**。在前、后外侧沟内有成排的脊神经根丝出入。出前外侧沟的根丝形成31对**前根** anterior root，入后外侧沟的根丝形成31对**后根** posterior root。在后根上有膨大的**脊神经节** spinal ganglion。前、后根在椎间孔处合成1条脊神经，由椎间孔出椎管（图9-7、图9-9）。

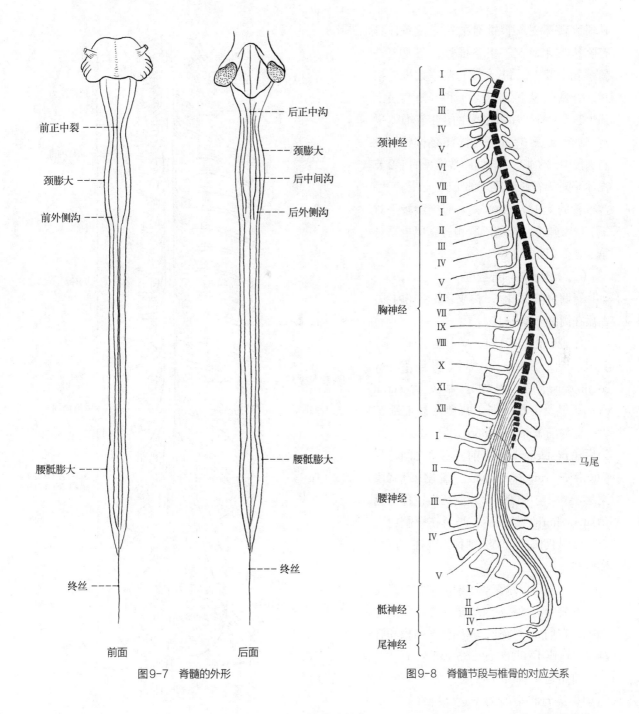

图9-7　脊髓的外形

图9-8　脊髓节段与椎骨的对应关系

（图的标注）
前正中裂
颈膨大
前外侧沟
腰骶膨大
终丝
前面

后正中沟
颈膨大
后中间沟
后外侧沟
腰骶膨大
终丝
后面

颈神经
胸神经
腰神经
骶神经
尾神经
马尾

　　每对脊神经前、后根相连的1段脊髓，称为1个**脊髓节段** segments of spinal cord。因此，脊髓分为31节段，即8个颈段（C）、12个胸段（T）、5个腰段（L）、5个骶段（S）和1个尾段（Co）（图9-8），脊神经有31对。

　　在胚胎3个月以前，脊髓和椎管的长度大致相等，所有脊神经根几乎都呈直角伸向相应的椎间孔。从胚胎第4个月起，脊髓的生长速度比脊柱缓慢，脊髓长度短于椎管，而其上端连接脑处位置固定，结果使脊髓节段的位置由上向下逐渐高出相应的椎骨，神经根向下斜行一段才达相应的椎间孔。腰、骶、尾段的神经根在未出相应的椎间孔之前，在椎管内垂直下行，围绕终丝形成**马尾** cauda equina（图9-8、图9-9）。成年人，一般第1腰椎以下已无脊髓，只有浸泡在脑脊液中的马尾和终丝，故临床上常在第3、4腰椎棘突之间进行腰椎穿刺。

　　3. 脊髓与脊柱的对应关系　脊髓和脊柱的长度不等，脊髓的节段和脊柱的椎骨不完全对应。了解某段脊髓平对某节椎骨的相应位置，具有临床实用意义。粗略推算，在成人脊髓颈段上部（C$_{1~4}$）大致与同序数椎骨相对，脊髓颈段下部（C$_{5~8}$）和脊髓胸段上部（T$_{1~4}$）与同序数椎骨的上1节椎体平对，如脊髓第6颈段平对第5颈椎体。脊髓胸段中部（T$_{5~8}$）与同序数椎骨的上2节椎体平对。脊髓胸段下部（T$_{9~12}$）与同序数椎骨的上3节椎体平对。脊髓腰段平对第10~12胸椎。脊髓骶段和脊髓尾段平对第1腰椎（图9-8）。

（二）脊髓的内部结构

脊髓由灰质和白质构成。灰质在内部，白质在周围（图9-10、图9-11）。

1. **灰质** 在横切面上呈"H"形，其中间横行部分，称**灰质连合**gray commissure，其中央有**中央管**central canal，纵贯脊髓全长。每侧灰质前部扩大，称为**前角**anterior horn，后部狭细，称为**后角**posterior horn，前、后角之间称为**中间带**intermediate zone。从脊髓第1胸段至第3腰段，中间带向外侧突出，称为**侧角**lateral horn，前、后、侧角在脊髓内上下连续纵贯成柱，又分别称为**前柱**、**后柱**和**侧柱**。

（1）前角 除有些小型的中间神经元外，主要为运动神经元，通称为**前角运动细胞**，它们成群排列，其轴突经前根和脊神经直达躯干和四肢的骨骼肌。

前角运动神经元可区分为大型的 α 运动神经元和小型的 γ 运动神经元，前

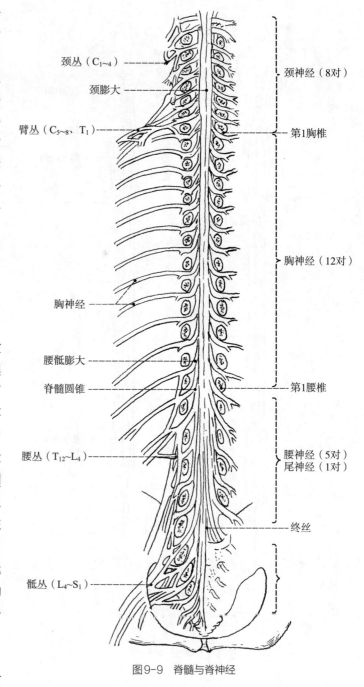

图9-9 脊髓与脊神经

（图中标注）
颈丛（C$_{1~4}$）
颈膨大
臂丛（C$_{5~8}$、T$_1$）
胸神经
腰骶膨大
脊髓圆锥
腰丛（T$_{12}$~L$_4$）
骶丛（L$_4$~S$_1$）
颈神经（8对）
第1胸椎
胸神经（12对）
第1腰椎
腰神经（5对）
尾神经（1对）
终丝

者支配肌梭外的肌纤维，引起骨骼肌的收缩。后者支配肌梭内的肌纤维，调节肌纤维的张力。当前角病变时，由于肌失去了来自 α 运动神经元和 γ 运动神经元的支配，表现为其所支配的骨骼肌瘫痪并萎缩、肌张力低下、腱反射消失。

（2）中间带 从脊髓第1胸段至第3腰段，中间带向外侧突出的部分称为**侧角**，侧角内含中、小型的多极神经元，通称**侧角细胞**，是交感神经的低位中枢，它们的轴突经相应前根、白交通支进入交感干。脊髓骶段无侧角，在脊髓第2~4骶段的中间带外侧部有副交感神经元（骶副交感核），是至盆腔脏器的副交感节前神经元胞体所在的地方。

（3）后角 内含多极神经元，组成较复杂，分群较多，统称**后角细胞**。后角细胞主要接受后根的各种感觉纤维，其轴突主要有两种去向：一些后角细胞的轴突进入对侧或同侧的白质形成上行纤维束，将后根传入的神经冲动传导到脑；另一些后角细胞的轴突在脊髓内起节段内或节段间的联络作用。

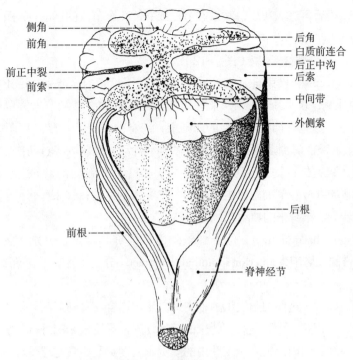

图9-10　脊髓灰、白质

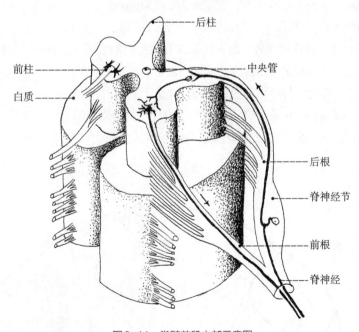

图9-11　脊髓节段内部示意图

（4）Rexed脊髓灰质板层　Rexed依据猫脊髓灰质的细胞构筑，将灰质分为10个板层。

2. **白质**　每侧白质借脊髓的纵沟分成3个索。前正中裂和前外侧沟之间称为__前索__anterior funiculus；前、后外侧沟之间称为__外侧索__lateral funiculus；后外侧沟和后正中沟之间称为__后索__posterior funiculus。灰质连合和前正中裂之间的白质，称为__白质前连合__anterior white commissure，由左、右交叉纤维组成（图9-10）。脊髓白质主要由短的固有束及长的上、下行纤维束组成。

（1）__固有束__fasciculus proprius　脊髓固有束位于白质最内侧紧靠灰质的边缘处，由灰质各层中间神经元的轴突组成（图9-12）。这些神经元的轴突向同侧或对侧走出灰质，并分叉形成升支和降支，在白质内上升或下降若干节段后再进入灰质，联系本节段或邻位几个节段的运动神经元，是构成节段内或节段间反射弧的结构基础。

（2）上行纤维束　又称感觉传导束（图9-12）。

1）**薄束**fasciculus gracilis和**楔束**fasciculus cuneatus　位于后索内，薄束在后正中沟两旁，纵贯脊髓全长，楔束在薄束的外侧，仅见于脊髓第4胸段以上。两束都由脊神经节内假单极神经元中枢突经后根入同侧后索上延而成。这些脊神经节细胞的周围突，随脊神经到肌、腱、关节和皮肤等处的感受器。薄、楔束传导来自肢体同侧的本体感觉和精细触觉的神经冲动，到脑内经过两次中继，传入到对侧大脑皮质，引起本体感觉（包括位置觉、运动觉及震动觉）和精细触觉（两点辨别觉和实体觉）。薄束起自同侧脊髓第4胸段以下的脊神经节细胞，主要传导下半身来的冲动；楔束起自同侧脊髓第4胸段以上的脊神经节细胞，主要传导上半身来的冲动。

2）**脊髓丘脑束**spinothalamic tract　位于脊髓外侧索前部和前索，分别称为**脊髓丘脑侧束**lateral spinothalamic tract和**脊髓丘脑前束**anterior spinothalamic tract。分别传导躯干、四肢的痛觉、温度觉及粗触觉。

此束主要起自后角细胞，这些细胞发出的轴突经白质前连合交叉到对侧外侧索及前索上行，经脑干止于背侧丘脑，中继后上行止于大脑皮质。此束的起始细胞接受后根来的纤维，后者属于脊神经节细胞的中枢突，该脊神经节细胞的周围突连于皮肤内的痛觉、温度觉及粗触觉感受器。所以，脊髓丘脑束属于传导躯干、四肢痛觉、温度觉及粗触觉传导路的第2级神经元的纤维。

3）**脊髓小脑束**spinocerebellar tract　包括**脊髓小脑后束**posterior spinocerebellar tract和**脊髓小脑前束**anterior spinocerebellar tract，分别位于外侧索周边的后部及前部（图9-12）。

后束纤维主要起于同侧胸核的细胞；前束纤维主要起自对侧灰质Ⅴ～Ⅶ层的细胞。两束向上终于小脑皮质，主要传导非意识性本体觉，以调节肢体运动。

（3）下行纤维束　又称运动传导束（图9-12）。

1）**皮质脊髓束**corticospinal tract　包括皮质脊髓侧束和皮质脊髓前束，分别位于脊髓的外侧索和前索，传导随意运动。它们起自大脑皮质躯体运动区的运动神经元，纤维下行至延髓下端，其中大部分纤

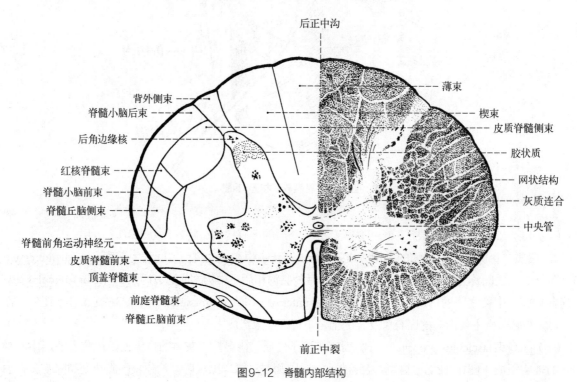

图9-12　脊髓内部结构

维交叉到对侧的脊髓外侧索，成为**皮质脊髓侧束**lateral corticospinal tract，下行可达脊髓骶段，沿途陆续分支间接或直接止于脊髓各节段的前角运动细胞；小部分不交叉的纤维，沿脊髓前索下降，形成**皮质脊髓前束**anterior corticospinal tract，但在下降过程中，也陆续交叉到对侧，间接或直接止于颈部和上胸部的脊髓前角细胞。

2）**红核脊髓束**rubrospinal tract　位于外侧索，皮质脊髓侧束的前方。此束起自中脑的红核，纤维发出后立即交叉下行至脊髓，经灰质Ⅴ~Ⅶ层内中间神经元中继至前角运动细胞。其功能主要是兴奋屈肌运动神经元，抑制伸肌运动神经元。

3）**前庭脊髓束**vestibulospinal tract　位于前索，起自脑干的前庭神经核，大部分纤维终止于灰质Ⅶ和Ⅷ层的中间神经元，再至前角运动细胞。主要是兴奋伸肌运动神经元，抑制屈肌运动神经元。

4）**网状脊髓束**reticulospinal tract　位于外侧索和前索，起自脑干网状结构，下行终止于灰质Ⅶ、Ⅷ和Ⅸ层的神经元，对 α 和 γ 运动神经元产生易化或抑制影响。

（三）脊髓的功能

脊髓具有传导功能和反射功能。

1. **传导功能**　脊髓是感觉和运动神经冲动传导的重要通路，其结构基础即脊髓内的上、下行纤维束。除头、面部外，全身的深、浅感觉和大部分内脏感觉冲动，都经脊髓白质的上行纤维束才能传到脑。由脑出发的冲动，也要通过脊髓白质的下行纤维束才能支配躯干、四肢骨骼肌以及部分内脏的活动。如果脊髓白质损伤，将导致损伤平面以下出现运动和感觉的功能障碍。

2. **反射功能**　脊髓可执行一些简单的反射活动，包括躯体反射和内脏反射。脊髓各种反射都是通过脊髓节内和节间的反射弧完成的。

（1）躯体反射　即引起骨骼肌运动的反射，由于感受器部位不同，又分为浅反射和深反射。

1）浅反射　是刺激皮肤、黏膜的感受器，引起骨骼肌收缩的反射，如腹壁反射。

2）深反射　是刺激肌、腱的感受器，引起骨骼肌收缩的反射。

肌张力反射：人体在安静状态时，骨骼肌不是完全松弛，而始终有肌纤维轻度收缩，使肌保持一定的紧张度，称肌张力。肌张力可通过脊髓反射活动来维持，也属牵张反射（深反射）。即肌的感受器（肌梭）经常由于重力牵拉受到刺激，通过脊髓节段反射弧使被牵拉肌的紧张性收缩，保持了肌张力。

（2）内脏反射　脊髓的中间带内有交感神经和副交感神经的低级中枢，如瞳孔开大中枢（$T_{1~2}$）、血管运动和发汗中枢（T_1~L_3）以及排尿、排便中枢（$S_{2~4}$）等。这些中枢执行的内脏反射活动，也是通过脊髓反射弧，并受到大脑皮质的控制。如排尿反射，当排尿反射弧任一部分被中断时，可出现尿潴留；当脊髓颈、胸段横贯性损伤后，可引起反射性排尿亢进出现尿失禁。

（刘洋编写，徐国成绘图）

二、脑

脑brain位于颅腔内，成人脑的平均质量约为1 400 g。脑分为端脑、间脑、中脑、脑桥、延髓和小脑6部分（图9-13、图9-14），通常把延髓、脑桥和中脑合称为脑干。

（一）脑干

脑干brain stem位于颅后窝的枕骨斜坡上，其在平枕骨大孔处与脊髓相接，上方连结间脑。在延髓、脑桥与小脑之间的腔隙为第四脑室（图9-13）。脑干从上到下依次有第Ⅲ~Ⅻ对脑神经根出入。

1. **脑干的外形**

（1）**延髓**medulla oblongata（图9-13、图9-14、图9-15、图9-16）　延髓位于脑的最下部，形似

倒置的圆锥体。上端在腹侧面以横行的延髓脑桥沟与脑桥为界，背侧面以菱形窝中部横行的髓纹与脑桥为界；下端平枕骨大孔处与脊髓为界。脊髓表面的6条纵行沟裂均向上延续至延髓。

延髓腹侧面：在前正中裂两侧各有一纵行隆起，称为**锥体**pyramid。锥体内含皮质脊髓束纤维。在锥体下端，皮质脊髓束的大部分纤维左右交叉至对侧，形成**锥体交叉**decussation of pyramid。在锥体外侧的卵圆形隆起称为**橄榄**olive，其内有下橄榄核。在橄榄和锥体之间的纵沟有舌下神经根由此出脑。在橄榄的背侧面，自上而下依次有舌咽神经、迷走神经和副神经根出入脑。

延髓背侧面：上部中央管敞开构成第四脑室底的下部；下部在后正中沟两侧脊髓后索中的薄束和楔束向上延伸，分别扩展为膨隆的**薄束结节**gracile tubercle和**楔束结节**cuneate tubercle，深面分别有薄束核和楔束核。在楔束结节的外上方有隆起的**小脑下脚**inferior cerebellar peduncle，它主要是由进入小脑的纤维束构成。

（2）**脑桥**pons　位于脑干的中部。

脑桥腹侧面（图9-13、图9-14、图9-15、图9-16）：宽阔膨隆，称**脑桥基底部**basilar part of pons。基底部中线上有纵行的**基底沟**basilar sulcus，其内容纳基底动脉。脑桥向背外侧逐渐缩窄，移行为**小脑中脚**middle cerebellar peduncle，是由脑桥进入小脑的粗大纤维束组成。基底部与小脑中脚的交界处有粗大的三叉神经根。脑桥下缘与延髓之间有横行的延髓脑桥沟，沟内自中线向外侧依次有展神经、面神经及前庭蜗神经根出入。

脑桥背侧面：形成第四脑室底的上部，此处室底的外侧壁为左、右**小脑上脚**superior cerebellar peduncle，是由小脑通向中脑的纤维束组成。

第四脑室的底呈菱形凹陷称**菱形窝**rhomboid fossa，菱形窝由延髓背侧面上部和脑桥的背侧面共同构成，其上外侧界为小脑上脚，下外侧界自内下向外上依次为薄束结节、楔束结节和小脑下脚。

（3）**中脑**midbrain　位于间脑与脑桥之间，其中间的管腔为**中脑水管**mesencephalic aqueduct（图9-13、图9-15、图9-16）。

中脑腹侧面：有一对粗大的纵行隆起，称**大脑脚**cerebral peduncle，由来自大脑皮质的下行纤维束组

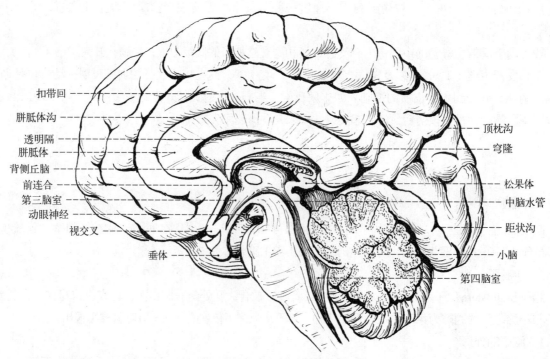

图9-13　脑的正中矢状切面

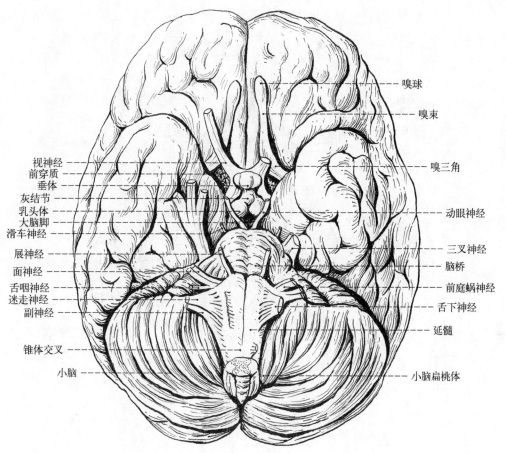

视神经
前穿质
垂体
灰结节
乳头体
大脑脚
滑车神经

展神经

面神经

舌咽神经
迷走神经
副神经

锥体交叉

小脑

嗅球

嗅束

嗅三角

动眼神经

三叉神经
脑桥

前庭蜗神经

舌下神经

延髓

小脑扁桃体

图9-14 脑的底面

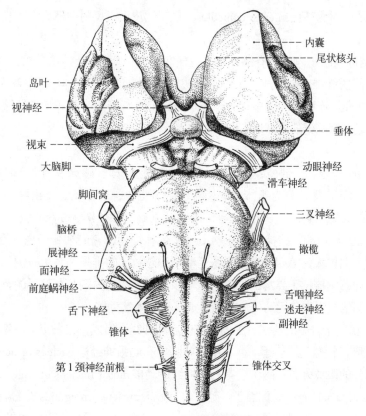

岛叶

视神经

视束

大脑脚

脚间窝

脑桥

展神经

面神经

前庭蜗神经

舌下神经

锥体

第1颈神经前根

内囊
尾状核头

垂体

动眼神经

滑车神经

三叉神经

橄榄

舌咽神经
迷走神经
副神经

锥体交叉

图9-15 脑干的腹侧面

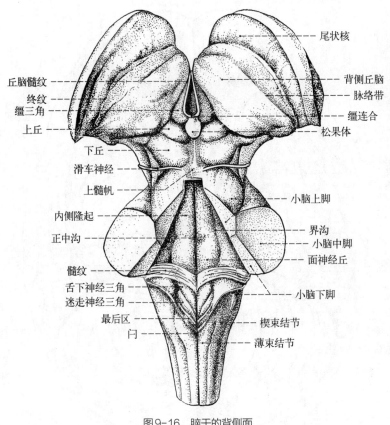

图9-16　脑干的背侧面

成，两侧大脑脚之间的凹陷为**脚间窝** interpeduncular fossa，其内有动眼神经根出脑。

中脑背侧面：有两对圆形隆起称为**四叠体**或**顶盖**。上方的一对为**上丘** superior colliculus，是视觉皮质下反射中枢；下方的一对为**下丘** inferior colliculus，是听觉皮质下反射中枢。在下丘的下方，有滑车神经根出脑。

2. 脑干的内部结构　脑干内部与脊髓一样，也由灰质和白质构成。但脑干的灰质不是连续的纵柱状，而是被穿行于其间的纤维束分隔成大小不等的灰质团块或短柱，称神经核。脑干神经核分为两类：一类与第Ⅲ~Ⅻ对脑神经相连称**脑神经核**；另一类不与脑神经直接相连称**非脑神经核**。脑干的白质主要由上、下行纤维束构成。在脑干的内部还有网状结构。

（1）脑神经核

1）脑神经核的性质和分类　脑神经核可分为感觉核和运动核。感觉核相当于脊髓灰质的后柱，是接受脑神经传入纤维的终止核，分为躯体感觉核和内脏感觉核；运动核是发出脑神经传出纤维的起始核，相当于脊髓灰质的前柱和侧柱，分为躯体运动核和内脏运动核（图9-17）（表9-1）。

2）脑神经核的位置与功能　脑神经核在脑干内有规律排列，它们在脑干内占有相对恒定的位置。由于在脑干内中央管上端扩大为第四脑室，于是运动核和感觉核的排列关系由脊髓的前、后关系转为脑干的内、外侧关系。即感觉核位于界沟的外侧，运动核位于界沟的内侧。在脑干的背侧部，躯体运动核在最内侧，由此向外侧依次为内脏运动核、内脏感觉核和躯体感觉核。

① 躯体运动核　相当于脊髓的前柱。主要由躯体运动神经元组成，它发出的轴突构成脑神经中躯体运动纤维，支配头颈肌，管理其随意运动。其中在中脑内有**动眼神经核** nucleus of oculomotor nerve 支配除外直肌和上斜肌以外的眼球外肌；脑桥内有**三叉神经运动核** motor nucleus of trigeminal nerve 支配咀嚼肌；**面神经核** nucleus of facial nerve 支配面肌。延髓内有**疑核** nucleus ambiguous 支配咽喉肌；**舌下神经核** nucleus of hypoglossal nerve 支配舌肌；**副神经核** accessory nucleus 支配胸锁乳突肌和斜方肌。

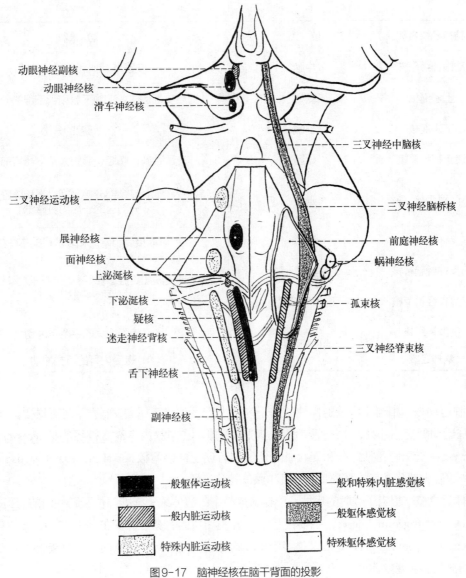

動眼神經副核
動眼神經核
滑車神經核

三叉神經中腦核

三叉神經運動核
三叉神經腦桥核

展神經核
前庭神經核
面神經核
蝸神經核
上泌涎核

下泌涎核
孤束核
疑核
迷走神經背核
三叉神經脊束核

舌下神經核

副神經核

■ 一般躯体运动核	▨ 一般和特殊内脏感觉核
▨ 一般内脏运动核	▦ 一般躯体感觉核
▨ 特殊内脏运动核	□ 特殊躯体感觉核

图9-17　脑神经核在脑干背面的投影

表9-1　脑神经核的类别、位置和功能

类别	脑神经核名称	位　置	功　能
躯体运动核	动眼神经核	中脑	支配上直肌、下直肌、内直肌、下斜肌和上睑提肌
	滑车神经核	中脑	支配上斜肌
	展神经核	脑桥	支配外直肌
	舌下神经核	延髓	支配舌肌
	三叉神经运动核	脑桥	支配咀嚼肌
	面神经核	脑桥	支配面肌
	疑核	延髓	支配咽喉肌
	副神经核	脊髓上5颈节前角背侧部	支配胸锁乳突肌和斜方肌

续表

类别	脑神经核名称	位 置	功 能
内脏运动核	动眼神经副核	中脑	支配睫状肌和瞳孔括约肌
	上泌涎核	脑桥	支配泪腺、下颌下腺和舌下腺的分泌
	下泌涎核	延髓	支配腮腺的分泌
	迷走神经背核	延髓	支配颈部、胸腔、腹腔大部分器官的活动
内脏感觉核	孤束核	延髓	上端接受味觉，其余部分接受咽、喉和胸腔、腹腔大部分器官的一般内脏感觉
躯体感觉核	三叉神经中脑核	中脑	可能接受咀嚼肌和表情肌的本体觉
	三叉神经脑桥核	脑桥	接受面部皮肤和口腔、鼻腔黏膜的一般感觉（痛觉、温度觉和触觉）
	三叉神经脊束核	脑桥和延髓	
	前庭神经核	脑桥和延髓	接受内耳的平衡觉冲动
	蜗神经核		接受内耳的听觉冲动

② 内脏运动核　相当于脊髓的侧柱。脑干内的内脏运动核皆属副交感核，它们发出的轴突组成脑神经中内脏运动副交感纤维，支配平滑肌、心肌和腺体。在中脑内有**动眼神经副核**accessory nucleus of oculomotor nerve支配瞳孔括约肌和睫状肌。延髓内有**迷走神经背核**dorsal nucleus of vagus nerve支配颈部、胸腔和腹腔大部分器官的平滑肌、心肌和腺体的分泌活动。

③ 躯体感觉核　相当于脊髓的后柱。接受脑神经中的躯体感觉纤维。位于脑桥内的**三叉神经脑桥核**pontine nucleus of trigeminal nerve，主要接受面部皮肤和口腔、鼻腔黏膜的触觉冲动；**三叉神经脊束核**spinal nucleus of trigeminal nerve是三叉神经脑桥核的延续，向下行于延髓内，主要接受面部皮肤和口腔、鼻腔黏膜的痛觉、温度觉。

④ 内脏感觉核　相当于脊髓的后柱，为延髓内的**孤束核**nucleus of solitary tract，它接受脑神经中的内脏感觉纤维。来自咽、喉及胸腔、腹腔大部分器官的感觉纤维皆终止于孤束核，其中味觉纤维终止于孤束核的上端。

（2）非脑神经核　非脑神经核是脑干内与脑神经没有直接联系的神经核，通常作为上、下行纤维的中继站，与脑或脊髓有广泛的联系。

1）**薄束核**gracile nucleus与**楔束核**cuneate nucleus　位于延髓背侧面下部的薄束结节和楔束结节的深面，接受来自脊髓上行的薄束和楔束的纤维。它们发出的纤维形成内侧丘系，终止于背侧丘脑。薄束核和楔束核能传导躯干和四肢意识性本体觉和精细触觉冲动。

2）**黑质**substantia nigra　位于中脑的大脑脚底和中脑被盖之间，因神经元含黑色素得名。黑质的传入纤维主要来自大脑的纹状体、额叶运动区、背侧丘脑和中脑被盖。黑质的传出纤维主要投射至纹状体和背侧丘脑。黑质与纹状体之间有往返的纤维联系，黑质多巴胺能神经元合成的多巴胺可通过黑质纹状体纤维释放至纹状体。若由于某种原因造成黑质与纹状体通路神经元变性，使新纹状体多巴胺水平下降，可导致运动减少，肌张力过高，是引起震颤麻痹的主要原因。

3）**红核**red nucleus　位于中脑上丘平面，黑质的背内侧。为一对卵圆形核团，新鲜时因富有血管略呈粉红色。红核主要接受小脑的纤维，与大脑皮质、脑干、小脑及脊髓都有联系，是锥体外系的重要中继核团。红核参与调节对侧肢体运动，可兴奋对侧肢体屈肌神经元，抑制伸肌神经元。

4）**顶盖前区**pretectal region 位于中脑与间脑交界处，靠近上丘头端。此区接受视网膜经上丘臂传来的纤维，发出纤维止于双侧动眼神经副核，参与完成瞳孔对光反射。

（3）脑干的主要纤维束

1）**锥体束**pyramidal tract 为大脑皮质躯体运动中枢发出的支配骨骼肌随意运动的传导束，经内囊下行，先行于大脑脚底中部，后穿脑桥基底部，至延髓腹侧面聚集为锥体。锥体束一部分纤维终止于脑干的脑神经躯体运动核，称**皮质核束（皮质延髓束）**。另一部分纤维终止于脊髓灰质前角细胞，称**皮质脊髓束**。皮质脊髓束大部分纤维在锥体下端相互交叉到脊髓外侧索，称**皮质脊髓侧束**；小部分纤维不交叉，行于同侧脊髓前索，称**皮质脊髓前束**。

2）**内侧丘系**medial lemniscus 由薄束核、楔束核发出的纤维呈弓形绕过延髓中央管的腹侧，在中线上左右交叉，称**内侧丘系交叉**。交叉后的纤维在中线两侧转折上行，形成内侧丘系。先走在正中线两侧，继而偏向外侧，终止于背侧丘脑的腹后外侧核。内侧丘系传导来自对侧躯干和上肢、下肢的意识性本体觉和精细触觉冲动。

3）**脊髓丘脑束**spinothalamic tract 又称**脊髓丘系**。它是由脊髓上行的**脊髓丘脑前束**和**脊髓丘脑侧束**，在延髓内合并而成，向上终止于背侧丘脑的腹后外侧核。脊髓丘脑束传导对侧躯干和上、下肢的痛觉、温度觉和粗略触压觉冲动。

4）**三叉丘脑束**trigeminothalamic tract 又称**三叉丘系**。它由三叉神经脊束核和三叉神经脑桥核发出的纤维，越至对侧上行组成三叉丘脑束，它向上与内侧丘系并行，终止于背侧丘脑的腹后内侧核。三叉丘脑束传导来自对侧头面部皮肤、口腔和鼻腔黏膜、角膜、牙齿、结膜和脑膜的痛觉、温度觉、触觉冲动。

（4）脑干网状结构 在脑干的中央区域有较分散的神经纤维，这些神经纤维交织成网，网眼内散在有神经细胞，这些区域称**脑干网状结构**reticular formation of brain stem。脑干网状结构向下至脊髓上部，向上至背侧丘脑。脑干网状结构是中枢神经系统重要的整合结构，在其内有呼吸中枢、心血管运动中枢等。

（二）小脑

1. **小脑的位置和外形** 小脑cerebellum位于颅后窝，在大脑半球枕叶的下方，脑桥和延髓的背侧面。小脑借3对脚与脑干相连，小脑上脚与中脑相连，小脑中脚与脑桥相连，小脑下脚与延髓相连。小脑脚均由出入小脑的纤维束构成。

小脑上面平坦，下面凸隆。小脑中间缩窄的部分称**小脑蚓**vermis，两侧膨隆的部分称**小脑半球**cerebellar hemisphere（图9-18、图9-19）。小脑半球下面前内侧部有一椭圆形隆起，称**小脑扁桃体**tonsil of cerebellum，它靠近枕骨大孔，当颅内压增高时，小脑扁桃体可嵌入枕骨大孔内形成小脑扁桃体疝，又称枕骨大孔疝，可压迫延髓危及生命。

2. **小脑的内部结构** 小脑表面为薄层灰质，称**小脑皮质**cerebellar cortex，小脑皮质深面为白质，称**小脑髓质**cerebellar medulla，髓质内包埋的灰质核团，称小脑核或小脑中央核（图9-20）。小脑核有4对，最大者为**齿状核**dentate nucleus，接受来自小脑皮质的纤维，发出纤维经小脑上脚终止于对侧的红核及背侧丘脑。

3. **小脑的功能** 小脑主要是一个与运动调节有关的中枢，其主要功能是维持身体平衡、调节肌张力和协调骨骼肌随意运动。小脑损伤时，可出现平衡失调，站立不稳，做精细动作时发生震颤，令患者以示指指鼻尖时，动作不准确等"共济失调"表现。

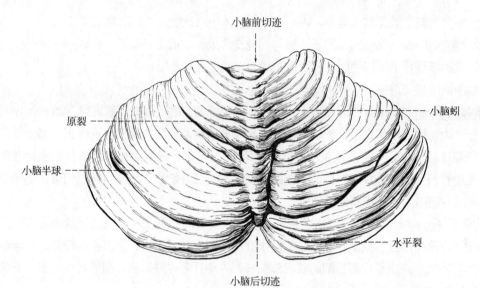

图9-18 小脑（上面）

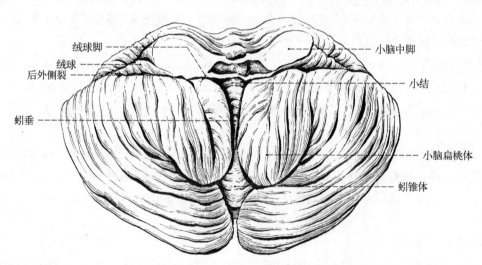

图9-19 小脑（下面）

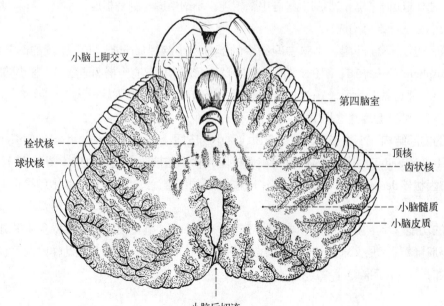

图9-20 小脑的横切面

（三）间脑

间脑diencephalon位于中脑与端脑之间，由于大脑半球高度发达，间脑除腹侧面小部分露于脑底外，其余皆被大脑半球覆盖。间脑的外侧与大脑半球愈合，间脑中间有一矢状裂隙为第三脑室（图9-13）。间脑主要包括背侧丘脑、后丘脑和下丘脑3部分（图9-21、图9-22）。

1. <u>**背侧丘脑 dorsal thalamus**</u>　又称**丘脑**，为一对卵圆形的灰质团块，借丘脑间黏合连接，其前端突出部为**丘脑前结节**，后端膨大称**丘脑枕**，第三脑室侧壁有**下丘脑沟**，它是背侧丘脑和下丘脑的分界线。背侧丘脑的外侧面紧贴内囊，内侧面构成第三脑室的侧壁。

背侧丘脑是由一些灰质团块组成。在灰质内部有一白质板，称为**内髓板**，在水平面上此板呈"Y"形，它将背侧丘脑分为3大核群：**前核群、内侧核群**和**外侧核群**（图9-23）。背侧丘脑的每个核群又分成若干亚核，如：外侧核群可分为背侧组和腹侧组，背侧组从前向后又分为**背外侧核、后外侧核**及**枕**，腹侧组由前向后又分为**腹前核、腹外侧核**及**腹后核**ventral posterior nucleus，腹后核又分为**腹后内侧核**

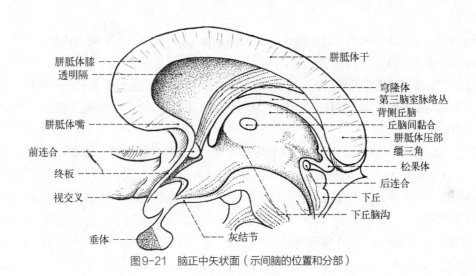

图9-21　脑正中矢状面（示间脑的位置和分部）

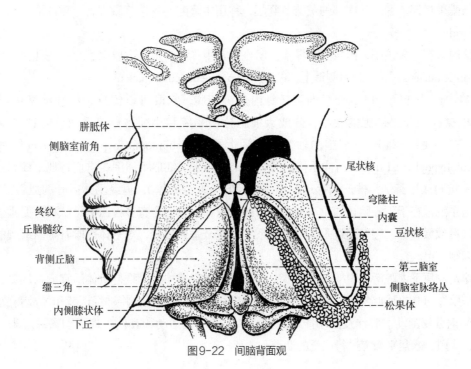

图9-22　间脑背面观

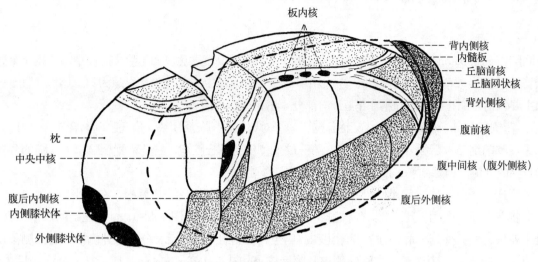

图9-23 背侧丘脑的分部及主要核团

ventral posteromedial nucleus和**腹后外侧核**ventral posterolateral nucleus。其中腹后内侧核接受三叉丘系纤维，腹后外侧核接受脊髓丘系和内侧丘系的纤维。

背侧丘脑是皮质下高级感觉中枢，它是感觉传导路的中继站，也是一个复杂的分析器。背侧丘脑受损时，表现为感觉丧失和过敏，并伴有剧烈的自发性疼痛。因此，痛觉在背侧丘脑就可产生，但感知痛觉仍然在大脑皮质。

2. **后丘脑**metathalamus 位于背侧丘脑的后外下方，包括**内侧膝状体**medial geniculate body和**外侧膝状体**lateral geniculate body，内侧膝状体接受来自下丘的听觉纤维，发出纤维形成听辐射至听觉中枢。外侧膝状体接受视束纤维，发出视辐射至视觉中枢。因此，内侧膝状体是听觉皮质下中枢，外侧膝状体是视觉皮质下中枢。

3. **下丘脑**hypothalamus 位于背侧丘脑的前下方，借下丘脑沟与背侧丘脑分界（图9-21）。其底面最前方是**视交叉**optic chiasma、视交叉的后方有**灰结节**tuber cinereum、向下移行为**漏斗**infundibulum，漏斗下端与垂体相连；漏斗基底部的灰结节隆起，称**正中隆起**；灰结节后方有一对圆形隆起，**称乳头体**mamillary body。

下丘脑内含有许多核团，但核团边界不甚明显，其中界线清楚的主要核团有：在视交叉背外侧的**视上核**supraoptic nucleus；第三脑室侧壁上部的**室旁核**paraventricular nucleus。

下丘脑内一些神经元既是神经细胞又是内分泌细胞，它既可以传导神经冲动又可以合成内分泌激素。根据神经分泌细胞的大小，分成大细胞分泌系统和小细胞分泌系统。前者主要集中在视上核和室旁核（图9-24），其细胞的轴突组成**视上垂体束**supraopticohypophyseal tract和**室旁垂体束**paraventriculohypophyseal tract，行向垂体后叶，其末梢终于毛细血管周围。它们将视上核和室旁核产生的加压素（抗利尿激素）和催产素等运输至垂体后叶（神经垂体），再经垂体后叶的血管扩散至全身。小细胞分泌系统散在于下丘脑，如位于漏斗入口的弓状核，它们含有多种激素，统称为促垂体激素，如促甲状腺素释放激素等。它们通过垂体门静脉系统输送至垂体前叶，对垂体前叶各种腺细胞的激素分泌起促进或抑制作用。

下丘脑是皮质下内脏活动中枢，可调节交感神经和副交感神经以维持机体适宜的内环境，故下丘脑又称"内脏脑"。它也是神经内分泌中心，它通过与垂体的密切联系，将神经调节和体液调节融为一体，调节机体的内分泌活动。它涉及的功能极为广泛，能把内脏活动和其他生理活动联系起来，对机体体温、摄食、生殖、水盐平衡等进行广泛的调节。

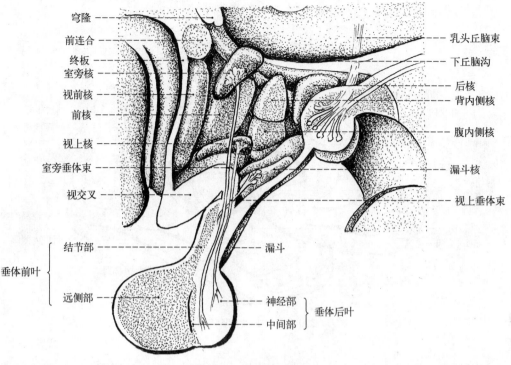

图9-24　下丘脑的主要核团

穹隆
前连合
终板
室旁核
视前核
前核
视上核
室旁垂体束
视交叉

乳头丘脑束
下丘脑沟
后核
背内侧核
腹内侧核
漏斗核
视上垂体束

结节部
远侧部
垂体前叶
漏斗
神经部
中间部
垂体后叶

（四）大脑

大脑cerebrum又称**端脑**telencephalon，由左、右大脑半球连接而成，是中枢神经的最高级部位。

大脑半球表面凹凸不平，凹陷处称为沟或裂，沟与沟之间的隆起，称为**大脑回**cerebral gyri（图9-25、图9-26）。每侧大脑半球可分为上外侧面、内侧面和下面三个面。上外侧面隆凸，以脑膜与颅盖

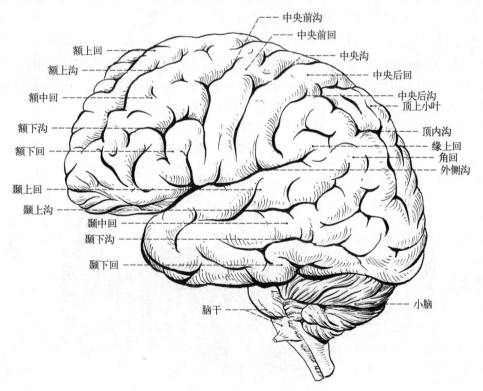

中央前沟
中央前回
中央沟
中央后回
中央后沟
顶上小叶
顶内沟
缘上回
角回
外侧沟
小脑

额上回
额上沟
额中回
额下沟
额下回
颞上回
颞上沟
颞中回
颞下沟
颞下回
脑干

图9-25　大脑半球的上外侧面

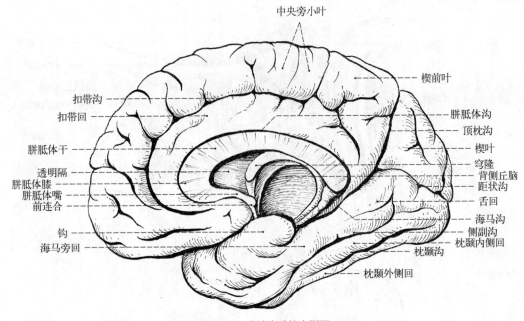

图9-26 大脑半球的内侧面

相邻；内侧面是左、右大脑半球的对应面，较为平坦，两面以上缘为界；下面又称底面，位于颅底的内面，凹凸不平，和内侧面之间无明显分界，和上外侧面之间以下缘为界。

1. **大脑的外形和分叶**　左、右大脑半球之间有纵行的**大脑纵裂**，大脑纵裂的底部有连接左、右大脑半球的**胼胝体**（图9-13）。大脑和小脑之间有**大脑横裂**。

（1）大脑半球的分叶　每侧大脑半球被3条恒定的沟分为5个叶。**中央沟** central sulcus 在大脑半球的上外侧面，起于大脑半球上缘中点稍后方，斜向前下方，下端几乎达外侧沟，上端延伸至大脑半球内侧面。**外侧沟** lateral sulcus 起于大脑半球下面，在上外侧面，由前向后斜行。**顶枕沟** parietooccipital sulcus 位于大脑半球内侧面后部，自下向上并略转至上外侧面。

5个叶分别为额叶、顶叶、枕叶、颞叶和岛叶（图9-27）。**额叶** frontal lobe 在外侧沟以上和中央沟之前的部分。**顶叶** parietal lobe 在中央沟后方，外侧沟上方，顶枕沟以前的部分。**枕叶** occipital lobe 位于大脑半球后部，为顶枕沟以后的部分。**颞叶** temporal lobe 位于外侧沟以下的部分。**岛叶** insular lobe 又称脑岛，呈三角形岛状，位于外侧沟深面，被额叶、顶叶和颞叶所掩盖。

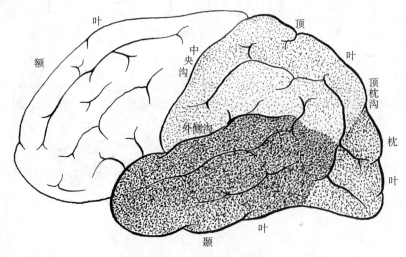

图9-27 大脑半球的外侧面

（2）大脑半球上外侧面的沟和回　在额叶上有与中央沟平行的**中央前沟** precentral sulcus。中央沟和中央前沟之间为**中央前回** precentral gyrus，自中央前沟向前有两条与大脑上缘近乎平行的**额上沟**和**额下沟**。两沟将中央前回以前的额叶分成3个脑回。**额上回**位于额上沟上方；**额中回**位于额上沟和额下沟之间；**额下回**位于额下沟下方。在顶叶后方有与中央沟平行的**中央后沟** postcentral sulcus，此沟与中央沟之间为**中央后回** postcentral gyrus。顶叶下方包绕外侧沟末端的脑回为**缘上回** supramarginal gyrus，围绕颞上沟末端的脑回为**角回** angular gyrus。在颞叶上有与外侧沟平行的**颞上沟** superior temporal sulcus 和**颞下沟** inferior temporal sulcus。颞上沟和颞下沟将颞叶分为**颞上回**、**颞中回**和**颞下回**。颞上沟的上方为颞上回，颞上沟与颞下沟之间是颞中回，颞下沟的下方为颞下回。颞上回转入外侧沟深面，有两条短而横行的**颞横回** transverse temporal gyrus。

（3）大脑半球内侧面的沟和回　在大脑半球内侧面，上部有中央前、后回的延伸部分，称**中央旁小叶** paracentral lobule。中部有前后方向并呈弓形的胼胝体。在胼胝体的上缘有胼胝体沟，其上有与胼胝体弯曲一致的扣带沟，二者之间为**扣带回** cingulate gyrus。在胼胝体后方有弓形的**距状沟** calcarine sulcus，向后至枕叶后端。距状沟与顶枕沟之间称**楔叶** cuneus，距状沟下方为舌回。扣带回后端变窄并弯曲向前连接**海马旁回** parahippocampal gyrus（又称**海马回**），海马旁回前端弯成钩形的回折部分，称**钩** uncus。扣带回、海马旁回和钩几乎呈环形围于大脑与间脑的交界处的边缘，故称**边缘叶** limbic lobe。

（4）大脑半球下面的沟和回（图9-14）　为额叶、颞叶和枕叶的下面。在额叶可见膨大的**嗅球** olfactory bulb，与嗅神经相连。嗅球向后延续为**嗅束** olfactory tract，嗅束向后分成内侧嗅纹和外侧嗅纹，二者之间为**嗅三角** olfactory trigone。

2. **大脑半球的内部结构**　大脑半球表面为灰质，称大脑皮质。皮质的深面为白质，称大脑髓质。髓质内埋有灰质核团，称基底核。大脑半球内有左右对称的腔隙，称侧脑室。

（1）**大脑皮质** cerebral cortex　大脑皮质位于大脑的表面，是神经系统发育最复杂、最完善的部位，也是高级神经活动的物质基础。大脑皮质的沟和回扩大了皮质的表面积，人类大脑皮质的面积约 2 200 cm²，有1/3露于表面，2/3深藏于沟裂的底或壁上。大脑皮质主要由各种神经元胞体、神经纤维和神经胶质构成。

1）大脑皮质的结构和分区　人类的大脑皮质大部分脑区为6层，但由于各部位的功能不同，因而在不同的部位其各层的薄厚、纤维的疏密、细胞的分布存在一定的差异。为了研究大脑皮质的结构与功能，学者们根据皮质细胞和纤维的构筑对大脑皮质进行了分区，各家分区的多少差异很大，目前应用最广的是Brodmann的分区，将大脑皮质分为52个区。

2）大脑皮质的功能定位　大脑皮质是脑进行高级神经活动的物质基础，大脑皮质内不同的脑区有不同的功能，这些具有特定功能的脑区，称之为中枢（图9-28、图9-29）。大脑皮质重要中枢有：

① **躯体运动中枢**　位于中央前回和中央旁小叶前部。它是控制骨骼肌随意运动的最高中枢，其具有以下特点：交叉性支配，即一侧躯体运动中枢支配对侧肢体的运动。倒置性支配，即中央前回上部和中央旁小叶前部支配下肢肌；中央前回中部支配躯干肌和上肢肌，中央前回下部支配头颈肌。它与人体各部的关系，犹如头在下，脚在上的倒立人形，但头面部的投影依然是正立位。身体各部分在皮质代表区的大小取决于功能的重要性和运动的复杂精细程度，而与各部形体大小无关（图9-30）。

② **躯体感觉中枢**　位于中央后回和中央旁小叶后部。接受背侧丘脑腹后核发出的纤维，司理对侧躯体深、浅感觉。身体各部投影和躯体运动中枢相似，身体各部在此部的投射特点是：交叉性，一侧躯体感觉中枢接受对侧半身的感觉冲动。倒置性，身体各部在此中枢的投影也是上下倒置，但头部在中央后

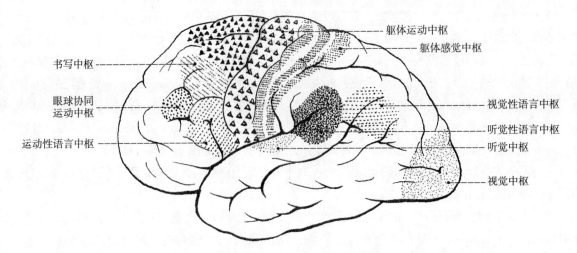

图9-28 大脑皮质的中枢（上外侧面）

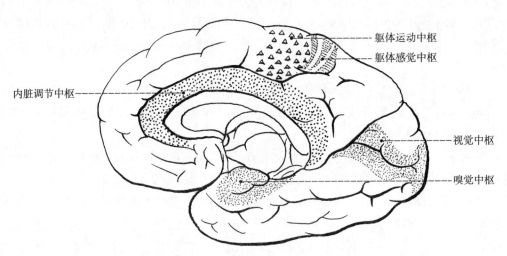

图9-29 大脑皮质的中枢（内侧面）

回下部是正立的。身体各部在该区投射范围的大小取决于该部感觉敏感程度。例如手指和唇的感受器最密，在感觉中枢的投射范围也最大（图9-31）。

③ 视觉中枢 位于枕叶内侧面距状沟两侧皮质。一侧视觉中枢接受双眼同侧半视网膜来的冲动。损伤一侧视觉中枢可引起双眼对侧视野同向偏盲。

④ 听觉中枢 位于颞叶的颞横回（41、42区）。接受来自内侧膝状体的听辐射纤维（图9-19）。每侧的听觉中枢均接受来自两耳的冲动，但以对侧为主，因此一侧听觉中枢受损，不致引起全聋。

⑤ 语言中枢 人类大脑皮质所特有的，能进行思维和意识等高级活动，并用语言进行表达（图9-32）。因此人的大脑皮质还存在相应特有的语言中枢，它是在一侧大脑半球发展起来。有语言中枢的半球称为"语言优势半球"。在优势半球内有说话、听话、书写和阅读4种语言中枢。

运动性语言中枢：位于额下回后部，又称Broca区或说话中枢。此中枢受损，患者可以听懂他人语言，与发音有关的肌肉并无瘫痪，但患者失去说话能力，虽能发音，却不能说出具有意义的句子，临床上称为运动性失语症。

书写中枢：位于额中回的后部。此中枢受损，虽然手的运动功能仍然保存，但写字、绘图等精细动作发生障碍，称为失写症。

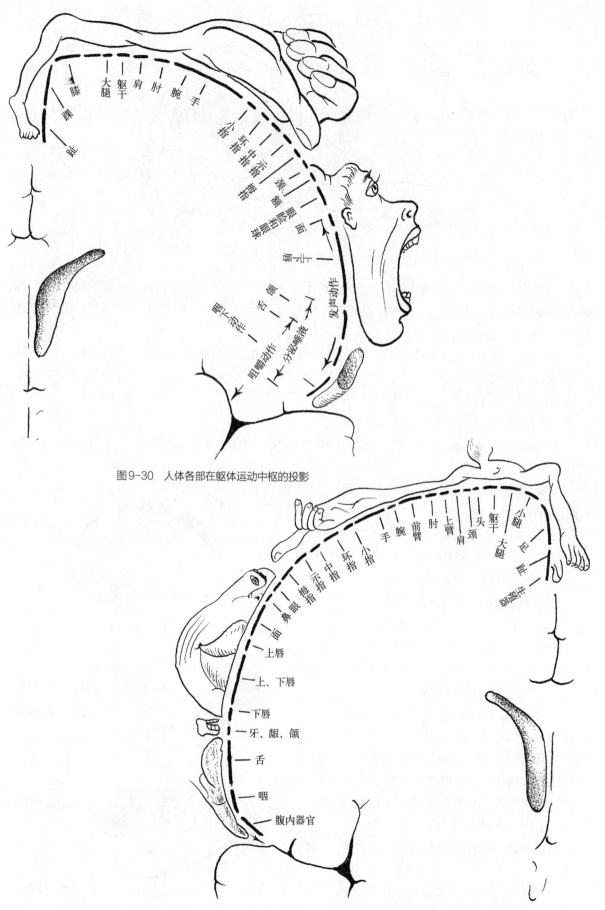

图9-30　人体各部在躯体运动中枢的投影

图9-31　人体各部在躯体感觉中枢的投影

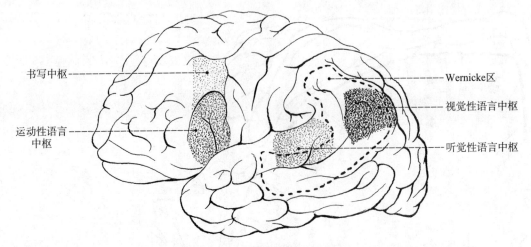

图9-32 左侧大脑半球的语言中枢

听觉性语言中枢：又称感觉性语言中枢，位于颞上回后部。此中枢能调整自己语言和理解别人语言。此中枢受损后，患者听觉无障碍，虽能听到别人讲话，但不理解别人讲话的意思，同样也不能理解自己讲话的意思，故不能正确回答问题，称其为感觉性失语症。

视觉性语言中枢：又称阅读中枢，位于角回。此中枢受损时，视觉没有障碍，但不理解文字符号的意义，称为失读症。

⑥ 嗅觉中枢 位于海马旁回和钩的附近区 。

⑦ 内脏活动中枢 一般认为在边缘叶 。

（2）**基底核 basal nuclei** 是位于大脑髓质内的灰质团块，位置靠近大脑底部，包括豆状核、尾状核和杏仁体等（图9-33）。

1）**尾状核 caudate nucleus** 是由前向后弯曲的圆柱体，分为头、体、尾三部分。尾状核的头部在背侧丘脑的前外侧，突入侧脑室前角。体位于背侧丘脑的背外侧。尾向前下伸入颞叶，终端连与杏仁体。

2）**豆状核 lentiform nucleus** 位于岛叶深部，借内囊与内侧的尾状核和背侧丘脑分开。内部被两个白质板分隔成三部：外侧部最大，称**壳 putamen**；内侧两部分新鲜时呈白色，合称**苍白球 globus pallidus**。

豆状核与尾状核合称**纹状体 corpus striatum** 其前端互相连接。在种系发生上，苍白球在鱼类已出现，发生较早，为古老结构，称**旧纹状体**。尾状核的壳在爬行类才出现，发生较晚，在进化上较新，称**新纹状体**。纹状体是锥体外系的重要组成部分，具有协调各肌群间的运动和调节肌张力等功能。

3）**杏仁体 amygdaloid body** 位于侧脑室下角前端的上方，海马旁回钩的深面，与

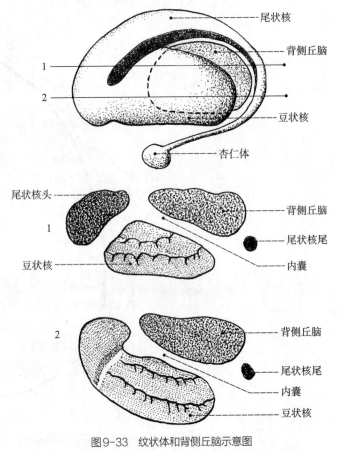

图9-33 纹状体和背侧丘脑示意图

尾状核的尾部相连，为边缘系统的皮质下中枢，与调节内脏活动和情绪等功能有关。

（3）大脑髓质　又称大脑白质，由神经纤维组成。根据纤维联系分为三类：

1）**联络纤维** association fiber　是联系同侧半球内各部分皮质的纤维，包括联络相邻脑回的短纤维和联络同侧半球各叶的长纤维。

2）**连合纤维** commissural fiber　是连结左、右大脑半球皮质的纤维，主要包括胼胝体等（图9-26、图9-34）。

3）**投射纤维** projection fiber　是大脑皮质与皮质下各部联系的上、下行纤维。投射纤维大部分经过内囊。

内囊 internal capsule 是位于背侧丘脑、尾状核与豆状核之间，由上、下行纤维密集而成的白质区。在大脑半球的水平面上，内囊呈"> <"形，分为内囊前肢、内囊膝和内囊后肢三部。**内囊前肢**位于豆状核与尾状核之间。经内囊前肢的投射纤维主要有额桥束。**内囊后肢**位于豆状核与背侧丘脑之间。经内囊后肢的投射纤维主要有皮质脊髓束、皮质红核束、丘脑皮质束、顶枕颞桥束、视辐射和听辐射等。**内囊膝**为介于内囊前、后肢之间的部分。经内囊膝部的投射纤维有皮质核束（皮质延髓束）（图9-35）。

内囊是投射纤维高度集中的区域，当一侧内囊损伤时，患者会出现偏身感觉障碍（丘脑皮质束受损），对侧偏瘫（皮质脊髓束、皮质核束损伤）和双眼对侧视野同向性偏盲（视辐射受损）的"三偏"症状。

（4）侧脑室　见第九章第六节。

（5）**边缘系统** limbic system　是由大脑皮质的边缘叶及其与它有密切联系的皮质下结构共同组成。一般认为包括杏仁体、隔核、扣带回、海马旁回、海马结构和岛叶前部、颞极等。

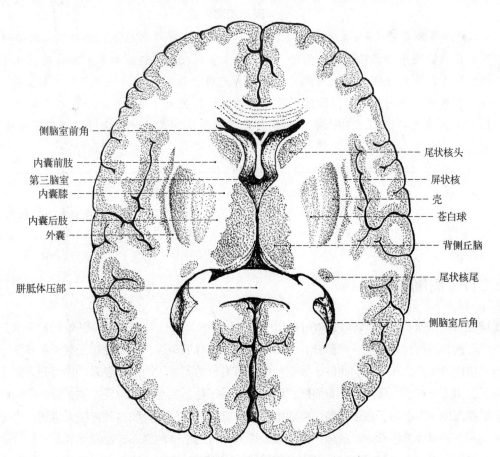

侧脑室前角

内囊前肢

第三脑室
内囊膝

内囊后肢
外囊

胼胝体压部

尾状核头

屏状核

壳

苍白球

背侧丘脑

尾状核尾

侧脑室后角

图9-34　大脑半球的水平切面

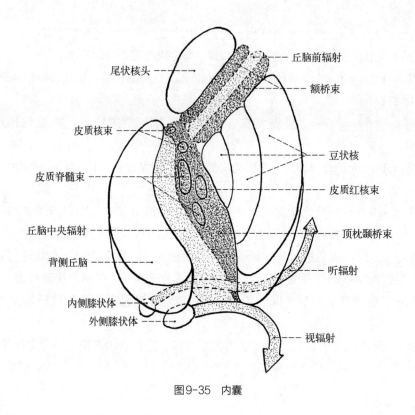

图9-35 内囊

尾状核头 ——

丘脑前辐射 ——

皮质核束 ——

额桥束 ——

皮质脊髓束 ——

豆状核 ——

丘脑中央辐射 ——

皮质红核束 ——

背侧丘脑 ——

顶枕颞桥束 ——

听辐射 ——

内侧膝状体 ——

外侧膝状体 ——

视辐射 ——

📖【知识拓展】

阿尔茨海默病

阿尔茨海默病（Alzheimer's disease，AD）是一种起病隐匿、进行性发展的神经性退行性疾病。临床以记忆障碍、失语、失用、失认、视空间技能损害、执行功能障碍以及人格和行为改变等全面性痴呆表现为特征，神经病理改变以细胞外老年斑、脑细胞内tau蛋白过度酸化形成的神经纤维缠结以及大量神经元丢失为主要特征。病因迄今未明，是老年期常见疾病之一。CT或MRI可见大脑皮质广泛萎缩，以颞叶、顶叶以及海马的萎缩最为明显。

（罗亚非、赵冬梅编写，徐国成绘图）

第二节　周围神经系统

周围神经系统 peripheral nervous system 是指中枢神经系统以外，分布于全身各处的神经部分。根据发出部位的不同，周围神经系统分两部分：一是脊神经，与脊髓相连，主要分布于躯干和四肢；二是脑神经，与脑相连，主要分布于头、面部。根据纤维分布对象的不同，周围神经系统也可分为两部分：一是躯体神经，主要分布于身体皮肤，骨骼肌，肌腱，关节等处；二是内脏神经，主要分布于内脏，心血管，平滑肌和腺体。本书为了叙述方便，将周围神经分脊神经、脑神经和内脏神经来讲述。脊神经部分主要叙述其所有的躯体神经部分；脑神经部分既叙述其含有的躯体神经部分也叙述其含有的内脏神经部分；内脏神经部分则是将脊神经和脑神经中内脏神经的周围部抽出来，将与之相连的中枢部分组成一个完整体系来描述。

一、脊神经

脊神经spinal nerves共31对，包括8对颈神经cervical nerves，12对胸神经thoracic nerves，5对腰神经lumbar nerves，5对骶神经sacral nerves，单一尾神经coccygeal nerve。脊神经借前根和后根分别与脊髓前外侧沟和后外侧沟相连。前、后根均由许多根丝组成。前根属运动性神经，后根为感觉性神经且在椎间孔附近有椭圆形膨大，称脊神经节spinal ganglion。前、后根在椎间孔处汇合成既含有感觉神经又含有运动神经属混合性质的脊神经。

脊神经为混合性神经，含有四种纤维成分（图9-36）：

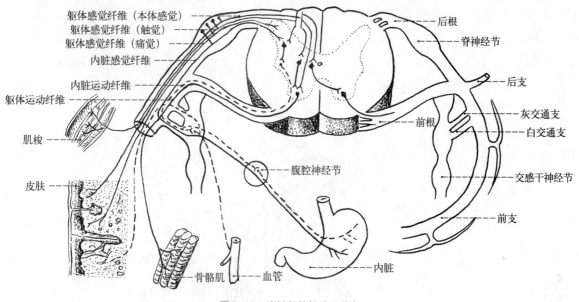

图9-36 脊神经的组成及分布

1. **躯体感觉纤维** 来源于脊神经节内的假单极神经元，其周围突分布于躯干和四肢的皮肤、骨骼肌、肌腱和关节，其中枢突经脊神经后根进入脊髓，将来自于周围突的浅感觉和深感觉冲动传入中枢。

2. **内脏感觉纤维** 来源于脊神经节内的假单极神经元，其周围突分布于内脏、心血管和腺体，其中枢突经脊神经后根进入脊髓，将周围突分布器官的感觉冲动传入中枢。

3. **躯体运动纤维** 来源于脊髓前角运动细胞，支配躯干和四肢骨骼肌的运动。

4. **内脏运动纤维** 来源于脊髓侧角细胞或骶副交感核，支配平滑肌、心肌的运动，控制腺体的分泌。

脊神经经椎间孔穿出椎管或骶管。第1对颈神经在寰椎与枕骨之间离开椎管；第2~7对颈神经在相应椎骨上方的椎间孔出椎管；第8对颈神经在第7颈椎与第1胸椎之间的椎间孔出椎管；胸、腰神经均分别在同序数椎骨下的椎间孔穿出；第1~4对骶神经在相应的骶前、后孔处穿出；第5对骶神经和尾神经由骶管裂孔穿出。

脊神经主干很短，穿出椎间孔后立即分为4支：脊膜支、交通支、后支和前支。脊膜支meningeal branch细小，经椎间孔返回椎管，分布于脊髓被膜、脊柱韧带等处。交通支communicating branch是连于脊神经与交感干之间的细支。后支posterior branch细小，可分为肌支和皮支，肌支分布于项、背部和腰骶部的肌肉；皮支呈节段性地分布于枕、项、背、腰、骶和臀部的皮肤。后支形成的皮神经主要有：**枕大神经**，分布于枕部皮肤；**臀上皮神经**，分布于臀上部皮肤；**臀中皮神经**，分布于臀中部皮肤。<u>前支</u>anterior branch 粗大，分布于躯干前外侧、四肢的骨骼肌与皮肤。人类胸神经前支保持原有的节段性分布，其余各部的前支则分别交织成丛，形成颈丛、臂丛、腰丛和骶丛，再由丛发出分支分布于相应身体部位。

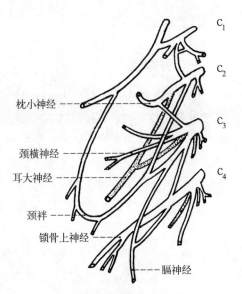

图9-37　颈丛的组成

（一）颈丛

<u>颈丛</u>cervical plexus 由第1~4颈神经前支和部分第5颈神经前支的一部分相互交织构成（图9-37）。该丛位于胸锁乳突肌上部的深面，中斜角肌和肩胛提肌起始端的前方。颈丛分为皮支、肌支和与其他神经相连的交通支（图9-38、图9-39）。

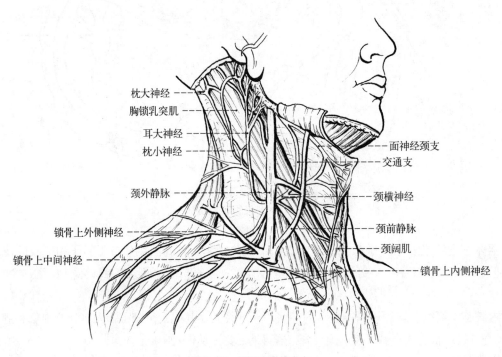

图9-38　颈丛皮支的分布

颈丛的皮支在胸锁乳突肌后缘中点浅出，然后呈放射状向各方向行走，分布于同侧颈部皮肤。此位置表浅，是颈部浅层结构浸润麻醉的阻滞点，临床又将其称为神经点。颈丛皮支主要分支如下（图9-38）：

1. **枕小神经**lesser occipital nerve（C_2）沿胸锁乳突肌后缘上行，分布于枕部和耳郭背面上部的皮肤。

2. **耳大神经**great auricular nerve（C_2、C_3）沿胸锁乳突肌表面上行，分布于耳郭及附近的皮肤。

3. **颈横神经**transverse nerve of neck（C_2、C_3）横过胸锁乳突肌表面向前行，分布于颈前部皮肤。

4. **锁骨上神经**supraclavicular nerves（C_3、C_4）共有2~4支，呈放射状行向下方和下外方，分布于颈外侧区下部、胸壁上部和肩部的皮肤。

颈丛还发出一些肌支，主要支配颈部深层肌、肩胛提肌、舌骨下肌群和膈，其中最重要的肌支是膈神经。

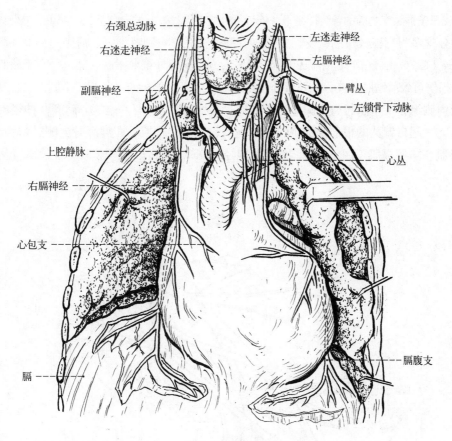

右颈总动脉 —— 左迷走神经

右迷走神经 —— 左膈神经

副膈神经 —— 臂丛

—— 左锁骨下动脉

上腔静脉 —— 心丛

右膈神经 ——

心包支 ——

膈腹支 ——

膈 ——

图9-39　膈神经

5. 膈神经 phrenic nerve（C_3~C_5）　属混合性神经，是颈丛最大的分支。自颈丛发出后先经前斜角肌上端外侧下降至该肌前面，继而下降至该肌内侧，在锁骨下动、静脉之间下降入胸腔，经肺根前方，在纵隔胸膜与心包之间下行至膈肌（图9-39）。膈神经的运动纤维支配膈肌，感觉纤维分布于胸膜、心包和膈下面的部分腹膜，右膈神经的感觉纤维还分布于肝、胆囊和肝外胆道的腹膜等。膈神经损伤主要表现是同侧膈肌功能受影响，表现为腹式呼吸减弱或消失，严重者可有窒息感。膈神经受到刺激时可产生呃逆。

第1颈神经部分纤维加入舌下神经并随舌下神经下降，除分出甲状舌骨肌支和颏舌肌支外，其余纤维离开舌下神经继续下降构成舌下神经降支，与起自第2、3颈神经的部分纤维组成的颈神经降支，在环状软骨水平合成**颈袢 ansa cervicalis**（也称**舌下神经袢**）（图9-37），再由袢发出分支支配舌骨下肌群。

（二）臂丛

臂丛 brachial plexus 由第5~8颈神经前支和大部分第1胸神经前支相互交织构成。最初自斜角肌间隙向外穿出，向下行于锁骨下动脉的后上方，继而经锁骨中份的后方进入腋窝。组成臂丛的第5~8颈神经前支和大部分第1胸神经前支经过反复分支、交织和组合后，最后形成三个神经束。在腋窝内，三个神经束分别走行于腋动脉的内侧、外侧和后方，这三个神经束也因此分别被称为**臂丛内侧束**、**臂丛外侧束**和**臂丛后束**（图9-40）。臂丛在斜角肌间隙处位于锁骨下动脉的后上方，此处臂丛的神经束最为集中，且位置较浅，为臂丛阻滞麻醉的位置，麻醉剂可阻断神经冲动且引起臂丛束的分支所支配结构的感觉缺失，因此，使上肢的所有深结构和臂中部远侧的皮肤暂时感觉缺失。结合采用止血带止血技术，外科医生不必使用全身麻醉剂就可进行上肢手术了。

臂丛分支较多，根据发出的部位将其分为锁骨上分支和锁骨下分支两大类。锁骨上分支在锁骨上方发自臂丛尚未形成三条神经束之前的各级神经干，锁骨下分支在锁骨下方发自臂丛的内侧束、外侧束和后束。

锁骨上分支多为行程较短的肌支，主要有：胸长神经，肩胛背神经，肩胛上神经。**胸长神经**long thoracic nerve（$C_5\sim C_7$），起自臂丛的根部，在臂丛后方斜向下外至前锯肌表面，分布于该肌和乳房外侧缘。该神经损伤可致前锯肌瘫痪，患肢臂外展至水平位后，不能再向上举起，上肢作前推动作时，病侧出现肩胛骨内侧缘和下角翘起离开胸廓为特征的"翼状肩"征（图9-40）。**肩胛背神经**dorsal scapular nerve（$C_4\sim C_5$），起自臂丛的根部，穿中斜角肌向后越过肩胛提肌，在肩胛骨内侧缘和脊柱之间下行，分布于菱形肌和肩胛提肌（图9-41）。**肩胛上神经**suprascapular nerve（$C_5\sim C_6$），起自臂丛的上干，向

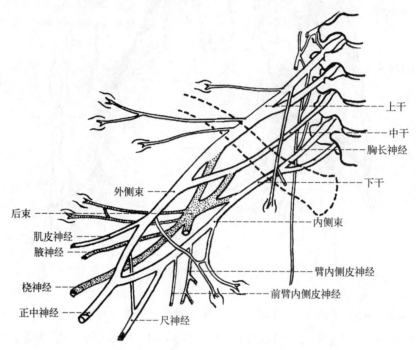

图9-40　臂丛的组成（1）

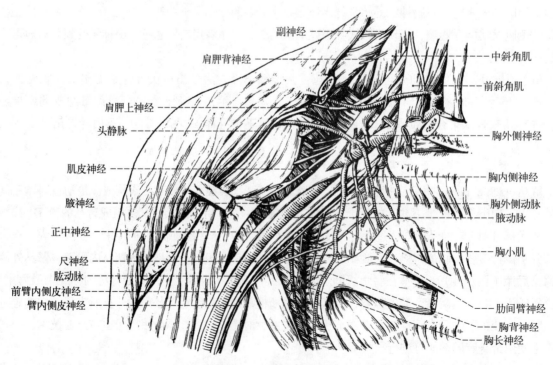

图9-41　臂丛的组成（2）

后经肩胛上切迹进入冈上窝，继而绕肩胛冈外侧缘转入冈下窝，分布于冈上肌、冈下肌和肩关节（图9-41）。损伤该神经可导致冈上、下肌无力，肩关节疼痛等。

锁骨下分支发自臂丛的三个神经束，可分为肌支和皮支，多为行程较长的分支，分布于肩、胸、臂、前臂和手部的骨骼肌、关节及皮肤。

1. **肌皮神经** musculocutaneous nerve（C_5~C_7） 发自外侧束，向外下斜穿喙肱肌，后经肱二头肌与肱肌之间下行，沿途发出肌支支配喙肱肌、肱二头肌和肱肌。其终末支在肘关节稍上方穿出深筋膜，分布于前臂外侧份的皮肤，称**前臂外侧皮神经**。肱骨上中段骨折时可导致该神经损伤，表现为屈肘无力及前臂外侧部皮肤感觉减弱（图9-42）。

2. **正中神经** median nerve（C6~T1） 由臂丛内侧束的内侧根和臂丛外侧束的外侧根汇合而成正中神经主干。二根夹持腋动脉，先于肱动脉的外侧下行，至喙肱肌止点处，斜越肱动脉浅面或深面转至肱动脉的内侧，继而伴随同名血管一起降至肘窝，从经肘窝向下至前臂，穿旋前圆肌和指浅屈肌腱腱弓，在前臂正中下行，行于指浅、深屈肌之间到达腕部。在腕部正中神经于桡侧腕屈肌腱和掌长肌腱之间进入

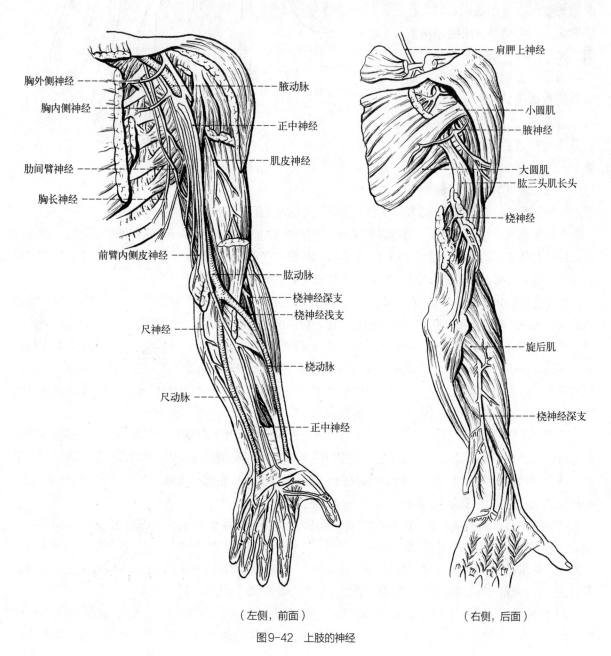

胸外侧神经
胸内侧神经
肋间臂神经
胸长神经
前臂内侧皮神经
尺神经
尺动脉

腋动脉
正中神经
肌皮神经

肱动脉
桡神经深支
桡神经浅支
桡动脉
正中神经

（左侧，前面）

肩胛上神经
小圆肌
腋神经
大圆肌
肱三头肌长头
桡神经
旋后肌
桡神经深支

（右侧，后面）

图9-42 上肢的神经

腕管，在掌腱膜深面分支到达手掌（图9-42）。

正中神经在臂部不发出分支，在肘部及前臂发出较多肌支及沿前臂骨间膜前方下行的骨间前神经，正中神经较粗大，行程较长。正中神经主干在前臂发支支配除肱桡肌、尺侧腕屈肌和指深屈肌尺侧半以外的所有前臂屈肌和旋前肌。在手部屈肌支持带的下方正中神经发出一粗短的返支，于桡动脉掌浅支外侧进入鱼际，支配除拇收肌以外的鱼际肌群。在手掌区，正中神经发出数条**指掌侧总神经**，每一条指掌侧总神经下行至掌骨头附近又分为两支**指掌侧固有神经**，后者沿手指的相对缘行至指尖。正中神经在手部的分布可概括为：运动纤维支配第1、2蚓状肌和鱼际肌（拇收肌除外）；感觉纤维则分布于桡侧半手掌、桡侧三个半手指掌面皮肤及其中节和远节指背皮肤（图9-43）。

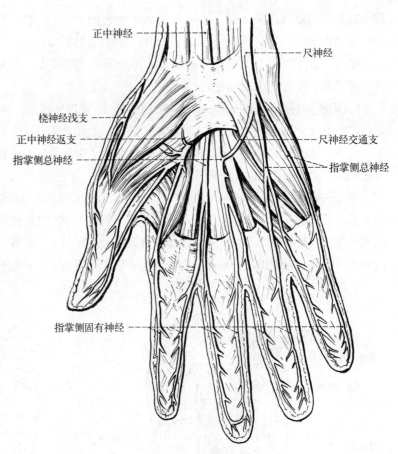

图9-43　手掌面的神经

正中神经在臂部损伤时，运动障碍表现为正中神经支配的骨骼肌全部无力；在腕部损伤时，则表现为正中神经所支配的手部骨骼肌运动障碍。合并尺神经损伤时，由于鱼际肌萎缩，手掌平坦，则称"猿掌"征；感觉障碍以桡侧三个半手指掌面皮肤及桡侧半手掌出现感觉障碍（图9-46）。

3. **尺神经**ulnar nerve（C_8~T_1）起于臂丛内侧束，在腋动、静脉之间穿出腋窝后，在肱二肌内侧沟内肱动脉内侧下行，至三角肌止点高度即臂中份，穿内侧肌间隔至臂后区的内侧，继续下行至肱骨内上髁后方的尺神经沟处。在尺神经沟处的位置较表浅又贴近骨面，隔皮肤可触摸到，易受损伤。尺神经再向下穿过尺侧腕屈肌起点转行至前臂的前内侧，继而伴随尺动脉在尺侧腕屈肌与指深屈肌之间下行，在桡腕关节上方发出手背支，主干在豌豆骨的桡侧下行，在屈肌支持带的浅面分为浅支和深支，这些分支经掌腱膜深面、腕横韧带浅面进入手掌（图9-42）。

尺神经在臂部不发出分支，在前臂上部发肌支支配尺侧腕屈肌和指深屈肌尺侧半。手背支从腕部伸肌支持带浅面转行至手背部，皮支分布于手背尺侧半和小指、环指及中指尺侧半背面皮肤。浅支分布于小鱼际表面的皮肤、小指掌面皮肤和环指尺侧半掌面皮肤。深支支配小鱼际肌、拇收肌、骨间掌侧肌、骨间背侧肌及第3、4蚓状肌（图9-44、图9-45、图9-46）。

尺神经在肘部肱骨内上髁后方、尺侧腕屈肌起点处两个部位易受到损伤。损伤时，运动障碍主要表现为屈腕力减弱，环指和小指远节指骨不能屈曲，小鱼际肌和骨间肌萎缩，拇指不能内收，各指不能相互靠拢，各掌指关节过伸，出现"爪形手"征（图9-46）；感觉障碍则表现为手掌和手背内侧半皮肤感觉丧失。在豌豆骨处也容易受损，其损伤后主要表现为骨间肌的运动障碍。

4. **桡神经**radial nerve（C_5~T_1）发自后束，在腋窝内，位于腋动脉的后方，继而与肱深动脉伴行向外下方，在肱三头肌长头与内侧头之间，入桡神经沟，沿此沟绕肱骨中段背侧行向外下，至肱骨外上髁

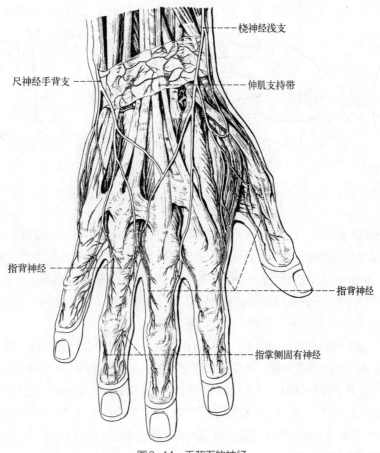

图9-44　手背面的神经

桡神经浅支

尺神经手背支

伸肌支持带

指背神经

指背神经

指掌侧固有神经

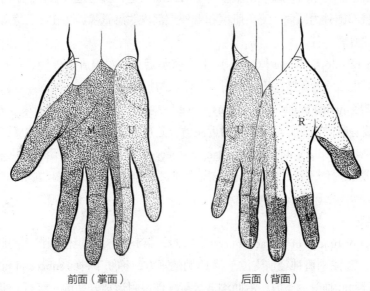

前面（掌面）　　　　　后面（背面）

图9-45　手部皮肤的神经分布

M：正中神经；U：尺神经；R：桡神经

的上方。桡神经在臂部发出较多分支，其中皮支共有三支：**臂后皮神经**在腋窝发出后分布于臂后区的皮肤；**臂外侧下皮神经**在三角肌止点远侧浅出，分布于臂下外侧部的皮肤；**前臂后皮神经**自臂中份外侧浅出下行至前臂后面，直达腕部，沿途分支分布于前臂后面皮肤。肌支支配肱三头肌、肘肌、肱桡肌和桡侧腕长伸肌。桡神经在肱骨外上髁前方分为浅支和深支两终支。

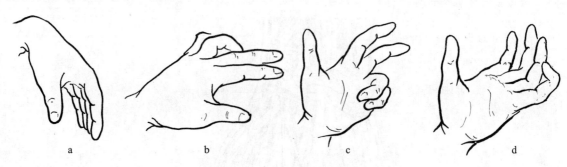

图9-46　上肢神经损伤时的手形
a. 垂腕（桡神经损伤）；b. 爪形手（尺神经损伤）；
c. 正中神经损伤手形；d. 猿掌（正中神经和尺神经损伤）

（1）**浅支** superficial branch　为皮支，在肱桡肌深面于桡动脉外侧下行，至前臂中、下1/3处转向背面并下行至手背，分成4~5支**指背神经**分布于手背桡侧半皮肤和桡侧2个半手指近节背面的皮肤（图9-45）。

（2）**深支** deep branch　主要为肌支，经桡骨颈外侧穿过旋后肌至前臂后面，在前臂背侧浅、深层伸肌之间下行达腕关节背面（图9-42），沿途发支分布于前臂伸肌群、桡尺远侧关节、桡腕关节和掌骨间关节。因其走行及分布的特点，深支又被称为**骨间后神经**。

桡神经在肱骨中段紧贴桡神经沟骨面走行，肱骨中段或中、下1/3交界处骨折，容易发生桡神经损伤。损伤后的主要运动障碍是前臂伸肌瘫痪，表现为抬前臂时呈"垂腕"状态。感觉障碍以第1、2掌骨间隙背面皮肤感觉障碍明显。桡骨颈骨折时，也可损伤桡神经深支，其主要表现是伸腕无力和不能伸指等症状。

5. **腋神经** axillary nerve（$C_5~C_6$）　在腋窝发自臂丛后束，伴旋肱后血管向后外方走行，穿四边孔后，绕肱骨外科颈至三角肌深面，发出肌支支配三角肌和小圆肌。部分纤维自三角肌后缘浅出后，称**臂外侧上皮神经**，分布于肩部和臂外侧区上部的皮肤（图9-42）。

肱骨外科颈骨折、肩关节脱位或使用腋杖不当所致的压迫，都可造成腋神经损伤。表现为三角肌瘫痪，臂不能外展，臂部旋外力减弱，三角肌区和臂外上部皮肤感觉障碍。由于三角肌萎缩，肩部失去圆隆外形而导致形成"方肩"征。

6. **胸背神经** thoracodorsal nerve（$C_6~C_8$）　起自臂丛后束，沿肩胛骨外侧缘伴肩胛下血管下降，支配背阔肌。在乳腺癌根治术清除腋淋巴结群时，应注意勿损伤此神经。

7. **臂内侧皮神经** medial brachial cutaneous nerve（$C_8~T_1$）　发自臂丛内侧束，在腋静脉内侧下行，继而沿肱动脉和贵要静脉内侧下行至臂中份附近浅出，分布于臂内侧、臂前面的皮肤。

8. **前臂内侧皮神经** medial antebrachial cutaneous nerve（$C_8~T_1$）　发自臂丛内侧束，初行于腋动、静脉之间，继而沿肱动脉内侧下行，至臂中份浅出后与贵要静脉伴行，末端达腕部。分布于前臂内侧的前、后面皮肤。

（三）胸神经前支

胸神经前支 anterior branch of thoracic nerve共12对，第1~11对分别位于相应的肋间隙中，称**肋间神经** intercostal nerves；第12对胸神经前支位于第12肋的下方，称**肋下神经** subcostal nerve。肋间神经位于肋间内、外肌之间及肋间血管的下方，沿肋沟前行至腋前线附近离开肋沟，续行于肋间隙中。肋间神经的皮支包括外侧皮支和前皮支，**外侧皮支**在肋角前方发出，斜穿前锯肌浅出后分为前、后两支，分别向前、向后走行分布于胸外侧壁和肩胛区的皮肤；**前皮支**在近胸骨侧缘处浅出，分布于胸前壁的皮肤及内侧份胸膜壁层（图9-47）。

第1对胸神经前支发出较多纤维加入臂丛，第12对胸神经前支的部分纤维向下加入腰丛。第2~6对肋间神经在肋角前方发出外侧皮支向下，前行于下位肋骨的上缘，分布于胸侧壁和肩胛区的皮肤，其主干继续前行到达胸骨外侧缘处穿至皮下，称**前皮支**，分布于胸前壁的皮肤；其肌支支配肋间肌、上后锯肌和胸横肌。第4~6肋间神经的外侧皮支向内和第2~4肋间神经的前皮支向外走行，分布于乳房。第2肋间神经的外侧皮支称**肋间臂神经**，较粗大，横行通过腋窝到达臂内侧部与臂内侧皮神经交通，乳腺癌根治术时应注意保护。第7~11对肋间神经和肋下神经斜向前下，行于腹内斜肌与腹横肌之间，并在腹直肌外侧缘处进入腹直肌鞘，前行至腹白线附近穿至皮下形成前皮支，其肌支支配相应的肋间肌和腹前外侧壁肌群，其外侧皮支和前皮支除分布于胸、腹壁的皮肤外，还分布于胸、腹膜壁层。

胸神经前支在胸、腹壁皮肤的节段性分布最为明显，其分布由上向下按顺序如阶梯状依次排列（图9-48）。不同胸神经前支在躯干的分布区是相对恒定的，如T$_2$分布区相当于胸骨角平面，T$_4$相当于乳头平面，T$_6$相当于剑突平面，T$_8$相当于两侧肋弓中点连线的平面，T$_{10}$相当于脐平面，T$_{12}$则分布于耻骨联合与脐连线中点的平面。临床上施行椎管内麻醉或检查脊髓损伤时，常根据皮肤感觉障碍的平面，来确定麻醉平面或脊髓损伤平面的节段。

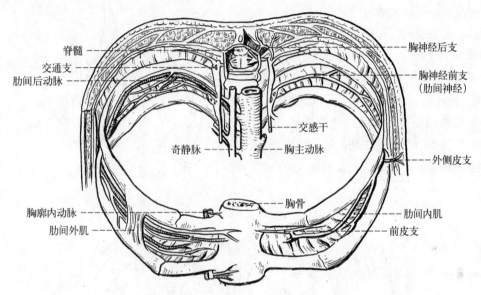

图9-47 肋间神经的走行及分支

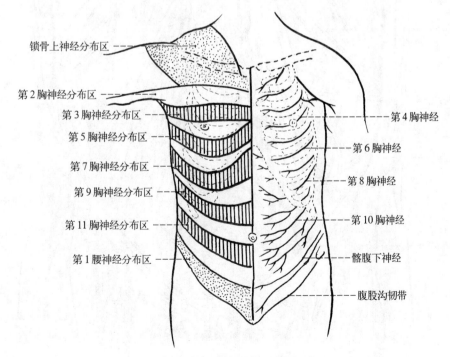

图9-48 胸神经前支的分布（前面）

（四）腰丛

腰丛lumbar plexus 由第12胸神经前支的一部分、第1~3腰神经前支和第4腰神经前支的一部分组成（图9-49）。腰丛位于腰大肌深面，腰椎横突前面。腰丛发出的分支主要分布于腹股沟区、大腿前部和大腿内侧部，也发出短支支配附近的髂腰肌和腰方肌（图9-50）。

1. **股神经**femoral nerve（L_2~L_4） 是腰丛中最粗大的神经，自腰丛发出后，从腰大肌外侧缘穿出后，在腰大肌与髂肌之间下行到腹股沟区，在腹股沟韧带中点稍外侧，经腹股沟韧带深面、股动脉外侧到达股三角，随即分为数支：肌支，支配髂肌、耻骨肌、股四头肌和缝匠肌；皮支，有数条行程较短的皮支，即股中间皮神经和股内侧皮神经，分布于大腿和膝关节前面的皮肤，最长的皮支称**隐神经**saphenous nerve，伴随股动脉入收

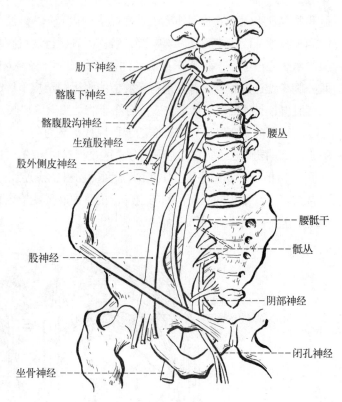

肋下神经
髂腹下神经
髂腹股沟神经
生殖股神经
股外侧皮神经
股神经
坐骨神经

腰丛
腰骶干
骶丛
阴部神经
闭孔神经

图9-49 腰、骶丛的组成

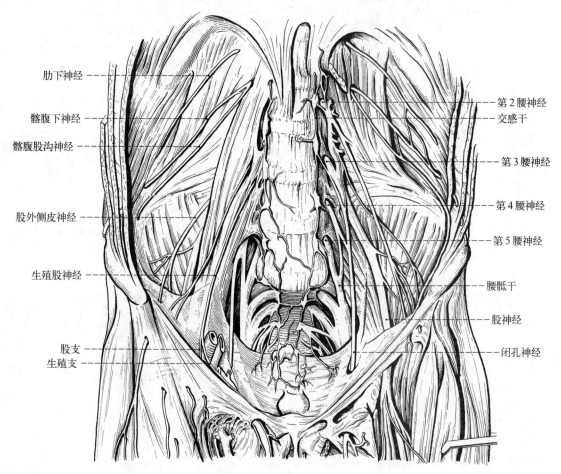

肋下神经
髂腹下神经
髂腹股沟神经
股外侧皮神经
生殖股神经
股支
生殖支

第2腰神经
交感干
第3腰神经
第4腰神经
第5腰神经
腰骶干
股神经
闭孔神经

图9-50 腰丛的分支及分布

肌管下行，至膝关节内侧缝匠肌下端的深面浅出至皮下后，伴随大隐静脉沿小腿内侧面下行达足内侧缘，沿途发出分支分布于膝关节、髌下、小腿内侧面和足内侧缘的皮肤（图9-51）。

股神经损伤后主要表现为：屈髋无力，坐位时不能伸小腿，行走困难，股四头肌萎缩，膝反射消失，髌骨突出；大腿前面和小腿内侧面皮肤感觉障碍等体征。

2. **闭孔神经**obturator nerve（L_2~L_4） 自腰丛发出后，从腰大肌内侧缘穿出，沿小骨盆内侧壁前行，伴闭孔血管穿闭膜管出小骨盆，至股内侧区分为前、后两支，分别经短收肌前、后面下行至大腿内侧区（图9-50）。闭孔神经皮支分布于大腿内侧面的皮肤，肌支支配闭孔外肌、大腿内收肌群，也发出细支分布于髋、膝关节。

闭孔神经损伤后主要表现为：大腿不能内收，患肢不能置于健侧腿上，股内侧区皮肤感觉不明显。

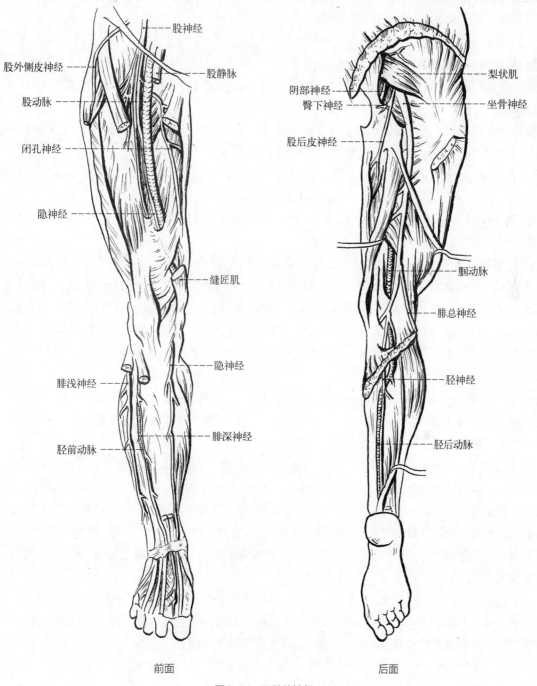

| 前面 | 后面 |

图9-51 下肢的神经

3. **髂腹下神经** iliohypogastric nerve（T_{12}~L_1） 从腰大肌外缘穿出，在肾和腰方肌之间行向下外，经髂嵴上方进入腹横肌和腹内斜肌之间，继而在腹内斜肌和腹外斜肌之间前行，最后在腹股沟管浅环上方 3 cm 处穿腹外斜肌腱膜至皮下。沿途发出分支支配腹壁肌群下份，皮支分布于臀外侧部、腹股沟区及下腹部皮肤（图9-50）。

4. **髂腹股沟神经** ilioinguinal nerve（L_1） 自腰大肌外侧缘，髂腹下神经的下方穿出，斜行跨过腰方肌和髂肌上部，在髂嵴前端附近穿腹横肌浅出，在腹横肌与腹内斜肌之间前行，前行入腹股沟管并伴精索（子宫圆韧带），自腹股沟管浅环穿出。该神经皮支分布于腹股沟部、阴囊或大阴唇皮肤，肌支分布于沿途附近的腹壁肌（图9-50）。

5. **股外侧皮神经** lateral femoral cutaneous nerve（L_2~L_3） 自腰大肌外侧缘穿出，行向前外侧，斜越髂肌表面，横过髂肌表面，达髂前上棘内侧，经腹股沟韧带深面进入股部。在髂前上棘下方5~6 cm处，该神经支穿出深筋膜，分布于大腿前外侧部的皮肤。

（五）骶丛

骶丛 sacral plexus 由**腰骶干** lumbosacral trunk 和骶、尾神经的前支组成（图9-49）。第4腰神经前支的一部分和第5腰神经前支在腰丛下方合成腰骶干。骶丛是全身最大的神经丛。位于盆腔内，在骶骨及梨状肌的前面，髂血管的后方。

骶丛在盆壁直接发出许多短小的肌支支配梨状肌、闭孔内肌、股方肌等；骶丛长分支分布于臀部、会阴、股后部、小腿以及足部的肌肉和皮肤，包括以下分支。

1. **臀上神经** superior gluteal nerve（L_4，L_5~S_1） 从骶丛发出后伴臀上动、静脉经梨状肌上孔出盆腔至臀部，行于臀中、小肌之间，支配臀中、小肌和阔筋膜张肌。

2. **臀下神经** inferior gluteal nerve（L_5~S_1，S_2） 从骶丛发出后伴臀下动、静脉经梨状肌下孔出盆腔，行于臀大肌深面，支配臀大肌。

3. **阴部神经** pudendal nerve（S_2~S_4） 从骶丛发出后伴阴部内动、静脉出梨状肌下孔至臀部，绕坐骨棘穿坐骨小孔进坐骨肛门窝，贴此窝外侧壁向前发分支分布于会阴部和外生殖器的皮肤。阴部神经在会阴部的主要分支有：**肛（直肠下）神经** anal nerve，**会阴神经** perineal nerve，**阴茎（阴蒂）背神经** dorsal nerve of penis（clitoris）。肛（直肠下）神经分布于肛门外括约肌及肛门部皮肤；会阴神经分布于会阴诸肌和阴囊或大阴唇皮肤；阴茎（阴蒂）背神经行于阴茎（阴蒂）的背侧，主要分布于阴茎（阴蒂）的海绵体和皮肤（图9-52）。

4. **股后皮神经** posterior femoral cutaneous nerve（S_1~S_3） 从骶丛发出后，与臀下神经相伴穿梨状肌下孔，出盆腔至臀大肌深面，下行达其下缘后浅出并分支至臀下部称**臀下皮神经**，分布于臀区下部皮肤，本干下行至股后区分布于股后部和腘窝的皮肤。

5. **坐骨神经** sciatic nerve（L_4~L_5，S_1~S_3） 是全身最粗大，行程最长的神经，主干呈扁索状。一般穿梨状肌下孔出盆腔至臀大肌深面，经坐骨结节与股骨大转子之间连线的中点深面下行入股后区，行于股二头肌长头的深面，达腘窝上角处分为胫神经和腓总神经两大终支（图9-51）。坐骨神经在股后区发肌支支配股二头肌、半腱肌和半膜肌，也有分支至髋关节。自坐骨结节与大转子连线的中点稍内侧到股骨内、外侧髁之间连线的中点作一直线，该线上2/3段为坐骨神经在股部的体表投影。坐骨神经痛时，常在此连线上出现压痛。

（1）**胫神经** tibial nerve（L_4~L_5，S_1~S_3） 是坐骨神经主干的直接延续，于股后区沿中线下行入腘窝，在腘窝内与深部的腘血管伴行向下至小腿后区比目鱼肌深面，伴胫后血管下降，经内踝后方，在屈肌支持带深面分为**足底内侧神经** medial plantar nerve 和**足底外侧神经** lateral plantar nerve，两终支进入足底（图9-53）。足底内侧神经经拇展肌深面，至趾短屈肌内侧前行，分布于足底肌内侧群及足底内侧半皮肤和内侧三个半足趾、跖面皮肤。足底外侧神经经拇展肌及趾短屈肌深面，行至足底外侧，发出分支分布

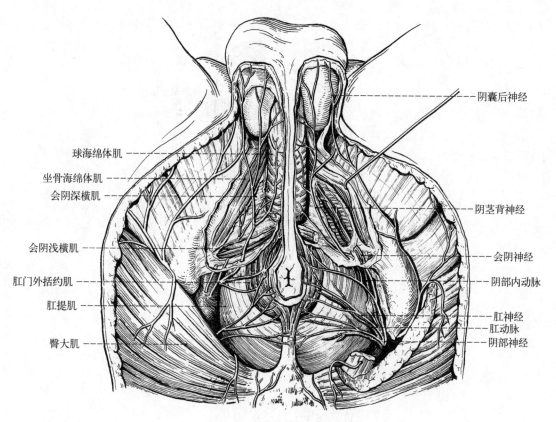

球海绵体肌 —————
坐骨海绵体肌 —————
会阴深横肌 —————

会阴浅横肌 —————

肛门外括约肌 —————

肛提肌 —————

臀大肌 —————

————— 阴囊后神经

————— 阴茎背神经

————— 会阴神经
————— 阴部内动脉

————— 肛神经
————— 肛动脉
————— 阴部神经

图9-52 会阴部的神经分布

于足底肌中间群和外侧群，以及足底外侧半皮肤和外侧一个半足趾、跖面皮肤。

胫神经在腘窝及小腿部沿途发出肌支支配小腿肌后群。在腘窝胫神经还发出**腓肠内侧皮神经**，伴小隐静脉下行，在小腿下部与**腓肠外侧皮神经**（发自腓总神经）吻合成**腓肠神经**，经外踝后方至足的外侧缘前行，分布于足背外侧缘和小趾外侧缘的皮肤；关节支则分布于膝关节和踝关节。

胫神经损伤后运动障碍是足内翻力减弱，不能跖屈，不能以足尖站立，伴足底及足外侧缘皮肤感觉障碍。由于小腿后群肌功能障碍，收缩无力，结果导致小腿前外侧群肌过度牵拉，使足呈背屈和外翻位，出现"钩状足"畸形（图9-54）。

（2）**腓总神经common peroneal nerve**（L_4~L_5，S_1~S_2） 在腘窝上角由坐骨神经发出后，沿股二头肌内侧缘行向下外，在小腿上段外侧绕腓骨头后方至腓骨颈外侧向前，穿腓骨长肌分为腓浅神经和腓深神经（图9-51）。**腓浅神经superficial peroneal nerve**，自腓总神经分出后，初在腓骨长肌深面下行，后在腓骨长、短肌与趾长伸肌之间下行，发支支配腓骨长、短肌，终末支在小腿中、下1/3交界处穿深筋膜浅出为皮支，分布于小腿外侧、足背和第2~5趾背的皮肤。**腓深神经deep peroneal nerve**，自腓总神经分出后，经腓骨与腓骨长肌之间斜向前下，后伴行胫前血管，先在胫骨前肌和趾长伸肌间，继而在胫骨前肌与姆长伸肌之间下行经踝关节前方至足背。分布于小腿肌前群、足背肌及第1，2趾背面相对缘的皮肤。

腓肠外侧皮神经，在腘窝处自腓总神经分出，穿出深筋膜，分支分布于小腿外侧面皮肤，并与**腓肠内侧皮神经**（发自胫神经）吻合成**腓肠神经**。

腓总神经在绕腓骨颈处位置表浅，最易受损伤。受损后，足不能背屈，趾不能伸，足下垂且内翻，成"马蹄内翻足"畸形（图9-54），行走时呈"跨阈步态"。同时在小腿前、外侧面和足背有较为明显的感觉障碍。

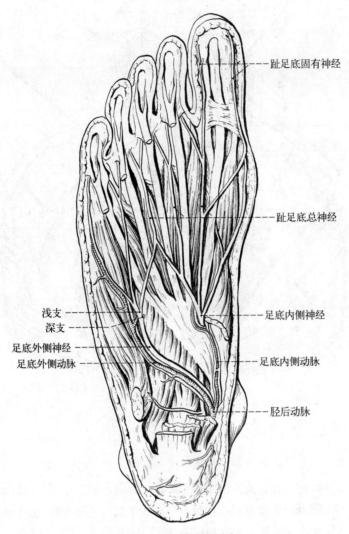

趾足底固有神经

趾足底总神经

浅支
深支
足底外侧神经
足底外侧动脉

足底内侧神经

足底内侧动脉

胫后动脉

图9-53 足底的神经分布

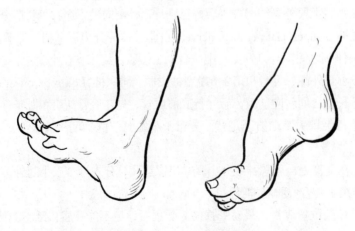

钩状足（胫神经损伤）　　马蹄内翻足（腓总神经损伤）

图9-54 下肢神经损伤时的足部畸形

附：脊髓对皮肤的节段性支配

脊髓分31节段，每一节段的前角发出躯体运动纤维（传出纤维），经相应的前根和脊神经，支配躯体一定部位的肌运动。同样，每一节段的后角，通过相应的后根及脊神经的感觉纤维（传入纤维），管理躯体一定部位的皮肤感觉。

脊髓节段中分布于躯干背面的脊神经后支具有相对恒定的节段性分布规律及胸神经前支的外侧皮支和前皮支在胸、腹壁的皮肤区亦保留明显的节段性分布的特点。例如：第2脊髓颈段分布枕部及颈部皮肤，第3，4脊髓颈段分布颈部及肩部皮肤，第5脊髓颈段分布臂外侧皮肤，第6，7脊髓颈段分布前臂和手的外侧部皮肤，第8脊髓颈段和第1脊髓胸段分布手和前臂内侧皮肤，第2脊髓胸段分布臂内侧面、腋窝及胸骨角平面的皮肤，第4脊髓胸段分布乳头平面皮肤，第6脊髓胸段分布剑突皮肤，第8脊髓胸段分布两侧肋弓中点连线平面皮肤，第10脊髓胸段分布脐平面皮肤，第12脊髓胸段和第1脊髓腰段分布耻骨部及腹股沟部平面，第2，3脊髓腰段分布大腿前面皮肤，第4，5脊髓腰段分布小腿内、外侧面和足的内侧半皮肤，第1，2，3脊髓骶段分布足外侧半和大、小腿后面皮肤，第4，5脊髓骶段分布会阴部皮肤。由于四肢在胚胎发育过程中肌节和皮节的位置变化很大，因此节段性分布现象消失，形成了特有的分布规律。如分布于上肢的臂丛由第5~8颈神经的全部纤维和第1胸神经前支的部分纤维组成，其中第5颈神经和第1胸神经分布于上肢的近侧部分，而第6、7、8颈神经则分布于上肢的远侧段和手部。分布于下肢的腰丛和骶丛发出的脊神经分支在下肢也具有类似的分布特点（图9-55）。

每一支脊神经皮支的分布区并不是与相邻脊神经皮支的分布区绝对分开的，相反，相邻两条皮神经的分布区域存在一定程度的相互重叠。因此，当一条皮神经受损时，一般不会出现该皮神经分布区的感觉丧失，而仅仅表现为感觉迟钝。如果两条以上相邻的皮神经受损伤时，才会出现损伤皮神经分布区的感觉完全消失的体征（图9-56）。

了解脊神经在皮肤分布的节段性和重叠性的现象，有助于脊髓损伤的定位诊断有重要参考价值。

（宋波编写，徐国成绘图）

二、脑神经

脑神经cranial nerves是与脑相连的周围神经，共12对。按照脑神经连于脑的头尾排列顺序，通常用罗马数字表示次序。脑神经次序和名称如下：Ⅰ嗅神经、Ⅱ视神经、Ⅲ动眼神经、Ⅳ滑车神经、Ⅴ三叉神经、Ⅵ展神经、Ⅶ面神经、Ⅷ前庭蜗神经、Ⅸ舌咽神经、Ⅹ迷走神经、Ⅺ副神经及Ⅻ舌下神经（图9-57）。

脑神经的纤维成分较脊神经复杂，根据其胚胎发生和功能特点划分为7种纤维成分，本书依其基本功能可粗略地归纳为4种纤维成分（图9-57）。

1. **躯体运动纤维**　是脑干的躯体运动核发出的纤维，支配眼球外肌、咀嚼肌、舌肌、面肌和咽喉肌等头颈部的横纹肌。

2. **内脏运动纤维**　是脑干的内脏运动核发出的纤维，为副交感纤维，属节前纤维，此种纤维需在所支配器官附近或器官壁内的神经节内交换神经元。节内神经元发出的纤维称节后纤维，支配平滑肌、心肌和腺体。

3. **躯体感觉纤维**　将来自头面部皮肤、肌、肌腱、关节和大部分口腔、鼻腔黏膜的痛觉、温度觉、触觉和本体感觉冲动以及视器和前庭蜗器产生的冲动，传入脑内的躯体感觉核。

4. **内脏感觉纤维**　将来自头、颈、胸、腹部内脏以及味蕾的感觉冲动，传入脑干内的内脏感觉核。

脑神经的纤维成分虽然归纳为4种，但每对脑神经所含的纤维成分不尽相同，因此，根据脑神经所含纤维成分性质的不同，将脑神经分为3类：即感觉性神经（第Ⅰ、Ⅱ、Ⅷ对脑神经）、运动性神经（第

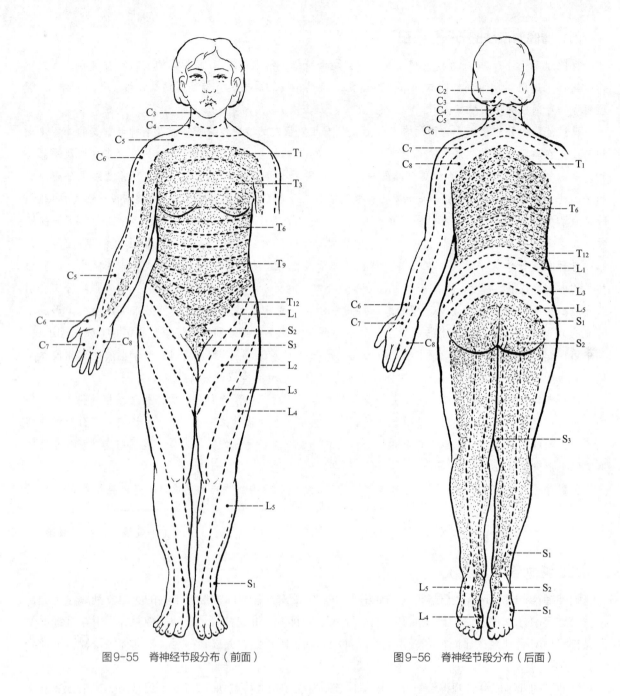

图9-55 脊神经节段分布（前面）　　　　图9-56 脊神经节段分布（后面）

Ⅲ、Ⅳ、Ⅵ、Ⅺ、Ⅻ对脑神经）和混合性神经（第Ⅴ、Ⅶ、Ⅸ、Ⅹ对脑神经）。

（一）嗅神经

嗅神经 olfactory nerve 为感觉性神经，传导嗅觉冲动。由嗅细胞的中枢突组成。嗅细胞为双极神经元，位于上鼻甲及其对应鼻中隔的鼻黏膜内，其周围突分布于鼻黏膜嗅区，中枢突聚集成约20多条嗅丝，组成嗅神经，穿筛孔入颅腔，止于嗅球（图9-58）。颅前窝骨折累及筛板时，可损伤嗅神经和脑膜，造成嗅觉障碍，脑脊液可流入鼻腔，形成脑脊液鼻漏。

（二）视神经

视神经 optic nerve 为感觉性神经，传导视觉冲动。视网膜神经节细胞的轴突在视网膜后部聚集形成视神经盘，之后穿过脉络膜和巩膜后构成视神经。视神经在眶内行向后内，穿视神经管入颅中窝，于垂体前方形成视交叉，再经视束止于间脑的外侧膝状体（图9-57、图9-59）。视神经外面包有3层由脑膜延续而来的被膜，因此，颅内的蛛网膜下隙也延至视神经周围，当颅内压增高时，常出现视神经盘水肿。

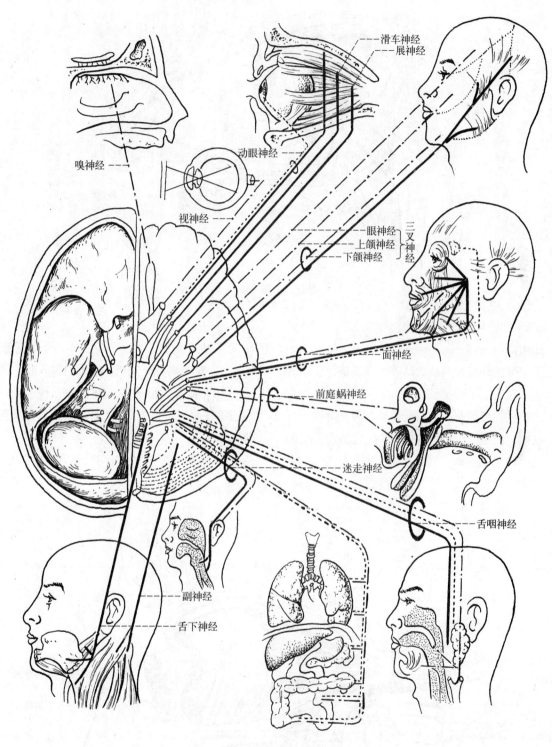

嗅神经

滑车神经
展神经

动眼神经

视神经

眼神经
上颌神经　三叉神经
下颌神经

面神经

前庭蜗神经

迷走神经

舌咽神经

副神经

舌下神经

图9-57　脑神经概况

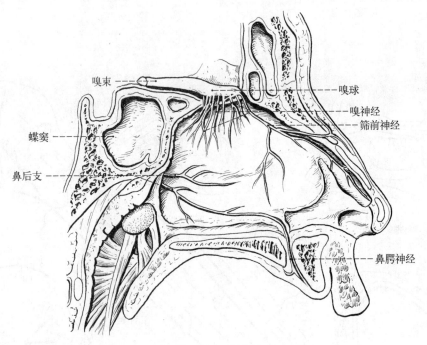

图9-58 嗅神经

（三）动眼神经

动眼神经 oculomotor nerve 为运动性神经，含有躯体运动纤维和内脏运动（副交感）纤维。分别起自位于中脑的动眼神经核和动眼神经副核，于中脑脚间窝出脑，穿海绵窦外侧壁，经眶上裂入眶。其躯体运动纤维支配上睑提肌、上直肌、下直肌、内直肌和下斜肌。内脏运动（副交感）纤维于视神经后段外侧的睫状神经节交换神经元，其节后纤维进入眼球，支配瞳孔括约肌和睫状肌，参与瞳孔对光反射和调节反射，使瞳孔缩小和晶状体的屈度加大（图9-59、图9-60）。

动眼神经损伤后，其支配的眼球外肌瘫痪，出现患侧上睑下垂，眼球固定斜向外下方，瞳孔扩大，瞳孔对光反射和调节反射消失，视近物模糊等表现。

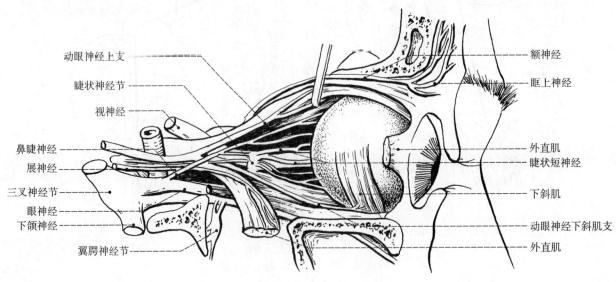

图9-59 眶内的神经（右侧、外面）

（四）滑车神经

滑车神经trochlear nerve为运动性神经，仅含有躯体运动纤维。起自中脑的滑车神经核，于中脑背侧下丘下方出脑，绕过大脑脚外侧向前，经海绵窦外侧壁及眶上裂入眶，支配上斜肌（图9-57、图9-60）。

（五）三叉神经

三叉神经trigeminal nerve为最粗大的混合性脑神经，含有躯体感觉纤维和躯体运动纤维。

三叉神经以躯体感觉纤维为主要成分，其胞体位于三叉神经节内。该神经节位于颅中窝颞骨岩部前面的三叉神经压迹处，由假单极神经元组成，其中枢突聚集成粗大的三叉神经感觉根，在脑桥基底部与小脑中脚交界处入脑，终止于三叉神经脑桥核和三叉神经脊束核；其周围突组成三叉神经的三大分支，即眼神经、上颌神经和下颌神经。由三大分支再发出分支分布于头面部皮肤，眼及眶内、口腔、鼻腔、鼻旁窦的黏膜以及牙齿和脑膜等，传导痛、温、触等多种感觉。躯体运动纤维起自脑

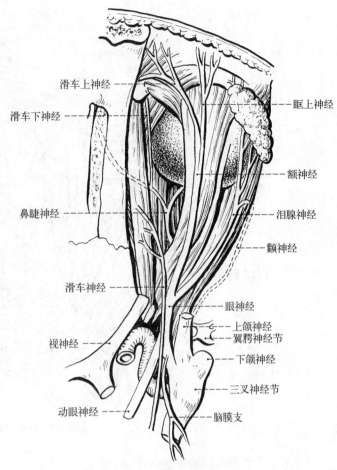

图9-60 眶内的神经（右侧、上面）

桥的三叉神经运动核，组成三叉神经运动根，于脑桥基底部与小脑中脚交界处出脑后，紧贴三叉神经节下面前行并入下颌神经，出颅后支配咀嚼肌等（图9-59、图9-60、图9-61、图9-62）。

1. **眼神经**ophthalmic nerve　仅含有躯体感觉纤维。自三叉神经节发出后，向前穿经海绵窦外侧壁，在动眼神经和滑车神经下方经眶上裂入眶。在眶内，眼神经分支分布于眶、眼球、泪腺、结膜、硬脑膜和部分鼻腔黏膜，以及上睑、鼻背和额顶部皮肤。

2. **上颌神经**maxillary nerve　仅含有躯体感觉纤维。自三叉神经节发出后，穿经海绵窦外侧壁，经圆孔出颅，至翼腭窝内，分为数支。上颌神经主要分布于上颌牙齿、牙龈，口腔和鼻腔黏膜，睑裂与口裂之间的皮肤以及部分硬脑膜。

上颌神经主干的终支为**眶下神经**，经眶下裂入眶后，紧贴眶下壁前行，继而进眶下沟，入眶下管，出眶下孔，分布于下睑、外鼻及上唇的皮肤。故临床上做上颌部手术时，常经眶下孔进行麻醉。

3. **下颌神经**mandibular nerve　为混合性神经，含有躯体感觉和躯体运动纤维。自卵圆孔出颅后，立即分为数支，其躯体运动纤维支配咀嚼肌、鼓膜张肌、下颌舌骨肌等；躯体感觉纤维主要分布于下颌的牙齿、牙龈、口腔底、舌前2/3的黏膜以及耳颞区和口裂以下的面部皮肤。下颌神经的主要分支如下：

（1）**耳颞神经**auriculotemporal nerve　以两根夹持脑膜中动脉，向后合成一干，与颞浅动脉伴行，经下颌关节后方折转向上，穿腮腺上行，分布于耳屏、外耳道及颞区的皮肤和腮腺。其与来自舌咽神经的副交感纤维一起进入腮腺，控制腺体的分泌。

（2）**舌神经**lingual nerve　自下颌神经分出后，紧贴下颌支内侧下降，呈弓形越过下颌下腺上方，前行至口腔底及舌内，分布于口腔底及舌前2/3的黏膜，司一般感觉。在舌神经的行程中，于颞下窝内有来自面神经的鼓索（详见面神经）自后方加入。

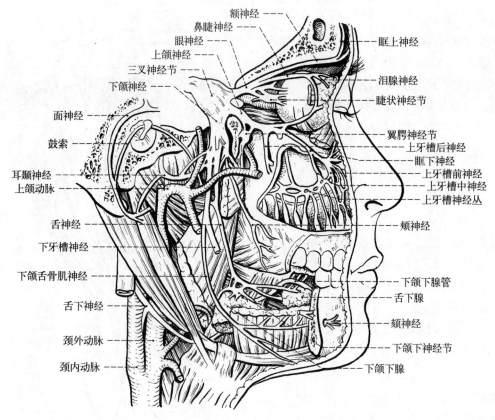

图9-61 三叉神经

（3）**下牙槽神经** inferior alveolar nerve 在舌神经后方下行，穿下颌孔，入下颌管，在管内发出许多小支至下颌牙齿和牙龈，其终支自颏孔浅出，称**颏神经**，分布于颏部及下唇的皮肤和黏膜。

三叉神经的三大分支在头面部皮肤的分布，以眼裂和口裂为界，可以分为眼裂以上及额顶部的眼神经分布区，眼裂与口裂之间的上颌神经分布区以及口裂以下及耳颞部的下颌神经分布区（图9-62）。临床上常见的三叉神经痛可发生于三叉神经的任何一支，疼痛范围与该支在面部分布区域相一致，当压迫眶上孔、眶下孔或颏孔时，可加剧和诱发疼痛。

（六）展神经

展神经 abducent nerve 为运动性神经，仅含有躯体运动纤维。起自脑桥的展神经核，于延髓脑桥沟中线两侧出脑，向前穿过海绵窦，经眶上裂入眶，支配外直肌（图9-59）。

展神经损伤后可致外直肌瘫痪，患侧眼球不能转向外侧，出现内斜视。

（七）面神经

面神经 facial nerve 为混合性神经，主要含有3种纤维成分：躯体运动纤维是面神经的主要纤维成分，起自脑桥的面神经核，支配面部表情肌；内脏运动纤维属于副交感神经节前纤维，起自脑桥的上泌涎核，于翼腭神经节和下颌下神经节交换神经元，其节后纤维分布于泪腺、下颌下腺、舌下腺及鼻、腭的黏膜腺等，控制其分泌；内脏感觉纤维的神经元胞体位于膝神经节，其周围突分布于舌前2/3黏膜的味蕾，中枢突止于孤束核，司味觉。

面神经自延髓脑桥沟外侧部出入脑后，与前庭蜗神经同

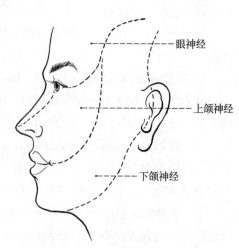

图9-62 头面部皮神经分布示意图

行，经内耳门入内耳道，穿内耳道底进入面神经管。在管内先水平走行，后垂直下降，经茎乳孔出颅，向前穿腮腺至面部。面神经在面神经管弯曲处有膝神经节，此节由内脏感觉神经元的胞体组成（图9-63）。

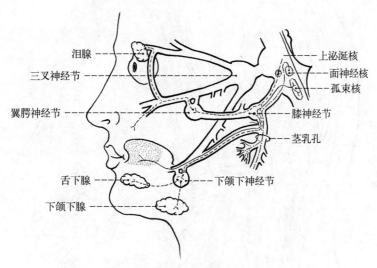

图9-63　面神经的纤维成分及分布

1. 面神经管内的分支

（1）<u>鼓索 chorda tympani</u>　在面神经出茎乳孔之前发出，向前上穿骨质进入鼓室，沿鼓膜的内侧面前行，经颞骨岩部下面骨裂至颞下窝，行向前下并入三叉神经的舌神经，随其走行分布。鼓索含有2种纤维，其中内脏感觉纤维是膝神经节的周围突，随舌神经分布于舌前2/3的味蕾，传导味觉冲动；而内脏运动纤维在下颌下神经节交换神经元，其节后纤维分布于下颌下腺和舌下腺，控制其分泌（图9-63）。

（2）<u>岩大神经 greater petrosal nerve</u>　由面神经的部分副交感神经节前纤维在膝神经节处分出后，前行至颞骨岩部前面，于翼腭窝入翼腭神经节，在节内交换神经元，其节后纤维分布于泪腺及鼻、腭部的黏液腺，控制其分泌。

2. 在颅外的分支　面神经进入腮腺后，于腮腺内分为数支并交织成丛，由丛再发分支，呈扇形分布于面部诸表情肌，支配其运动。具体分支如下（图9-64）：

（1）<u>颞支 temporal branch</u>　从腮腺的上缘发出，向上越过颧弓至颞区，分布于额肌和眼轮匝肌。

（2）<u>颧支 zygomatic branch</u>　从腮腺前缘浅出，行向前上至外眦，分布于眼轮匝肌和颧肌。

（3）<u>颊支 buccal branch</u>　在腮腺前缘腮腺管的上、下方浅出，向前走行分布于颊肌、口轮匝肌和其他口周围肌。

（4）<u>下颌缘支 marginal mandibular branch</u>　从腮腺前缘浅出后，向前下方走行，沿下颌骨下缘向前，分布于下唇诸肌。

（5）<u>颈支 cervical branch</u>　自腮腺前缘下方近下颌角处发出，向下行于颈阔肌深面，支配该肌。

面神经的行程长，与鼓室、乳突及腮腺等结构有密切的毗邻关系。因此，损伤的部位不同，可出现不同的临床表现。如面神经出茎乳孔后损伤，仅累及躯体运动纤维，致患侧面部表情肌瘫痪，出现患侧额纹消失、不能皱眉、不能闭眼、角膜反射消失、鼻唇沟变浅或消失、不能鼓腮及发笑时口角歪向健侧等症状；若在面神经管内损伤，还可出现患侧舌前2/3味觉障碍，泪腺、舌下腺及下颌下腺分泌障碍等表现。

（八）前庭蜗神经

<u>前庭蜗神经 vestibulocochlear nerve</u> 又称位听神经，为感觉性神经。由两部分功能性质不同的感觉纤维组成，一部分为传导平衡觉的神经纤维，称为前庭神经；另一部分为传导听觉的神经纤维，称为蜗神经。

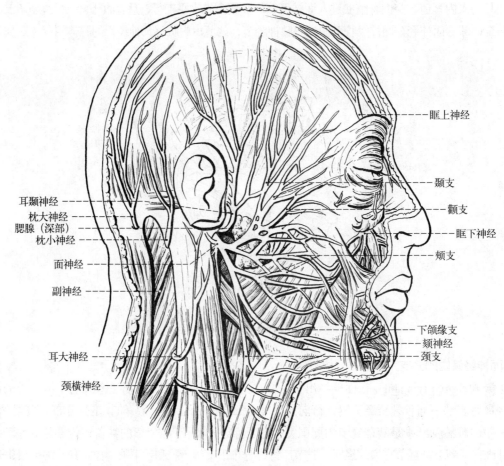

图9-64　面神经在面部的分支

耳颞神经
枕大神经
腮腺（深部）
枕小神经
面神经
副神经
耳大神经
颈横神经

眶上神经
颞支
颧支
眶下神经
颊支
下颌缘支
颏神经
颈支

1. **前庭神经** vestibular nerve　传导平衡觉，其感觉神经元为双极神经元，胞体位于内耳道底的前庭神经节，周围突穿内耳道底，分布于内耳的椭圆囊斑、球囊斑和壶腹嵴，中枢突组成前庭神经，与蜗神经伴行，经内耳门入颅。在脑桥小脑角处，经延髓脑桥沟外侧部入脑桥，终止于脑干的前庭神经核和小脑（图9-65）。

2. **蜗神经** cochlear nerve　传导听觉，其感觉神经元亦为双极神经元，胞体位于内耳蜗轴骨质中的蜗神经节，周围突分布于内耳的螺旋器，中枢突聚集成蜗神经，与前庭神经同行入脑，终于脑干的蜗神经核（图9-65）。

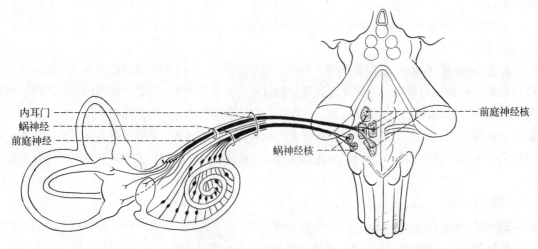

内耳门
蜗神经
前庭神经
蜗神经核
前庭神经核

图9-65　前庭蜗神经的纤维成分及分布

（九）舌咽神经

舌咽神经glossopharyngeal nerve 为混合性神经，主要含有3种纤维成分：躯体运动纤维起自延髓的疑核上部，支配茎突咽肌的运动；内脏运动纤维属于副交感神经节前纤维，起自延髓的下泌涎核，在耳神经节内交换神经元，节后纤维控制腮腺分泌；内脏感觉纤维的神经元胞体位于颈静脉孔处的舌咽神经下神经节内，其中枢突入脑后止于孤束核，周围突分布于咽、舌后1/3、咽鼓管和鼓室等处黏膜以及颈动脉窦、颈动脉小球等特殊感受器，传导一般内脏感觉和味觉。

舌咽神经自延髓橄榄背侧上部出入脑后，经颈静脉孔出入颅。出颅后，先在颈内动、静脉之间下行，继而弓形向前，经舌骨舌肌的深面达舌根（图9-66、图9-67），其主要分支如下：

1. **舌支**lingual branch 为舌咽神经的终支，经舌骨舌肌的深面分布于舌后1/3的黏膜和味蕾，传导一般感觉和味觉。

2. **颈动脉窦支**carotid sinus branch 在颈静脉孔下方发出后，沿颈内动脉下行，分布于颈动脉窦和颈动脉小球，将动脉压力及二氧化碳浓度变化的刺激传入脑，反射性地调节血压和呼吸。

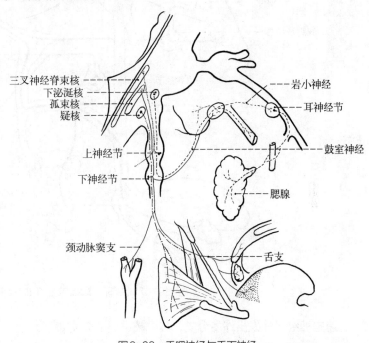

图9-66 舌咽神经与舌下神经

3. **鼓室神经**tympanic nerve 发自下神经节，进入鼓室后与交感神经纤维共同形成鼓室丛，由丛发数小支分布于鼓室、乳突小房和咽鼓管的黏膜，传导感觉。其终支为岩小神经，含有来自下泌涎核的副交感纤维，出鼓室至耳神经节交换神经元，节后纤维随耳颞神经分布于腮腺，控制其分泌。

（十）迷走神经

迷走神经vagus nerve 为混合性神经，是脑神经中行程最长、分布最广的神经。含有4种纤维成分：内脏运动纤维属于副交感神经节前纤维，起自延髓的迷走神经背核，随迷走神经分支分布于颈、胸、腹部器官，并在器官旁或器官内的副交感神经节交换神经元，其节后纤维支配这些器官的平滑肌、心肌运动和腺体的分泌；躯体运动纤维起自延髓的疑核，支配咽喉肌的运动；内脏感觉纤维的神经元胞体位于迷走神经下神经节内，其中枢突入脑后止于孤束核，周围突分布于颈、胸、腹部器官，传导一般内脏感觉冲动；躯体感觉纤维的神经元胞体在迷走神经上神经节内，其中枢突入脑后止于三叉神经脊束核，周围突分布于硬脑膜和耳郭、外耳道的皮肤，传导躯体感觉。

迷走神经于延髓橄榄背侧中部出入脑，经颈静脉孔出入颅。在颈静脉孔下方，神经干上有膨大的迷走神经上神经节和迷走神经下神经节，分别由躯体感觉和内脏感觉神经元组成。在颈部，迷走神经位于颈动脉鞘内，在颈内静脉和颈内动脉、颈总动脉之间的后方下行，经胸廓上口入胸腔。在胸腔内，左、右迷走神经的走行和位置各异。左迷走神经越过主动脉弓前方，继而经左肺根后方至食管前面，分支构成左肺丛和食管前丛，于食管下端汇合成迷走神经前干。右迷走神经越过右锁骨下动脉前方，沿气管右侧下行，经右肺根后方至食管后面，分支构成右肺丛和食管后丛，于食管下端汇合成迷走神经后干。迷走神经前、后干伴随食管一起穿膈的食管裂孔进入腹腔，分布于胃前、后壁，其终支为腹腔支，参与构成腹腔丛（图9-68）。

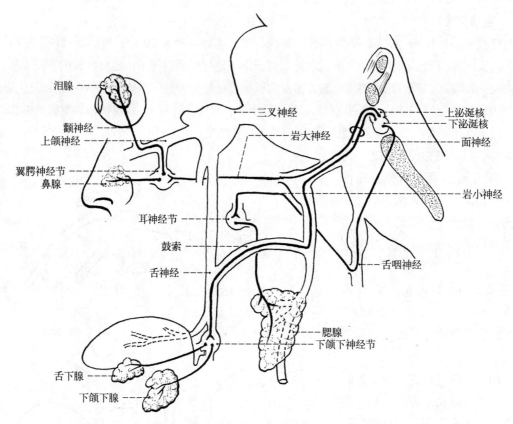

泪腺
颧神经
上颌神经
翼腭神经节
鼻腺
耳神经节
鼓索
舌神经
舌下腺
下颌下腺

三叉神经
岩大神经

上泌涎核
下泌涎核
面神经

岩小神经

舌咽神经

腮腺
下颌下神经节

图9-67　头部腺体的副交感纤维来源模式图

迷走神经沿途发出许多分支，其中较重要的分支如下：

1. **颈部的分支**

（1）**喉上神经** superior laryngeal nerve　起自迷走神经下神经节，沿颈内动脉内侧下行，于舌骨大角平面分为内、外两支：内支伴喉上动脉穿甲状舌骨膜入喉，分布于咽、会厌、舌根及声门裂以上的喉黏膜；外支伴甲状腺上动脉下行，支配环甲肌（图9-68、图9-69）。

（2）**颈心支** cervical cardiac branch　有上、下两支，下行入胸腔与交感神经共同构成心丛，以调节心脏的活动。上支还分出主动脉神经或减压神经，分布于主动脉弓壁内，感受血压变化和化学刺激。

（3）**耳支** auricular branch　起自迷走神经上神经节，向后分布于耳郭后面及外耳道的皮肤。

（4）**咽支** pharyngeal branch　起自迷走神经下神经节，与舌咽神经分支和交感神经咽支共同构成咽丛，分布于咽肌和咽部黏膜。

2. **胸部的分支**

（1）**喉返神经** recurrent laryngeal nerve　自主干发出后，左喉返神经向后下勾绕主动脉弓，右喉返神经向后下勾绕右锁骨下动脉，返回颈部。继而沿气管与食管之间的沟内上行，在甲状腺侧叶深面、环甲关节后方入喉，改称为**喉下神经** inferior laryngeal nerve，分数支分布于喉。其感觉纤维分布于声门裂以下的喉黏膜，运动纤维支配除环甲肌以外的所有喉肌（图9-68、图9-69）。若一侧喉返神经受损时，可致声音嘶哑或发音困难；两侧喉返神经同时受损，可引起失音、呼吸困难，甚至窒息。

（2）**支气管支** bronchial branch 和**食管支** esophageal branch　是迷走神经在胸部发出的若干小支，与交感神经的分支共同构成肺丛和食管丛，两丛再发细支分布于气管、支气管、肺和食管，既支配器官平滑肌和腺体的活动，又传导器官和胸膜的感觉。

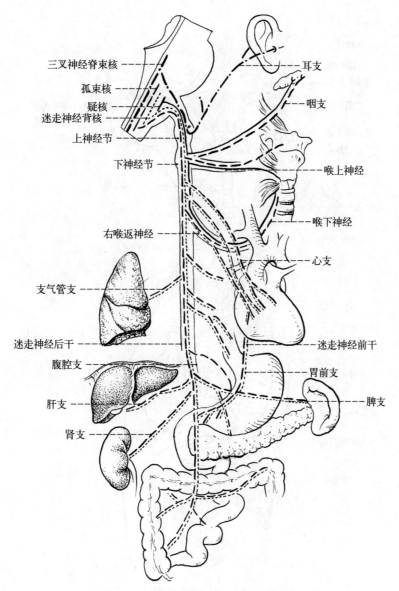

图9-68 迷走神经的纤维成分及分布示意图

3. 腹部的分支

（1）**胃前支**anterior gastric branch 为迷走神经前干的终支，其沿胃小弯行向右下，沿途发出贲门支和3~4条胃前壁支分布于胃前壁，其末支在胃小弯角切迹处以"鸦爪"形分支分布于幽门部前壁（图9-70）。

（2）**胃后支**posterior gastric branch 为迷走神经后干的终支，其在胃小弯边缘的后面行向幽门，沿途发出胃底支和3~4条胃后壁支，分布于胃后壁，其末支也以"鸦爪"形分支分布于幽门部后壁（图9-70）。

（十一）副神经

副神经accessory nerve为运动性神经，由颅根和脊髓根组成。

颅根起自延髓的疑核，于橄榄背侧的下部、迷走神经根下方出脑后，与脊髓根同行，经颈静脉孔出颅，加入迷走神经，支配咽喉肌（图9-71）。

脊髓根起自脊髓上颈段的副神经核，由脊神经前、后根之间出脊髓，在椎管内上行，经枕骨大孔入颅腔，再与脑根一起经颈静脉孔出颅，与颅根分开，行向外下方，支配胸锁乳突肌和斜方肌。

副神经脊髓根损伤时，由于胸锁乳突肌瘫痪，使头不能屈向患侧，面不能转向健侧。由于斜方肌瘫痪，患侧肩胛骨下垂，耸肩无力。

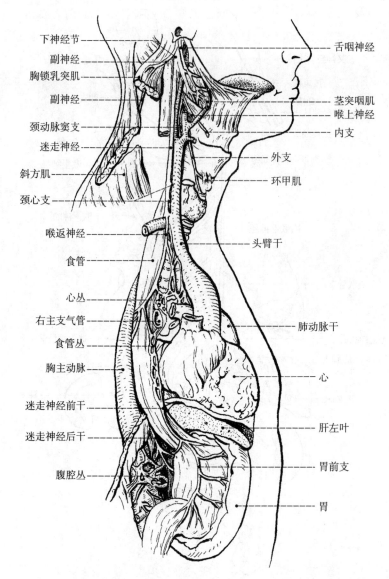

下神经节
副神经
胸锁乳突肌
副神经
颈动脉窦支
迷走神经
斜方肌
颈心支
喉返神经
食管
心丛
右主支气管
食管丛
胸主动脉
迷走神经前干
迷走神经后干
腹腔丛

舌咽神经
茎突咽肌
喉上神经
内支
外支
环甲肌
头臂干
肺动脉干
心
肝左叶
胃前支
胃

图9-69 舌咽神经、迷走神经和副神经

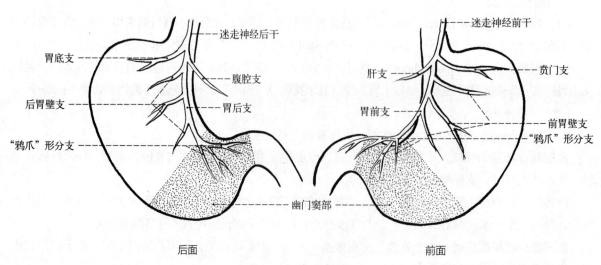

迷走神经后干
胃底支
腹腔支
后胃壁支
胃后支
"鸦爪"形分支
迷走神经前干
肝支
贲门支
胃前支
前胃壁支
"鸦爪"形分支
幽门窦部

后面

前面

图9-70 迷走神经胃部分支

（十二）舌下神经

舌下神经 hypoglossal nerve 为运动性神经，仅含有躯体运动纤维。起自延髓的舌下神经核，在锥体与橄榄之间出脑，经舌下神经管出颅。继而在颈内动、静脉之间弓形向前下走行至舌，支配全部舌内肌和大部分舌外肌（图 9-72）。

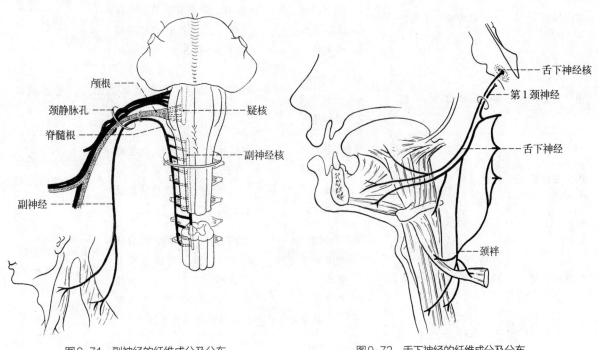

图 9-71　副神经的纤维成分及分布　　　　　　图 9-72　舌下神经的纤维成分及分布

一侧舌下神经完全损伤时，患侧舌肌瘫痪，伸舌时舌尖偏向患侧。

附：12 对脑神经总结表（表 9-2）

表 9-2　12 对脑神经总结表

次序和名称	出入脑部位	出入颅部位	核的位置与名称	性质和分布区	损伤后表现
Ⅰ 嗅神经	大脑	筛孔		内脏感觉（鼻黏膜嗅区）	嗅觉障碍
Ⅱ 视神经	间脑	视神经管		躯体感觉（视网膜）	视觉障碍
Ⅲ 动眼神经	中脑脚间窝	眶上裂	中脑： 1. 动眼神经核 2. 动眼神经副核	躯体运动（上睑提肌，上、下、内直肌，下斜肌）；副交感（瞳孔括约肌、睫状肌）	眼睑下垂，眼外斜视，瞳孔扩大，瞳孔对光反射消失
Ⅳ 滑车神经	中脑下丘下方	眶上裂	中脑：滑车神经核	躯体运动（上斜肌）	
Ⅴ 三叉神经	脑桥基底部与小脑中脚交界处	1. 眶上裂 2. 圆孔 3. 卵圆孔	脑桥和延髓： 1. 三叉神经运动核 2. 三叉神经脑桥核 3. 三叉神经脊束核	躯体运动（咀嚼肌）；躯体感觉（面部的皮肤，口腔、鼻腔黏膜，上、下颌牙齿及牙龈等）	头面部痛、温、触觉减弱或消失

续表

次序和名称	出入脑部位	出入颅部位	核的位置与名称	性质和分布区	损伤后表现
Ⅵ展神经	延髓脑桥沟	眶上裂	脑桥：展神经核	躯体运动（外直肌）	眼内斜视
Ⅶ面神经	延髓脑桥沟	茎乳孔	脑桥和延髓： 1. 面神经核 2. 上泌涎核 3. 孤束核	躯体运动（面肌）；副交感（泪腺、鼻腔黏膜腺、下颌下腺、舌下腺）；内脏感觉（舌前2/3黏膜）	面肌瘫痪，唾液腺分泌障碍，味觉障碍
Ⅷ前庭蜗神经	延髓脑桥沟	内耳门	脑桥和延髓： 1. 前庭神经核 2. 蜗神经核	躯体感觉（内耳前庭器、螺旋器）	眩晕，听力减弱或消失
Ⅸ舌咽神经	延髓侧面	颈静脉孔	延髓： 1. 下泌涎核 2. 疑核 3. 孤束核	躯体运动（咽肌）；副交感（腮腺）；内脏感觉（舌后1/3、咽黏膜、颈动脉窦及颈动脉小球）	舌后1/3一般感觉和味觉障碍，咽反射消失
Ⅹ迷走神经	延髓侧面	颈静脉孔	脑桥和延髓： 1. 迷走神经背核 2. 疑核 3. 孤束核 4. 三叉神经脊束核	躯体运动（咽喉肌）；副交感（颈、胸、腹部器官）；内脏感觉（颈、胸、腹部器官）；躯体感觉（耳郭背侧皮肤和外耳道皮肤）	吞咽困难，声音嘶哑，心率加快，胃肠运动和消化腺分泌失常
Ⅺ副神经	延髓侧面，脊髓前、后根之间	颈静脉孔	延髓和脊髓： 1. 疑核 2. 副神经核	躯体运动（咽喉肌、胸锁乳突肌、斜方肌）	肩下垂，面不能转向对侧
Ⅻ舌下神经	延髓前外侧沟	舌下神经管	延髓： 舌下神经核	躯体运动（舌肌）	伸舌时舌尖偏向患侧，舌肌萎缩

（刘海兴、王怀福编写，徐国成绘图）

第三节　内脏神经系统

内脏神经系统 visceral nervous system 是整个神经系统的一个组成部分，主要分布于内脏、心血管、平滑肌和腺体（图9-73）。按所在部位不同，可分为中枢部和周围部。中枢部位于脑和脊髓内；周围部主要分布于内脏、心血管和腺体，故名内脏神经。内脏神经包括内脏运动纤维和内脏感觉纤维，两种纤维分别构成内脏运动神经和内脏感觉神经。

内脏运动神经支配平滑肌、心肌的运动和腺体的分泌，通常不受人的意志控制，故又可称为自主神经系统 autonomic nervous system；又因其主要是控制和调节动、植物共有的物质代谢活动，并不支配动物所特有的骨骼肌的运动，所以也称之为植物神经系统 vegetative nervous system。

内脏感觉神经将来自内脏、心血管等处的感觉冲动传入各级中枢，经中枢整合后，通过内脏运动神经调节这些器官的活动。

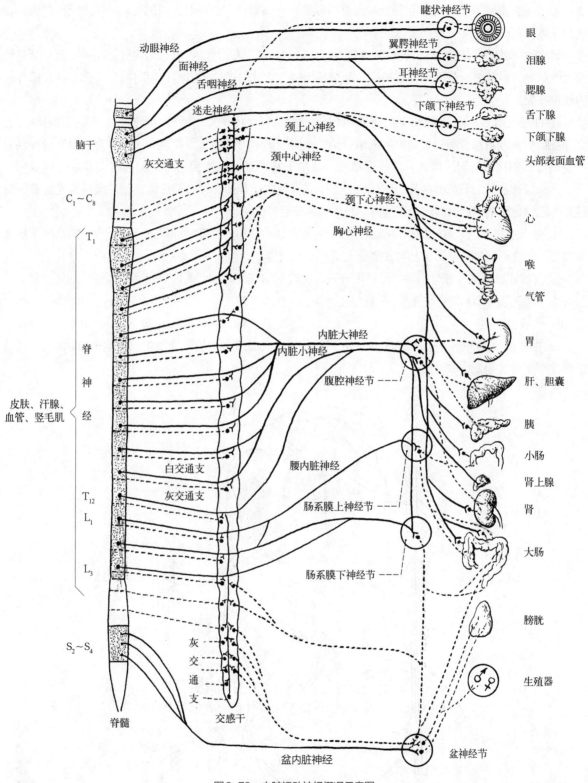

图9-73　内脏运动神经概况示意图

一、内脏运动神经

　　<u>内脏运动神经</u>visceral motor nerve和躯体运动神经一样，都受大脑皮质和皮质下各级中枢的控制和调节。在机能上两者互相依存、互相协调，但在形态结构和分布范围等方面存在较大差异，现将其主要差异归纳如下：

① 支配的器官不同　躯体运动神经支配骨骼肌，一般都受意志控制；内脏运动神经支配平滑肌、心肌和腺体，在一定程度上不直接受意志控制。

② 纤维成分不同　躯体运动神经只有一种纤维成分，即躯体运动纤维；而内脏运动神经则有交感和副交感两种纤维成分，分别称**交感神经**和**副交感神经**。人体的多数内脏器官同时接受交感和副交感神经的双重支配。

③ 神经元数目不同　躯体运动神经自脑干和脊髓的低级中枢发出后直达骨骼肌，中途不换神经元。而内脏运动神经自脑干和脊髓的中枢发出后，要在周围部的内脏神经节交换一次神经元，由节内神经元再发出纤维到达效应器。因此，内脏运动神经从脑干和脊髓的中枢到达所支配的器官需经过两级神经元。第一级神经元为**节前神经元**，胞体位于脑干或脊髓内，其轴突称**节前纤维**；第二级神经元为**节后神经元**，胞体位于周围部的内脏神经节内，其轴突称**节后纤维**。

④ 分布形式不同　躯体运动神经以神经干的形式分布，而内脏运动神经的节后纤维则常攀附于脏器或血管的表面形成神经丛，由丛再发出分支至所支配的器官。

⑤ 纤维粗细不同　躯体运动神经纤维一般是比较粗的有髓纤维，而内脏运动神经纤维则是薄髓（节前纤维）和无髓（节后纤维）的细纤维。

（一）交感神经

1. 中枢部　<u>交感神经sympathetic nerve</u>（图9-74）其低级中枢位于脊髓 $T_1 \sim L_3$ 节段的侧角内，其节前纤维即侧角细胞发出的轴突。

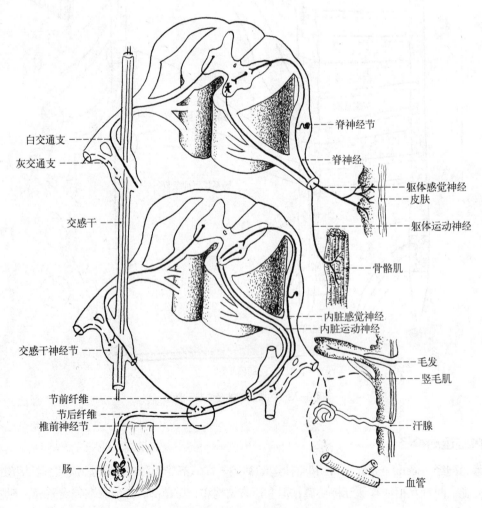

图9-74　交感神经纤维走行模式图

2. **周围部** 包括交感神经节以及由节发出的分支和交感神经丛等。

（1）**交感神经节** 为交感神经节后神经元胞体所在处。依其所在位置不同，可分为椎旁神经节和椎前神经节（图9-74、图9-75）。

1）**椎旁神经节** paravertebral ganglia 位于脊柱两旁，借节间支分别连成左、右**交感干** sympathetic trunk，故椎旁神经节又称**交感干神经节** ganglia of sympathetic trunk。交感干上自颅底，下至尾骨，两干下端合于单个的奇神经节。

颈部交感干神经节有3对，分别称**颈上神经节** superior cervical ganglion、**颈中神经节** middle cervical ganglion和**颈下神经节** inferior cervical ganglion（图9-74、图9-75）。胸部有10~12对，第1胸交感干神经节常与颈下神经节结合，称**颈胸神经节** cervicothoracic ganglion（**星状神经节**）。腰部有4~5对，骶部有2~3对，尾部为1个单节（**奇神经节**）。

2）**椎前神经节** prevertebral ganglia 位于脊柱前方，腹主动脉脏支根部。主要有腹腔神经节、主动脉肾神经节、肠系膜上神经节和肠系膜下神经节等。

① **腹腔神经节** celiac ganglia 1对，位于腹腔干根部两旁。

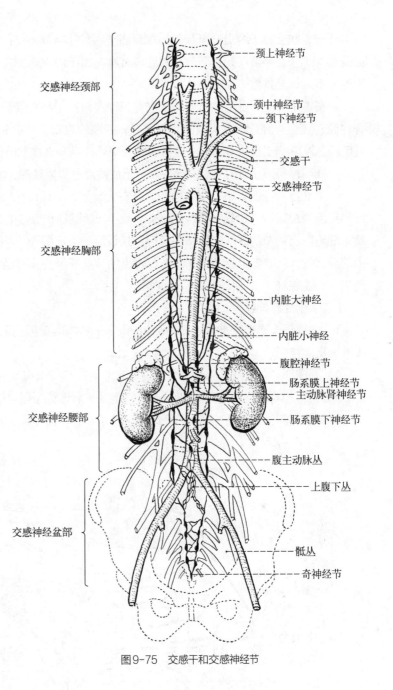

图9-75 交感干和交感神经节

② **主动脉肾神经节** aorticorenal ganglia 1对，位于肾动脉根部。

③ **肠系膜上神经节** superior mesenteric ganglion 和**肠系膜下神经节** inferior mesenteric ganglion 均为单个，分别位于肠系膜上、下动脉的根部。

（2）**交通支** communicating branch 交感干神经节借交通支与相应的脊神经相连。交通支分为白交通支和灰交通支（图9-74）。**白交通支**是脊髓侧角细胞发出的节前纤维离开脊神经进入交感干神经节的通路，只见于全部胸神经和上3对腰神经与交感干神经节之间。因纤维有髓鞘，呈白色，故称白交通支。**灰交通支**是交感干神经节发出的节后纤维进入脊神经的通路，存在于全部交感干神经节与全部脊神经之间。因纤维无髓鞘，呈灰色，故称灰交通支。

（3）**交感神经节前纤维和节后纤维的去向** 交感神经节前纤维自脊髓侧角发出，经脊神经前根、脊神经、白交通支进入交感干后有三种去向：①终止于相应的交感干神经节，并交换神经元。②在交感干内上升或下降，然后终止于上方或下方交感干神经节，并交换神经元。一般认为来自脊髓上胸段侧角的节前纤维，在交感干内上升至颈部，在颈部交感干神经节换元；中胸段者在交感干内上升或下降，至其他胸部交感干神经节换元；下胸段和腰段者在交感干内下降，在腰骶部交感干神经节换元。③穿过交感干神经节后，至椎前神经节换元。

由交感干神经节发出的节后纤维也有三种去向：①经交感干神经节发出的节后纤维经灰交通支返回脊神经，随脊神经分布至头颈部、躯干部和四肢的血管、汗腺和立毛肌等。②攀附于动脉形成神经丛，并随动脉及其分支到达所支配的器官。③经交感神经节直接发出分支分布到所支配的器官。

自椎前神经节发出的节后纤维主要是形成神经丛攀附动脉，并分布到腹、盆腔器官。

（4）交感神经的分布　交感神经的分布大致如下（图9-73）：自脊髓T_{1-5}节段侧角细胞发出的节前纤维交换神经元后，其节后纤维支配头、颈、胸腔脏器和上肢的血管、汗腺及立毛肌；自脊髓T_{5-12}节段侧角细胞发出的节前纤维交换神经元后，其节后纤维支配肝、脾、肾等实质性器官和腹腔内结肠左曲以上的消化管；自脊髓上腰节段侧角细胞发出的节前纤维交换神经元后，其节后纤维支配结肠左曲以下的消化管、盆腔脏器和下肢的血管、汗腺及立毛肌。

（二）副交感神经

1. **中枢部**　副交感神经parasympathetic nerve的低级中枢位于脑干内的副交感神经核和脊髓S_{2-4}节段的副交感神经核。

2. **周围部**　包括副交感神经节及进出于节的节前纤维和节后纤维。根据副交感神经节的位置不同，可分为器官旁节和器官内节，前者位于器官近旁，后者位于器官壁内。

（1）颅部副交感神经　其节前纤维行于动眼神经、面神经、舌咽神经和迷走神经内（图9-76）。

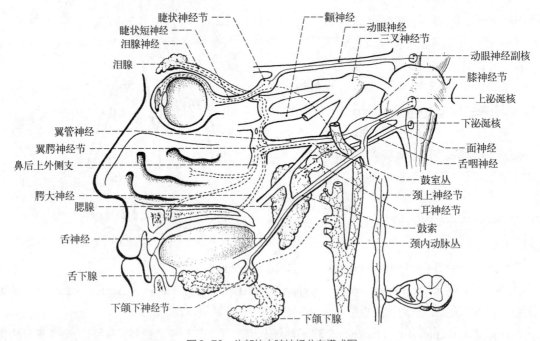

图9-76　头部的内脏神经分布模式图

1）随动眼神经走行的副交感神经节前纤维，由中脑内的动眼神经副核发出，进入眶腔后在视神经外侧的睫状神经节内交换神经元，其节后纤维穿入眼球壁，分布于瞳孔括约肌和睫状肌。

2）随面神经走行的副交感神经节前纤维由脑桥内的上泌涎核发出，一部分经岩大神经至翼腭神经节换神经元，其节后纤维至泪腺和鼻腔黏膜腺；另一部分纤维通过鼓索加入舌神经，再到下颌下神经节换神经元，其节后纤维分布于下颌下腺和舌下腺。

3）随舌咽神经走行的副交感神经节前纤维由延髓内的下泌涎核发出，至卵圆孔下方的耳神经节换神经元，其节后纤维分布到腮腺。

4）随迷走神经走行的副交感神经节前纤维由延髓内的迷走神经背核发出，随迷走神经分支到胸、腹腔器官旁节或器官内节换神经元，其节后纤维随即分布于胸、腹腔脏器（除结肠左曲以下的消化管）。

（2）骶部副交感神经　其节前纤维由脊髓 $S_{2~4}$ 节段副交感神经核发出，随骶神经前根、前支出骶前孔至盆腔，然后离开骶神经前支，组成**盆内脏神经**参加盆丛，随盆丛分支到降结肠、乙状结肠和盆腔脏器，在器官旁节或器官内节换神经元，节后纤维支配这些器官的平滑肌和腺体（图9-73）。

3. 交感神经与副交感神经的主要区别

（1）低级中枢的部位不同　交感神经低级中枢位于脊髓 $T_1~L_3$ 节段侧角；副交感神经低级中枢则位于脑干内的副交感神经核和脊髓 $S_{2~4}$ 节段的骶副交感核。

（2）周围神经节的位置不同　交感神经节位于脊柱的两旁（椎旁神经节）和脊柱的前方（椎前神经节）；副交感神经节位于所支配的器官旁（器官旁节）和器官壁内（器官内节）。因此，副交感神经节前纤维比交感神经节前纤维长，而节后纤维则较短。

（3）分布范围不同　交感神经在周围的分布范围较广，除至头颈部、胸、腹腔脏器外，还遍及全身的血管、腺体、立毛肌等。副交感神经的分布不如交感神经广泛，一般认为大部分血管、汗腺、立毛肌和肾上腺髓质均无副交感神经分布。

（4）节前神经元与节后神经元的比例不同　一个交感节前神经元的轴突可与较多节后神经元组成突触；而一个副交感节前神经元的轴突则与较少的节后神经元组成突触。所以，交感神经的作用较广泛，而副交感神经的作用较局限。

（5）对同一器官所起的作用不同　交感神经与副交感神经对同一器官的作用是互相拮抗又互相统一的。例如：当机体运动时，交感神经兴奋增强，副交感神经兴奋减弱，相对抑制，于是出现心跳加快、血压升高、支气管扩张、瞳孔开大、消化活动受抑制等现象。这表明，此时机体的代谢加强、能量消耗加快，以适应环境的剧烈变化。而当机体处于安静或睡眠状态时，副交感神经兴奋加强，交感神经相对抑制，因而可出现与上述相反的现象，有利于体力的恢复和能量的储存。

二、内脏感觉神经

人体各内脏器官除有交感和副交感神经支配外，还有内脏感觉神经分布。同躯体感觉神经一样，内脏感觉神经元的胞体亦位于脊神经节和脑神经节内，也是假单极神经元。其周围突随交感和副交感神经（主要是迷走神经和盆内脏神经）分布；中枢突进入脊髓和脑干，分别止于脊髓后角和脑干内的孤束核。内脏感觉纤维一方面借中间神经元与内脏运动神经元联系，形成内脏–内脏反射，或与躯体运动神经元联系，形成内脏–躯体反射；另一方面经过较复杂的传导途径将冲动传至大脑皮质，产生内脏感觉。

内脏感觉神经和躯体感觉神经在结构和功能上不同之处为：

1. **痛阈较高**　由于内脏感觉纤维数目较少，多为细纤维，故痛阈较高，故一般强度的刺激不引起主观感觉。

2. 对牵拉、膨胀和平滑肌痉挛等刺激较敏感，但在手术中切割、烧灼内脏时，病人并不感觉疼痛。

3. **内脏痛弥散**　内脏感觉的传入途径比较分散，即一个脏器的感觉可以经过几个脊髓节段的脊神经传入中枢，而一条脊神经又包含几个脏器的传入纤维。故内脏痛往往是弥散的，定位也不准确。

当某些内脏器官发生病变时，常在体表的一定区域产生过敏或痛觉，这种现象称牵涉性痛。例如，心绞痛时，病人常在胸前区及左臂内侧皮肤感到疼痛（图9-77）。肝胆疾患时，病人常感到右肩部疼痛等。了解各器官病变时牵涉性痛的发生部位，有一定的临床诊断意义。

关于牵涉性痛的发生机制，目前尚未完全清楚。一般认为，发生牵涉性痛的体表部位与病变器官往往受同一节段脊神经的支配，体表部位和病变器官的感觉神经进入同一脊髓节段，并在后角内密切联系。因

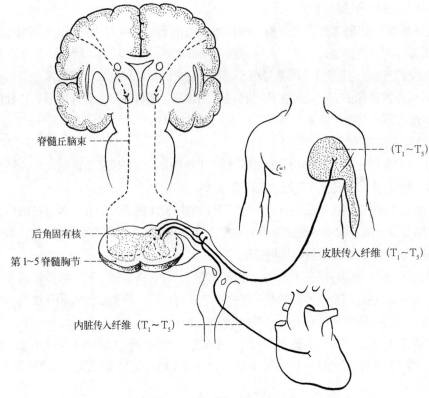

图9-77 牵涉性痛的神经传导途径

此，从患病内脏传来的冲动可以扩散或影响邻近的躯体感觉神经元，从而产生牵涉性痛。近年来神经解剖学研究表明，一个脊神经节神经元的周围突分叉到躯体部和内脏器官，并认为这是牵涉痛机制的形态学基础。

（郝莉编写，徐国成绘图）

第四节　神经传导通路

机体内、外各种感受器将接受的刺激转变为神经冲动，并将这种神经冲动经传入神经传至脊髓或脑干，最后至大脑皮质，产生感觉。另一方面，大脑皮质将感觉信息整合后，发出指令，经脑干和脊髓的传出神经到达躯体和内脏的效应器，引起相应的反应。将各种刺激经传入神经、皮质下各级中枢传至大脑皮质的神经通路，称为感觉传导通路或上行传导通路。将大脑皮质经皮质下各级中枢、传出神经至效应器的神经通路，称为运动传导通路或下行传导通路。脑和脊髓内的传导通路实际就是经过脑的长距离反射弧中传入和传出链索中的一部分。

一、感觉传导通路

（一）本体感觉传导通路

本体感觉是指肌、腱、关节等处的位置觉、运动觉和震动觉，又称深感觉，包括意识性本体感觉和非意识性本体感觉。

1. 躯干和四肢意识性本体感觉传导通路　意识性本体感觉传导通路是指将本体感觉传到大脑皮质，引起感知本体感觉的传导通路。此外，在本体感觉传导通路中，还传导皮肤的精细触觉。此传导通路是由三级神经元组成的（图9-78）。

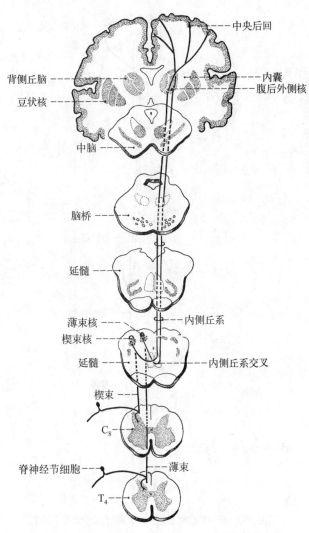

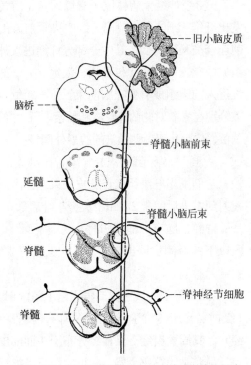

图9-78 躯干和四肢意识性本体感觉和精细触觉传导通路　　图9-79 躯干和四肢非意识性本体感觉传导通路

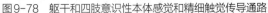

第1级神经元胞体位于脊神经节内，为假单极神经元，周围突分布于肌、腱、关节等处的本体觉感受器和皮肤的精细触觉感受器，中枢突经脊神经后根进入同侧脊髓后索。来自脊髓第5胸段以下的纤维组成内侧的薄束，传导躯干下部和下肢的本体感觉和皮肤的精细触觉；来自脊髓第4胸段以上的纤维位于薄束外侧，组成楔束，传导躯干上部和上肢的本体感觉和皮肤的精细触觉。两束在脊髓后索上行，分别止于延髓的薄束核和楔束核。

第2级神经元胞体位于薄束核和楔束核，由此两核发出的纤维向前，绕过中央管的腹侧，在中线上与对侧纤维交叉，形成内侧丘系交叉，交叉后的纤维在中线两侧上行，称内侧丘系。内侧丘系经脑桥、中脑，最后止于背侧丘脑的腹后外侧核。

第3级神经元胞体位于背侧丘脑腹后外侧核，由此发出的纤维组成丘脑皮质束，经内囊后肢，投射到大脑皮质中央后回的上2/3和中央旁小叶后部。

该通路若在脊髓内损伤，表现为损伤平面以下同侧的意识性本体感觉障碍和皮肤精细触觉障碍；若在内侧丘系交叉以上一侧损伤，则表现为对侧半身意识性本体感觉障碍和皮肤精细触觉障碍。

2. 躯干和四肢非意识性本体感觉传导通路　非意识性本体感觉传导通路是指四肢和躯干本体觉感受器产生的神经冲动传至小脑，不产生意识性感觉，而形成调节骨骼肌运动平衡和肌张力反射的传导通路，以维持身体平衡和姿势（图9-79）。

（二）浅感觉传导通路

皮肤的痛觉、温觉和粗触觉、压觉总称为浅感觉，其传导通路也是由三级神经元组成。

1. **躯干和四肢的浅感觉传导通路**（图9-80） 第1级神经元胞体位于脊神经节内，周围突分布于躯干、四肢皮肤的感受器；中枢突经后根进入脊髓，止于脊髓后角细胞。

第2级神经元胞体位于脊髓后角，后角细胞发出纤维上升1~2个节段，经中央管前方的白质前连合交叉到对侧。其中一部分纤维进入外侧索组成脊髓丘脑侧束，传导痛、温觉。另一部分纤维进入前索组成脊髓丘脑前束，传导粗触觉。两束分别在脊髓对侧的外侧索和前索上行，经延髓、脑桥、中脑止于背侧丘脑的腹后外侧核。

第3级神经元胞体位于背侧丘脑腹后外侧核，它们发出纤维组成丘脑皮质束，经内囊后肢投射到中央后回上2/3和中央旁小叶后部。

脊髓丘脑束一侧损伤时，受损平面下1~2节段以下的对侧皮肤出现痛、温度觉减弱或消失，触觉无影响。

2. **头面部的浅感觉传导通路**（图9-81） 第1级神经元胞体位于三叉神经节内，属假单极神经元。其周围突经三叉神经分布于头面部皮肤和口、鼻腔黏膜等感受器，中枢突经三叉神经根入脑桥。传导痛、温觉的纤维主要止于三叉神经脊束核；传导触觉的纤维主要止于三叉神经脑桥核。

第2级神经元胞体位于三叉神经脑桥核和脊束核内，它们发出纤维交叉到对侧，组成三叉丘脑束，止于背侧丘脑的腹后内侧核。

第3级神经元胞体位于背侧丘脑腹后内侧核。它们发出的纤维组成丘脑皮质束，经内囊后肢，投射到中央后回下部。

在此通路中，交叉以上受损，则对侧头面部浅感觉发生障碍；交叉以下受损，则同侧头面部浅感觉发生障碍。

（三）视觉传导通路

眼球固定向前平视所能看到的范围，称视野。视野又可分为颞侧半视野和鼻侧半视野。

当光线经角膜、房水、晶状体、玻璃体等一系列屈光系统的折射作用后，视野颞侧半的物像

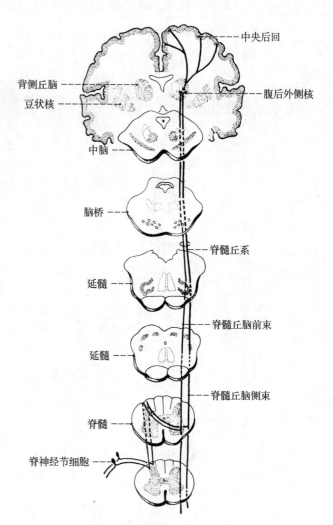

图9-80 躯干和四肢痛温觉、粗触觉和压觉传导通路

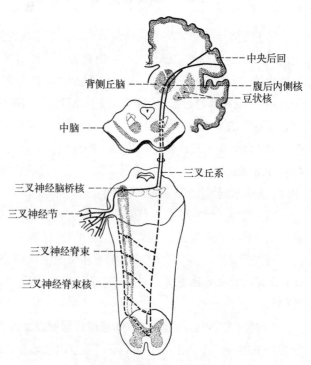

图9-81 头面部痛温觉、粗触觉和压觉传导通路

投射到同侧眼球视网膜的鼻侧半，视野鼻侧半的物像投射到同侧眼球视网膜的颞侧半。

视网膜内的视锥细胞和视杆细胞是感光细胞。它们感光后产生的神经冲动传至双极细胞，由双极细胞再传至神经节细胞。视网膜神经节细胞的轴突在视神经盘处集合成视神经，经视神经管进入颅腔，形成视交叉，经视束后，主要终止于外侧膝状体。

视神经纤维在视交叉处作不完全交叉，来自视网膜颞侧半的纤维不交叉，进入同侧视束内；来自两眼视网膜鼻侧半的纤维交叉后加入对侧视束。因此，每侧视束包括来自同侧视网膜颞侧半的纤维和来自对侧视网膜鼻侧半的纤维。视束绕过大脑脚，主要终止于外侧膝状体。外侧膝状体的神经元发出的轴突组成视辐射，经内囊后肢投射到距状沟上、下皮质的视觉中枢（图9-82）。

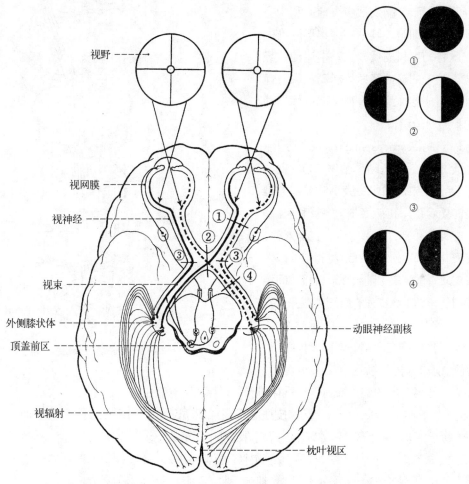

图9-82 视觉传导通路和瞳孔对光反射通路

视觉传导通路的不同部位损伤时，所引起的症状不同：①一侧视神经损伤，可致该眼全盲。②视交叉中交叉纤维损伤，可致双眼视野颞侧半偏盲。③视交叉外侧部的不交叉纤维损伤，可致双眼视野鼻侧半偏盲。④一侧视束、外侧膝状体、视辐射、视区皮质损伤，可致双眼病灶对侧半视野同向偏盲（图9-82）。

附：瞳孔对光反射

光线照射一侧瞳孔，引起两眼瞳孔缩小的反应，称为瞳孔对光反射。光照射侧的反应称直接对光反射，未照射侧的瞳孔缩小反应称间接对光反射。瞳孔对光反射是由视神经和动眼神经的副交感纤维共同完成的。

其传导通路是：视网膜→视神经→视交叉→两侧视束→顶盖前区→两侧动眼神经副核→动眼神经→睫状神经节→节后纤维→瞳孔括约肌收缩→两侧瞳孔缩小（图9-82）。

二、运动传导通路

运动传导通路也称下行传导通路，是中枢对骨骼肌运动进行调节和控制的传导通路，包括锥体系和锥体外系。锥体系直接或间接作用于下运动神经元执行随意运动。锥体外系是指锥体系以外调节随意运动的传导通路。

（一）锥体系

<u>锥体系</u>pyramidal system管理骨骼肌随意运动，主要由上运动神经元和下运动神经元组成。上运动神经元为位于大脑皮质中央前回和中央旁小叶前部的锥体细胞，其轴突聚集形成锥体束，分为皮质脊髓束和皮质核束。下运动神经元的胞体位于脑干的脑神经躯体运动核和脊髓前角，其轴突组成脑神经和脊神经的躯体运动纤维，支配骨骼肌运动。

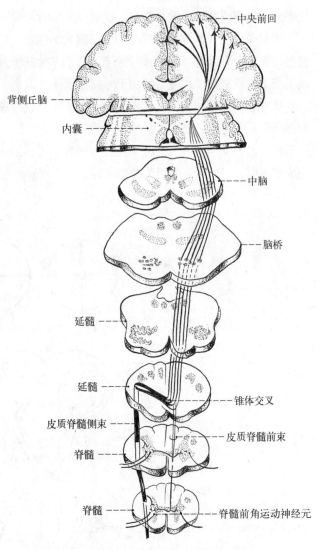

图9-83　锥体系（示皮质脊髓束）

1. <u>皮质脊髓束</u>corticospinal tract　管理躯干、四肢骨骼肌的随意运动（图9-83）。主要起于中央前回上、中部和中央旁小叶前部的锥体细胞，经内囊后肢、中脑大脑脚、脑桥至延髓形成锥体。在锥体下部，大部纤维交叉至对侧，形成锥体交叉。交叉后的纤维在对侧脊髓外侧索下行，形成皮质脊髓侧束，陆续逐节直接或间接止于各节段的前角细胞，皮质脊髓侧束存在于脊髓全长。

小部未交叉的纤维在同侧脊髓前索内下行，形成皮质脊髓前束，再陆续逐节交叉至对侧，直接或间接终止于各节段的前角细胞。皮质脊髓前束只存在于脊髓中胸段以上。

2. <u>皮质核束</u>corticonuclear tract　又称**皮质脑干束**或**皮质延髓束**（图9-84），管理头面部骨骼肌的随意运动。主要起于中央前回下部的锥体细胞，经内囊膝部下降至脑干，陆续分出纤维直接或间接止于脑神经躯体运动核。皮质核束大部分纤维终止于双侧的脑神经躯体运动核，只有小部分纤维完全交叉到对侧，终止于面神经核下部和舌下神经核，支配面下部表情肌和舌肌。因此，除面神经核下部和舌下神经核受单侧（对侧）皮质核束支配外，其他脑神经躯体运动核均受双侧皮质核束的支配。一侧皮质核束受损时，只有对侧下部面肌和对侧舌肌瘫痪，而眼外肌、咀嚼肌、咽喉肌和面上部表情肌等均不受影响。

锥体系任何部位受损都可引起骨骼肌随意运动障碍，出现瘫痪，但上运动神经元和下运动神经元损伤所表现的症状不同（表9-3）。

（1）上运动神经元损伤　指脊髓前角细胞和脑神经躯体运动核以上的锥体系损伤，即锥体细胞或锥体束损伤。当皮质脊髓束损伤时，表现为随意运动障碍，肌张力增高，病理反射阳性，腱反射亢进，瘫痪的肌肉呈痉挛状态，故称中枢性瘫痪、痉挛性瘫痪或硬瘫。主要是由于下运动神经元失去上运动神经元的抑制作用，下运动神经元的活动增强所致。当一侧皮质核束受损时，可产生对侧眼裂以下的面肌和对侧舌肌瘫痪，表现为病灶对侧鼻唇沟消失，口角低垂并向病灶侧偏斜，流涎，不能做鼓腮、露齿等动作，伸舌时舌尖偏向病灶对侧，临床上又称为核上瘫（图9-85、图9-86）。核上瘫早期，因仍有下运动神经元活动对肌肉的作用，肌萎缩不明显，肌张力增高不明显。

（2）下运动神经元损伤 指脊髓前角细胞、脑神经躯体运动核或脊神经、脑神经受损。因反射弧受破坏，肌肉失去神经直接支配，表现为瘫痪的肢体肌张力降低，浅、深反射都消失，肌萎缩，病理反射阴性，临床上称此为周围性瘫痪、弛缓性瘫痪或软瘫。一侧面神经核或面神经受损时，可致病灶侧所有面肌瘫痪，表现为额纹消失，眼睑不能闭合，口角下垂，鼻唇沟消失等；一侧舌下神经核或舌下神经受损时，可致病灶侧全部舌肌瘫痪，表现为伸舌时舌尖偏向病灶侧，临床上又称此为核下瘫（图9-85、图9-86）。

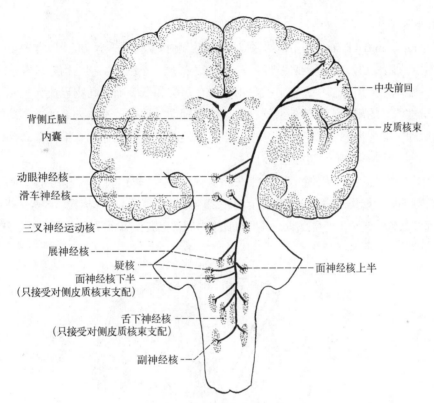

图9-84 锥体系（示皮质核束）

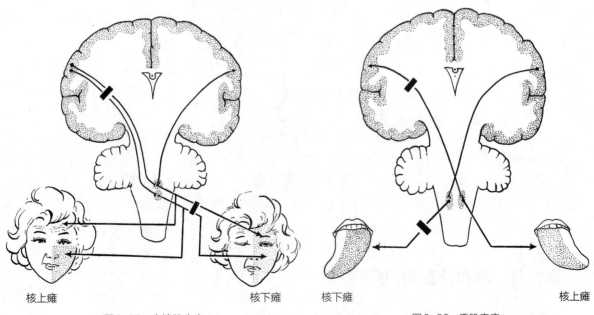

图9-85 表情肌瘫痪　　　　　图9-86 舌肌瘫痪

表9-3　上、下运动神经元损伤后临床表现的比较

症状与体征	上运动神经元损伤	下运动神经元损伤
肌张力	增高	降低
腱反射	亢进	消失或减弱
病理反射	出现（阳性）	不出现（阴性）
肌萎缩	不明显	明显
瘫痪	痉挛性（硬瘫）	弛缓性（软瘫）

（二）锥体外系

锥体外系 extrapyramidal system 是指锥体系以外所有影响和控制躯体运动的相关结构和传导通路，结构十分复杂，包括大脑皮质及皮质下基底神经核、红核、黑质、小脑、网状结构等众多结构（图9-87）。在种系发生上，锥体外系出现较早，在鱼类已出现，在鸟类和低等哺乳动物已成为控制运动的最高中枢。在人类由于锥体系的出现，锥体外系则处于从属和辅助的地位。锥体外系的主要功能是调节肌张力，协调肌肉运动，维持体态姿势，完成习惯性和节律性动作及精细运动。锥体系和锥体外系互相配合，相互协调，共同控制骨骼肌的随意运动。

临床上锥体外系受损后可出现随意运动共济失调、震颤麻痹、舞蹈病、不能精细运动等，但不同的部位损伤出现的症状不同。如黑质病变出现震颤麻痹，表现为肌张力高，动作迟缓，姿势呆板、表情淡漠和静止震颤等；而纹状体病变则出现舞蹈病，表现为肌张力低，上肢和头面部常做不自主无目的的动作。

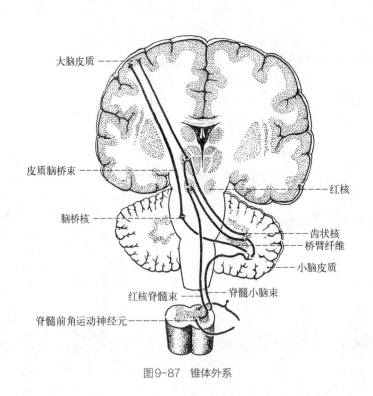

图9-87　锥体外系

（李伊为编写，徐国成绘图）

第五节　脑和脊髓的被膜

脑和脊髓的外面包有三层被膜，由外向内依次为硬膜、蛛网膜和软膜（图9-88、图9-89）。

一、硬膜

硬膜厚而坚韧，位于三层被膜的最外层。其中包被脊髓的部分称硬脊膜，包被脑的部分称硬脑膜。

（一）硬脊膜

硬脊膜 spinal dura mater 由致密结缔组织构成，呈管状包被脊髓（图9-88）。上端附于枕骨大孔的边缘，与硬脑膜相连续。下部从第2骶椎水平向下逐渐变细，包裹终丝，末端附于尾骨。硬脊膜和椎管内面骨膜之间有一窄隙，称**硬膜外隙** epidural space，内含静脉丛、淋巴管、疏松结缔组织和脂肪（图9-88）。此隙略呈负压，有脊神经根通过，且向上不与颅内相通。临床上进行硬膜外麻醉，就是将药物注入此隙，以阻滞脊神经根内的神经传导。

（二）硬脑膜

硬脑膜 cerebral dura mater 与硬脊膜不同，是由内、外两层膜紧密结合而成。其外层相当于颅骨内面

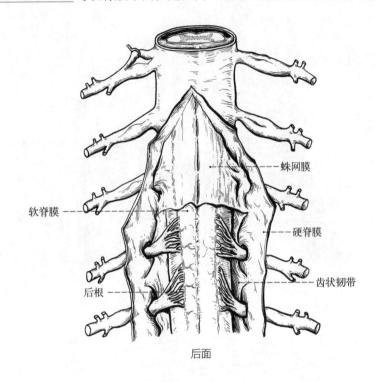

后面

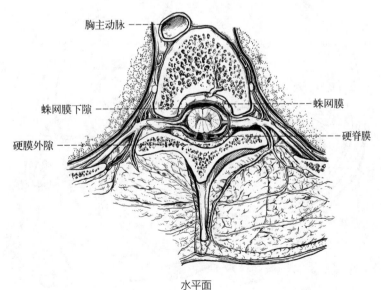

水平面

图9-88 脊髓的被膜

骨膜，硬脑膜的血管和神经即行于两层之间。

　　硬脑膜和颅盖骨之间结合疏松，故颅盖骨骨折时易形成硬膜外血肿。硬脑膜和颅底骨之间则结合紧密，故颅底骨折时易同时损伤硬脑膜和脑蛛网膜，以致脑脊液外漏。

　　硬脑膜不仅包被脑的外面，而且内层还褶叠形成若干板状突起，分别伸入到脑的裂隙之中以更好地保护脑（图9-89、图9-90）。其中伸入到左、右大脑半球之间的突起，呈矢状位，形似镰刀，称**大脑镰** **cerebral falx**；伸入到大、小脑之间的突起，呈水平位，形似幕帐，称**小脑幕** tentorium of cerebellum。小脑幕前缘游离形成一切迹，称**幕切迹** tentorial incisure。幕切迹和颅底内面斜坡上缘之间有中脑通过。小脑幕将颅腔不完全地分隔成上、下两部。上部颅脑病变引起颅内压增高时，位于幕切迹上方的海马旁回和钩可被挤入幕切迹内，形成小脑幕切迹痔，压迫大脑脚和动眼神经，产生肢体瘫痪、瞳孔散大等症状。

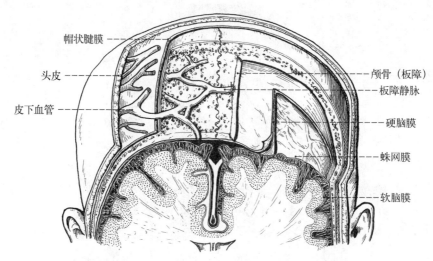

图9-89　脑的被膜

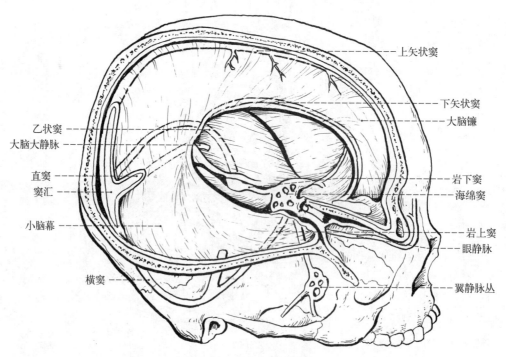

图9-90　硬脑膜及硬脑膜窦

硬脑膜在某些部位两层分开，形成腔道，内面衬有内皮细胞，含静脉血，称**硬脑膜窦**sinuses of dura mater。窦壁无平滑肌，不能收缩，故硬脑膜窦损伤时出血难止，容易形成颅内血肿。主要的硬脑膜窦有（图9-90）：

1. **上矢状窦**superior sagittal sinus　位于大脑镰上缘内，其后端与横窦在枕内隆凸处汇合，此汇合处称**窦汇**。

2. **横窦**transverse sinus　成对，在小脑幕后缘内，沿颅后窝的横窦沟走行，连于窦汇和乙状窦之间。

3. **乙状窦**sigmoid sinus　成对，位于乙状窦沟内，是横窦的延续，在颈静脉孔处移行为颈内静脉。

4. **海绵窦**cavernous sinus　位于垂体窝两侧，左、右之间以数条横支相连。海绵窦前方接受眼静脉，向后注入横窦或乙状窦（图9-91）。由于面部静脉与眼静脉之间有交通，眼静脉向后又通海绵窦，故面部感染时，有可能波及海绵窦，引起海绵窦的炎症和血栓的形成。

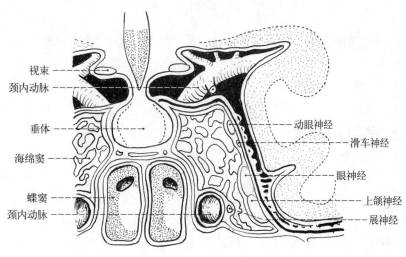

图9-91　海绵窦

二、蛛网膜

蛛网膜arachnoid位于硬膜的深面，是一层透明的薄膜，跨越脊髓和脑的沟裂，包括**脊髓蛛网膜和脑蛛网膜**两部分。蛛网膜与软膜之间有许多小纤维束相连，其间的空隙称为**蛛网膜下隙**subarachnoid space，隙内充满脑脊液。在某些地方，蛛网膜下隙内的小纤维束消失，腔隙变大，称**蛛网膜下池**subarachnoid cistern。在小脑和延髓之间有**小脑延髓池**cerebellomedullary cistern，临床上有时在此穿刺，抽取脑脊液进行检查。另外，在脊髓下端至第2骶椎水平之间，蛛网膜下隙扩大，称**终池**terminal cisten。终池内已无脊髓，只有马尾和终丝。所以，临床上也常在此做穿刺，抽取脑脊液或注入药物。脑蛛网膜在上矢状窦两旁，形成许多小的突起，突入上矢状窦内，称**蛛网膜粒**arachnoid granulations。蛛网膜下隙内的脑脊液经过蛛网膜粒渗入上矢状窦内（图9-92）。

三、软膜

软膜pia mater紧贴在脊髓和脑的表面，并伸入脊髓和脑的沟裂中，包括**软脊膜和软脑膜**两部分。在脑室的一定部位，软脑膜上的毛细血管形成毛细血管丛，与脑室壁上的室管膜上皮一起突入脑室，形成**脉络丛**choroid plexus，脑脊液即由此产生。

脑的三层被膜以及蛛网膜下隙也包裹视神经，形成视神经鞘。当颅内压增高时，视神经鞘内蛛网膜

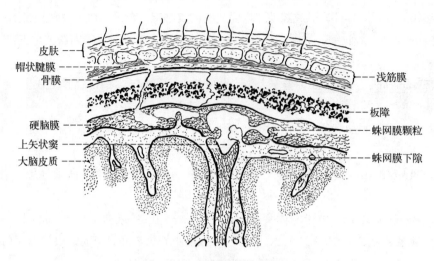

皮肤
帽状腱膜
骨膜
硬脑膜
上矢状窦
大脑皮质

浅筋膜
板障
蛛网膜颗粒
蛛网膜下隙

图9-92　蛛网膜粒和硬脑膜窦

下隙的压力也增高，可压迫视神经内的视网膜中央动、静脉，使视网膜的血液循环障碍，眼底检查可见视神经盘出现水肿。

第六节　脑室和脑脊液

一、脑室

脑室是脑中的腔隙，包括左和右侧脑室、第三脑室及第四脑室（图9-93）。脑室壁内衬以室管膜上皮，脑室腔内充满脑脊液，每个脑室内均有脉络丛。

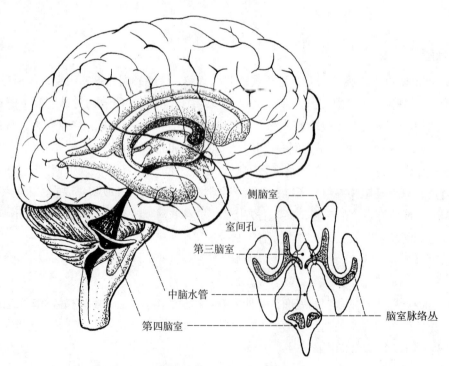

侧脑室
室间孔
第三脑室
中脑水管
第四脑室
脑室脉络丛

图9-93　脑室投影图

（一）侧脑室

侧脑室 lateral ventricle 左右各一，分别位于左、右大脑半球内。侧脑室分为四部分：**中央部**位于顶叶内，**前角**伸入额叶内，**后角**伸入枕叶内，**下角**伸入颞叶内。侧脑室经左、右**室间孔**与第三脑室相通。

（二）第三脑室

第三脑室 third ventricle 是间脑内的矢状位裂隙，位于两侧背侧丘脑和下丘脑之间，向外上方经室间孔与侧脑室相通，向后下方借**中脑水管**与第四脑室相通。

（三）第四脑室

第四脑室 fourth ventricle 位于延髓、脑桥和小脑之间。室底即前述的菱形窝，室顶形如帐篷，朝向小脑。在第四脑室顶下部，靠近菱形窝下角处有一孔，称**第四脑室正中孔**，靠近菱形窝两个侧角处各有一孔，称**第四脑室外侧孔**（图9-94）。它们皆与蛛网膜下隙相交通。第四脑室向上通中脑水管，向下通脊髓中央管。

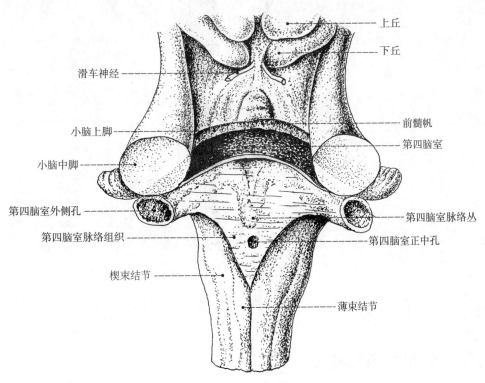

图9-94 第四脑室正中孔和外侧孔

二、脑脊液

脑脊液 cerebrospinal fluid 由脉络丛产生，一般认为约95%的脑脊液由侧脑室脉络丛产生。脑脊液是无色透明的液体，充满于脑室、脊髓中央管和蛛网膜下隙中，对中枢神经系统起缓冲、保护、营养、运输代谢产物以及维持正常颅内压的作用。脑脊液总量在成人约为150 mL，它处于不断产生、循环和回流的平衡状态。其循环途径为（图9-95）：由左、右侧脑室脉络丛产生的脑脊液，经左、右室间孔流入第三脑室，与第三脑室脉络丛产生的脑脊液一起经中脑水管流入第四脑室，再与第四脑室脉络丛产生的脑脊液一起经第四脑室正中孔和两个外侧孔流入蛛网膜下隙。然后，脑脊液沿蛛网膜下隙流向大脑背面，经蛛网膜粒渗透到硬脑膜窦（主要是上矢状窦）内，回流入血液中。如果脑脊液循环途径中发生阻塞，可导致脑积水和颅内压升高，使脑组织受压迫发生移位，甚至形成脑疝而危及生命。

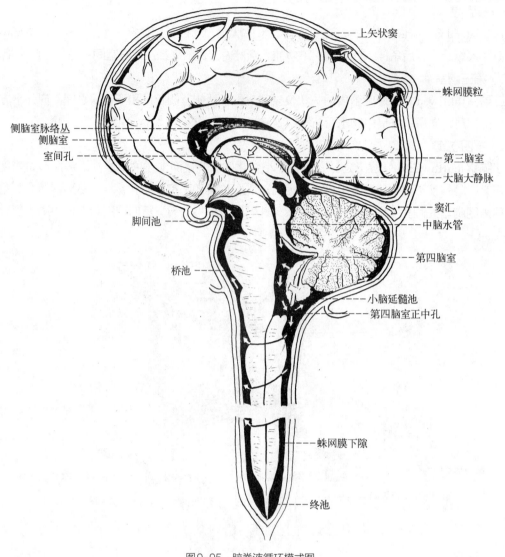

上矢状窦

蛛网膜粒

侧脑室脉络丛

侧脑室

室间孔

第三脑室

大脑大静脉

窦汇

中脑水管

第四脑室

小脑延髓池

第四脑室正中孔

脚间池

桥池

蛛网膜下隙

终池

图9-95 脑脊液循环模式图

第七节 脑和脊髓的血管

一、脑的血管

（一）动脉

脑的动脉来源于颈内动脉和椎动脉（图9-96）。颈内动脉分支营养大脑半球的前2/3和间脑前部。椎动脉营养大脑半球的后1/3、间脑后部、脑干和小脑。营养大脑半球的动脉分支可分为皮质支和中央支。**皮质支**主要分布于大脑的皮质及其深面的浅层髓质，**中央支**穿入实质内，营养深部的髓质（包括内囊）、间脑和基底核等处。

1. **颈内动脉** 起自颈总动脉，经颈动脉管入颅腔。颈内动脉主要分支有：

（1）**眼动脉** ophthalmic artery 穿视神经管入眶内，分布于眼球及其周围结构。

（2）**大脑前动脉** anterior cerebral artery 自颈内动脉发出后向前内方进入大脑纵裂内，然后沿胼胝体的背侧向后行，途中分出皮质支分布于额、顶叶的内侧面及两叶上外侧面的边缘部。两侧大脑前动脉在发出处不远，与对侧的同名动脉借前交通动脉相连。中央支发自近侧段，主要营养尾状核及豆状核前部（图9-97）。

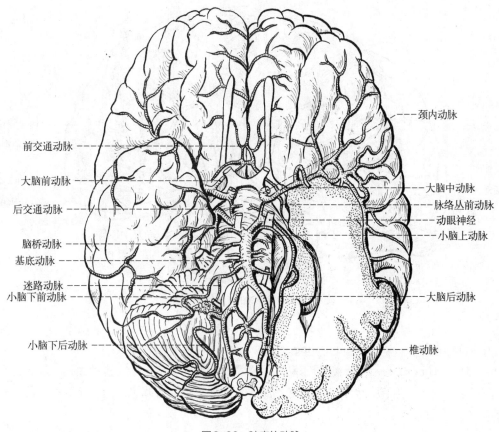

图9-96 脑底的动脉

颈内动脉
前交通动脉
大脑前动脉
后交通动脉
大脑中动脉
脉络丛前动脉
动眼神经
脑桥动脉
小脑上动脉
基底动脉
迷路动脉
小脑下前动脉
大脑后动脉
小脑下后动脉
椎动脉

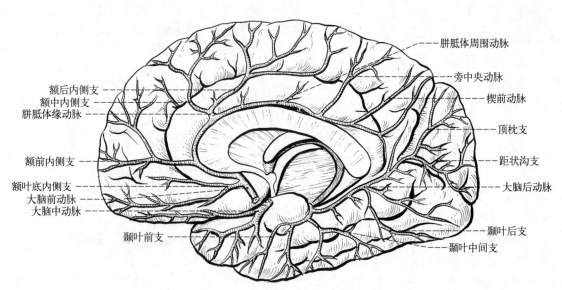

图9-97 大脑半球的动脉（内侧面）

胼胝体周围动脉
旁中央动脉
额后内侧支
额中内侧支
楔前动脉
胼胝体缘动脉
顶枕支
额前内侧支
距状沟支
额叶底内侧支
大脑后动脉
大脑前动脉
大脑中动脉
颞叶前支
颞叶后支
颞叶中间支

（3）**大脑中动脉** middle cerebral artery 是颈内动脉干的直接延续，沿大脑外侧沟向后上行，分布于大脑半球的上外侧面（半球的边缘部除外），这个区域内有躯体运动、感觉和语言等许多重要中枢。因此，如果该动脉的皮质支有阻塞时，可产生对侧面部和上肢的瘫痪及感觉障碍。大脑中动脉的中央支细小且垂直向上，营养尾状核、豆状核及内囊等处，若这些中央支被阻塞或破裂出血，可累及内囊纤维，引起"三偏"症状（图9-98、图9-99）。

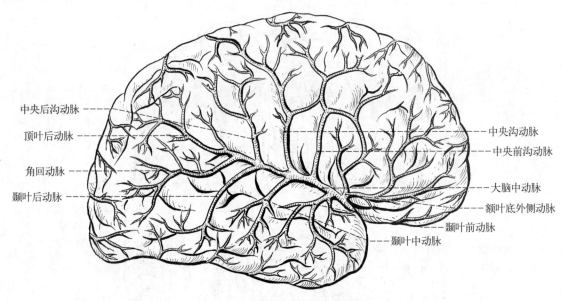

图9-98　大脑半球的动脉（外侧面）

中央后沟动脉

顶叶后动脉

角回动脉

颞叶后动脉

中央沟动脉

中央前沟动脉

大脑中动脉

额叶底外侧动脉

颞叶前动脉

颞叶中动脉

（4）**后交通动脉** posterior communicating artery　　较小，向后与大脑后动脉吻合。

2.　**椎动脉** vertebral artery　　起自锁骨下动脉，穿第6~1颈椎横突孔，经枕骨大孔入颅腔行于延髓腹侧，在脑桥下缘，左、右椎动脉合成1条基底动脉。基底动脉沿脑桥基底沟上行至脑桥上缘，分为两条大脑后动脉（图9-96、图9-97）。

大脑后动脉 posterior cerebral artery是基底动脉的终末分支，绕大脑脚向背侧，其皮质支主要分布于颞叶下面和枕叶内侧面，以及两叶上外侧面的边缘部。中央支亦起自根部，营养背侧丘脑和内、外侧膝状体及下丘脑等。

3.　**大脑动脉环** cerebral arterial circle 又称Willis环，由两侧大脑前动脉起始段、两侧颈内动脉末端、两侧大脑后动脉起始段借前、后交通动脉连通而共同组成，在颅底中央形成一动脉环。此环使颈内动脉与椎-基底动脉沟通。当某一动脉血流减少或阻塞时，血液可经此环重新分配，得到一定的代偿（图9-96）。

（二）**静脉**

脑的静脉不与动脉伴行，可分为浅、深两种。浅静脉位于脑的表面，收集皮质及髓质的静脉血；深静脉收集大脑深部的静脉血（图9-100）。两种静脉均注入附近的硬脑膜窦。

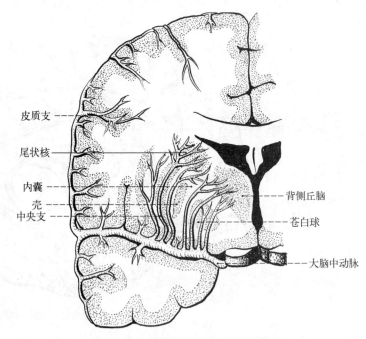

皮质支

尾状核

内囊

壳

中央支

背侧丘脑

苍白球

大脑中动脉

图9-99　大脑中动脉的皮质支和中央支

二、脊髓的血管

（一）动脉

脊髓的动脉血液供应有两个来源，一个是脊髓前、后动脉，另一个来自一些节段性动脉（肋间后动

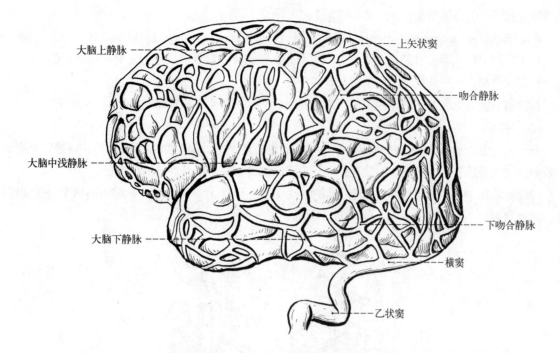

大脑上静脉　　　　　　　　　　上矢状窦

吻合静脉

大脑中浅静脉

下吻合静脉

大脑下静脉

横窦

乙状窦

浅组

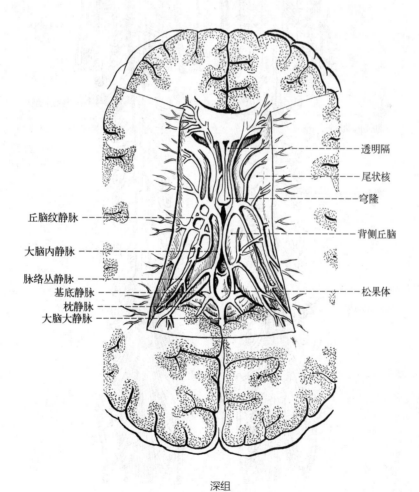

透明隔

尾状核

穹隆

丘脑纹静脉

背侧丘脑

大脑内静脉

脉络丛静脉

基底静脉

枕静脉

松果体

大脑大静脉

深组

图9-100　脑的静脉

脉和腰动脉等）的脊髓支（图9-101、图9-102）。

脊髓前动脉anterior spinal artery和**脊髓后动脉**posterior spinal artery均发自椎动脉。脊髓前动脉沿前正中裂下行至脊髓末端。脊髓后动脉为左、右两条，各沿脊髓后外侧沟下行。有的两侧脊髓后动脉下降到脊髓颈段中部合成一条纵干，再下行至脊髓末端。

脊髓前、后动脉在下行的过程中，有来自肋间后动脉和腰动脉的脊髓支加入。

（二）静脉

脊髓的静脉在脊髓表面形成软膜静脉丛和许多纵行静脉干，最后集中于脊髓前、后静脉，再经前、后根静脉注入硬膜外隙内的椎内静脉丛，而后者又与椎管外面的椎外静脉丛相交通。

脊髓的软膜静脉丛、纵行静脉干向上与颅内静脉相通。因此，胸、腹、盆腔内的感染或肿瘤可经此途径累及颅内。

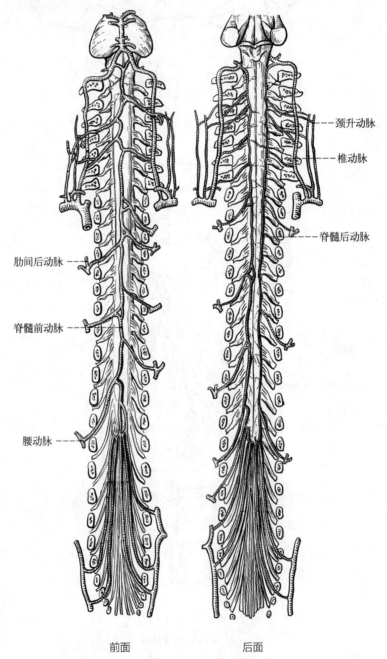

前面　　　　　　后面

图9-101　脊髓的动脉

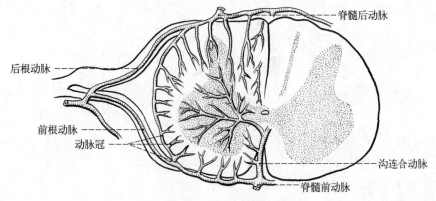

图9-102 脊髓内部的动脉分布

（黄继锋、邰浩清编写，徐国成绘图）

参 考 文 献

1. 王效杰，徐国成.系统解剖学.3版.北京：高等教育出版社，2018.
2. 严振国，杨茂有.正常人体解剖学.2版.北京：中国中医药出版社，2007.
3. 柏树令.系统解剖学.7版.北京：人民卫生出版社，2008.
4. 张朝佑.人体解剖学.3版.北京：人民卫生出版社，2009.
5. 徐达传.系统解剖学.3版.北京：高等教育出版社，2012.
6. 杨茂有.正常人体解剖学.北京：人民卫生出版社，2012.